TESIS DE GRADO

N.º 39

Universidad Externado de Colombia

FACULTAD DE CIENCIAS SOCIALES Y HUMANAS

Rubby Marcela Martínez Bejarano

Equidad en salud

Un análisis desde la mortalidad diferencial por régimen de aseguramiento en Bogotá, 2001

Universidad Externado de Colombia

ISBN 958-616-981-2

Calle 12 n.º 1-17 este, Bogotá - Colombia. Fax 342 4948.
www.librosuexternado.com

Diseño de carátula: Depto. de Publicaciones, Universidad Externado de Colombia
Composición: Proyectos Editoriales Curcio Penen
Impresión y encuadernación: Depto. de Publicaciones, Universidad Externado de Colombia, con un tiraje de 200 ejemplares.

Impreso en Colombia
Printed in Colombia

A mi familia, por su apoyo y comprensión

Contenido

Índice de tablas

Índice de gráficos

Agradecimientos

Por el apoyo y colaboración en la realización del presente estudio, quiero dar especial agradecimiento a Magda Ruiz Salguero.

Además agradezco la colaboración de:

Las áreas de Vigilancia en Salud Pública y Aseguramiento de la Secretaría Distrital de Salud, en especial a los funcionarios Patricia Arce Guzmán, Nelcy Zambrano y Jairo Salazar.

El grupo de sistemas de información de la Superintendencia Nacional de Salud.

Al Departamento Administrativo Nacional de Estadísticas, dane.

Al ingeniero de sistemas Alejandro Díaz Amaya, por su apoyo técnico.

Y a todas aquellas personas que directa o indirectamente colaboraron para hacer posible la realización del presente trabajo.

Introducción

La equidad en salud debe ser uno de los pilares para la construcción de la equidad social en Colombia, teniendo en cuenta las grandes diferencias socioeconómicas existentes entre los diferentes grupos de población y el incremento en los niveles de pobreza observado en los últimos años.

La Ley 100 de 1993 realizó una compleja reforma en salud que buscaba garantizar a toda la población colombiana el aseguramiento en salud, la distribución equitativa de los recursos, la accesibilidad a los servicios de salud en condiciones de calidad y eficiencia.

Diversos estudios en los últimos ocho años han realizado la evaluación de los servicios de salud prestados a la población afiliada al Sistema de Seguridad Social en Salud teniendo en cuenta básicamente aspectos de cobertura, pero en muy pocos casos se ha evaluado la calidad, la eficiencia del servicio y la diferencia en la prestación del servicio entre los dos regímenes.

Partiendo de que aún no se han logrado las metas propuestas en términos de cobertura universal ni de unificación en los planes obligatorios de prestación de servicios entre los dos regímenes de aseguramiento, que ya debían haberse alcanzado según las metas propuestas, y de que algunas encuestas han mostrado diferencias en la accesibilidad y la calidad en la prestación de servicios entre el régimen subsidiado y el régimen contributivo, se planteó la realización de este estudio en el que se pretende hacer una aproximación al impacto que ha tenido la reforma en salud sobre el nivel de salud de la población residente en Bogotá.

Para adelantar esta evaluación y en aras de una documentación integral, se pensó inicialmente en procesar los datos de morbilidad y mortalidad de todo el año 2001, pero al revisar los registros de prestación de servicios (RIPS) entregados a la Secretaría Distrital de Salud, se encontró que no era posible usar la variable que identifica si el usuario atendido pertenece al régimen subsidiado o al régimen contributivo o no se encuentra afiliado, y de ser así a qué estrato pertenece; por lo tanto se decidió tomar solamente las defunciones registradas en Bogotá para dicho año, y realizar una aproximación a la equidad en salud desde el análisis de la mortalidad.

Como se podrá observar en el desarrollo de este trabajo, la definición de numeradores y denominadores para los indicadores no fue fácil debido a la disparidad encontrada en los datos de población ofrecidos por las diferentes fuentes y a algunas deficiencias de calidad en el diligenciamiento de algunas variables del certificado de defunción. Sin embargo vale la pena reconocer que para Bogotá las estadísticas vitales son una excelente fuente de información, que muestra niveles de cobertura y calidad buenos y en ascenso que deben, considerarse como sustrato valioso para la realización de una evaluación continua de las condiciones de salud de la población.

Se encuentra, con el análisis realizado, que la diferencia en los niveles de salud de los diferentes grupos de población residentes en Bogotá es bastante más alta de lo esperado, y aun cuando la prestación de los servicios de salud es tan sólo uno de los múltiples determinantes de la salud, es un factor que tiene un alto peso y merece ser evaluado de forma más amplia y concienzuda.

Los resultados obtenidos y las cifras reportadas en otras encuestas y estudios mencionados aquí nos deben hacer pensar en la necesidad de revisar si los planes de beneficios se están adecuando realmente a las necesidades de cada población, especialmente en lo que tiene que ver con los servicios de promoción y prevención. Además, si los recursos deben ser necesariamente los mismos para todos o si debemos tener en cuenta que existen otros factores que influyen en las condiciones de salud de las poblaciones y que redundan en diferencia de necesidades entre las mismas.

Se debe reconocer además que aun cuando la cobertura del régimen subsidiado ha aumentado, la afiliación al régimen contributivo ha disminuido en los últimos seis años, y que en cualquier caso la afiliación a un sistema de aseguramiento no garantiza el acceso oportuno a los servicios de salud ni la calidad de los mismos.

Este estudio, lejos de querer ser la evaluación de impacto ideal para los efectos de la reforma de salud, pretende ser un generador de inquietudes e interrogantes frente a la necesidad de evaluar de forma particular y profunda muchos de los aspectos de la implementación de la reforma en salud y la prestación de servicios que aún no han sido evaluados.

En el primer capítulo de este trabajo se exponen las razones por las cuales se consideró importante el nivel de salud de las diferentes poblaciones según régimen de aseguramiento como tema de investigación. Posteriormente se realiza una revisión de la literatura relacionada con la equidad en salud y la cobertura de salud en Bogotá después de la implementación de la Ley 100 de 1993.

En el tercer capítulo se exponen los objetivos de este estudio, y en el cuarto la metodología usada para la investigación y los indicadores empleados para realizar el análisis de la mortalidad por régimen de aseguramiento.

Por último, en los capítulos quinto y sexto se relacionan los resultados y las conclusiones del trabajo de investigación ejecutado. Es de anotar que muchas conclusiones quedarán al libre análisis del lector, que podrá encontrar muchos más elementos de análisis en las tablas y los anexos.

I. Planteamiento del problema

Las inequidades en salud se manifiestan principalmente en diferencias en el estado de salud y su relación con el proceso de enfermedad y muerte, y constituyen el problema dominante de la salud en todo el mundo, incluyendo tanto los países en vías de desarrollo como los países desarrollados. En Latinoamérica esta inequidad se ha visto asociada a la diversidad de las poblaciones en cuanto a sus características sociales, culturales y demográficas. En Colombia, los estudios nacionales de salud y las estadísticas de morbilidad y mortalidad derivadas de los registros continuos muestran grandes diferencias en los indicadores de salud entre las regiones y departamentos.

Para Bogotá, se han demostrado variaciones en el estado de salud de las poblaciones de las diferentes localidades ligadas a factores principalmente socioeconómicos y del medio ambiente. Los indicadores de mortalidad y en general los de salud ofrecidos por las entidades oficiales (DANE, Secretaría Distrital de Salud de Bogotá y Ministerio de Salud) en materia de morbilidad y mortalidad dan cuenta de las diez primeras causas por grupo de edad y en algunos casos por localidad, pero no permiten hacer una diferenciación por régimen de aseguramiento ni por estratos sociales.

Los investigadores del Banco Mundial sugieren como una de las estrategias para el desarrollo económico *la reestructuración de los servicios de salud para hacerlos más eficientes y equitativos, focalizar los beneficios y aumentar los subsidios para los servicios básicos como la medicina preventiva*[1]. Además, determinan que el indicador de estado de salud es crucial para predecir el desempeño económico, y por lo tanto unas mejores condiciones de salud significan un crecimiento económico más rápido[2].

Teniendo en cuenta que la salud es en un derecho y constituye un factor de capital social, consideramos que conocer las diferencias existentes en cada grupo de población ayudaría a realizar una aproximación más real a las necesidades específicas en salud de los individuos en particular, para tener en cuenta en el diseño y ejecución de los planes de beneficios; principalmente en lo que tiene que ver con la promoción de la salud y la prevención de la enfermedad. Estas acciones más focalizadas y orientadas en torno a necesidades específicas, permitirían optimizar los recursos existentes y el beneficio ofrecido a las comunidades; en especial a las menos favorecidas.

---

1 Banco Mundial. *Informe sobre el desarrollo mundial*, Washington, D. C., 1993, parte II, cap. 6, pp. 158 y 167.

2 Ibíd., p. 24.

La prestación actual de servicios de salud en Bogotá y en el país está determinada y delimitada por la afiliación al Régimen de Seguridad Social en Salud y los planes de beneficios de cada uno de estos regímenes de aseguramiento; pero no se conocen indicadores de salud diferenciales entre éstos, aun cuando el acceso a los servicios de salud y la calidad en la prestación de los mismos es un determinante de la inequidad en salud.

Determinar las estructuras de la mortalidad por régimen de aseguramiento y las diferencias existentes entre ellas, podría constituir el inicio de la construcción del conocimiento necesario para orientar planes y políticas de salud mejor orientados hacia las necesidades particulares de las diferentes poblaciones.

II. Marco conceptual

A. Equidad en salud

La equidad social es entendida como un factor que incrementa la estabilidad social y la productividad económica. El concepto de equidad en salud hace parte de la equidad social y por ende está ligado al conjunto de ideas y factores filosóficos, éticos y políticos que la determinan.

Margaret Whitehead[3] caracteriza a las inequidades como "diferencias que son innecesarias y evitables, y además, consideradas injustas". La Organización Panamericana de la Salud (ops) plantea desde la perspectiva de los servicios de salud que la equidad implica:

a. En una situación de salud, reducir al mínimo posible las diferencias evitables e injustas;

b. Recibir atención en relación con las necesidades (equidad de cobertura, acceso y uso) y contribuir de acuerdo a las capacidades de pago (equidad financiera)[4].

La búsqueda de la equidad en salud implica que localmente todos deben tener igual oportunidad de desarrollar su potencial de salud y no debe existir desventaja en

---

3 Organizacion Mundial de la Salud. *who Regional Office for Europe*, M. Whitehead. *The Concepts and Principles of Equity and Health*, Copenhague, 1990.

4 Organización Panamericana de la Salud. *Metodología para la evaluación y el seguimiento de la reforma del sector salud en América Latina y el Caribe*, Washington, D. C., 1998.

los medios para alcanzar este potencial si esta desventaja es evitable; por lo tanto todos los grupos de población deben tener la misma posibilidad de acceso a la atención, la misma posibilidad de utilización del servicio y la misma calidad en la atención para iguales necesidades en salud; de tal manera que aun cuando no va a ser posible eliminar todas las diferencias existentes en salud, se deben eliminar o reducir aquellas que se consideren evitables o injustas[5]. El ideal de equidad obliga a la sociedad y a sus gobernantes a favorecer la equidad en los procesos de toma de decisiones en los cuales debe reflejarse la transparencia, la calidad de la información y la participación democrática, ya que las inequidades en una sociedad y entre diferentes sociedades favorecen la tensión y el conflicto.

Entidades como la OPS reconocen la existencia de estas inequidades en todo el mundo, como lo expresa claramente en documentos como "La Salud en las Américas, 1998": "Durante la última década la situación de salud en las Américas ha seguido mejorando de manera continua. Ello es un reflejo de diversos factores sociales, ambientales, culturales y tecnológicos, así como de la mayor disponibilidad de servicios de atención de salud y programas de salud pública. Este mejoramiento no ha mostrado las mismas características en todos los países, ni en todos los grupos humanos de un mismo país"[6].

Dentro del marco de la política de "Salud para todos en el año 2000" que ha venido liderando desde hace más de 20 años la Organización Mundial de la Salud (OMS), se ha incrementado en los últimos años la preocupación por las inequidades en salud y los factores que la determinan. La OPS convoca actualmente a lograr un nuevo reto en el que el patrón de desempeño de los sistemas de salud debe *combinar la mayor calidad posible con la menor diferencia entre los beneficiarios*, dando un nuevo significado a esta importante meta que en principio fue entendida por muchos como "cuidados de salud a todos los enfermos"; cobra entonces una mayor importancia la necesidad de datos objetivos orientados a entender y subsanar las diferencias en el estado de salud que existen hoy.

Teniendo la equidad para los grupos sociales como principio y sabiendo que la salud debe ser vista como un derecho humano (este concepto tiene sus orígenes en el siglo XVIII), en el siglo XX se intentó la implementación como tal en Gran

---

5 A. Krasnik. "The Concept of Equity in Health Services Research", *Scand. J. Soc. Med.*, n.º 24, 1996, pp. 2 a 7, 1996.

6 Organización Panamericana de la Salud. *La salud en las Américas*, Publicación Científica n.º 569, Washington, D. C., 1998.

Bretaña y en Cuba. En la evaluación hecha a estos dos sistemas de salud se determinaron dos elementos importantes de compromiso: la evaluación continua con retroalimentación flexible y la participación de la comunidad[7].

Hay algunas diferencias existentes en salud dentro de las poblaciones y entre los individuos que permanecerán en el tiempo, por el principio mismo de la diferencia expresado en teorías como la de AMARTYA SEN[8], en función de las capacidades de los individuos influenciadas por factores del desarrollo social, económico y cultural, en donde la salud sería otro bien social en el marco del desarrollo humano.

Dos estudios a nivel nacional[9] relacionan la distribución de indicadores sociales como ingresos, pobreza, educación, estrato social y ubicación rural-urbana con la esperanza de vida, la morbilidad y la mortalidad como indicadores de salud; sus resultados identifican perfiles de enfermedad y de muerte, relacionados con la pobreza o con el desarrollo.

En Colombia, los municipios pueden ser clasificados según las condiciones de vida expresadas por el Índice de Necesidades Básicas Insatisfechas (NBI). Esta diferencia en condiciones de vida define perfiles diferentes de salud, enfermedad y muerte de sus poblaciones. Así por ejemplo, la tasa de mortalidad infantil de los departamentos tipo seleccionados para cada uno de los seis estratos de NBI varía entre el 91,4 por 1.000 para Chocó y el 22,8 por 1.000 para Cauca y la tasa bruta de mortalidad varía entre el 8,13 por 1.000 en Chocó y el 5 por 1.000 en Bogotá. Este último dato merece ser evaluado por grupos de población ya que corresponde a un promedio para toda la ciudad[10].

La mortalidad proporcional por diarreas varía por estratos de NBI, siendo del 21,7% para el estrato 1 mientras que disminuye al 10,2% en el estrato 6. La desnutrición como causa de mortalidad es del 13,5% en municipios de estrato 1 y del 3,3% en municipios de estrato 6, y la mortalidad infantil proporcional por transmisibles pasa del 29,9% y el 30,8% en los estratos 1 y 2, respectivamente, a

---

7 M. SUSSER. "Health as a Human Right: an Epidemiologist's Perspective on the Public Health", en *American Journal Public Health*, 83 (3), marzo de 1993, pp. 418 y ss.

8 A. SEN. *Resources, Values and Development*, Brazil, Blackwell, 1984; ID. y J. DREZE. *Hunger and Public Action*, Clarendon, Oxford, 1989; ID. *Poverty and Famines: an Essay on Entitlement and Deprivation*, Oxford, Oxford University Press, 1981.

9 Ministerio de Salud. *La salud en Colombia. Diez años de información*, Bogotá, 1994; DANE y Organización Panamericana de la Salud. *La mortalidad en Colombia según condiciones de vida*, Estudios censales n.º 16, Bogotá, 2000.

10 Ídem.

sólo un 20,8% en el estrato 6. Así mismo la mortalidad general proporcional por transmisibles varía del 9,9% en el estrato 1 al 7,4% en el estrato 6; evidenciándose con estos indicadores la relación entre pobreza estructural y enfermedades ligadas a esta situación[11].

Se puede observar que de acuerdo con los datos anteriormente expuestos el perfil de mortalidad en Colombia para los estratos 1 y 2 es similar al que caracterizó al país en los años 40 o 50; el perfil actual de mortalidad para el estrato 3 corresponde al que caracterizó al país en los años 70; el perfil del estrato 4 corresponde al del país en los años 80; el del estrato 5 al de los años 90, y el del estrato 6 corresponde al perfil de mortalidad esperado para la primera década de este milenio.

La violencia, que constituye el primer problema de salud pública actualmente en Colombia presenta grandes contrastes. El país reportó para 1999 una tasa de muertes violentas del 111 por 100.000 en los varones y del 8 por 100.000 en las mujeres, no detectándose una correlación entre pobreza y violencia puesto que uno de los departamentos más pobres de Colombia como es Chocó tenía para dicho año la menor tasa de homicidios: 8 por 100.000, mientras que Antioquia, uno de los departamentos más desarrollados, reportaba una tasa de homicidios de 179 por 100.000 habitantes. Sin embargo, en Medellín se observó que el mayor aporte de los muertos por violencia provenía de los estratos 1 y 2; los más pobres[12].

Así mismo, de acuerdo con un estudio realizado por el Ministerio de Salud en 1993, se observó que las muertes por accidentes de tránsito tenían una distribución uniforme en todos los estratos, diferente a la distribución de las muertes por suicidio, que se presentaban en mayor número en los estratos más altos, y de las muertes por homicidio que aumentaban su frecuencia en la medida en que se disminuía en los estratos.

Se puede considerar la equidad en salud desde dos ámbitos generales: el estado de salud de la población y la atención en salud. La equidad en salud se ha convertido en un indicador para evaluar los sistemas de salud desde el punto de vista de su estructura, organización y recursos, y desde el punto de vista de la oferta y la demanda. También se está utilizando para evaluar aspectos como la esperanza de vida, la calidad de vida, la discapacidad, la vida saludable, los tipos de morta-

11 Ídem.

12 OPS, OMS, Fundación Antonio Restrepo Barco, Fundación FES, Institute for Mental Health Initiatives y Asociación Colombiana de Actores, Directores y Dramaturgos. *Memorias "Prevención de la violencia: una oportunidad para los medios"*, Bogotá, 1998.

lidad, la promoción de la salud, y otros aspectos similares. Desde el marco de la equidad en salud se pueden evaluar los aspectos incluidos dentro de los llamados "determinantes sociales de la salud" como son la financiación y el gasto en salud, el acceso y utilización de los servicios, la ubicación y distribución de los servicios de salud, la administración de los servicios, la participación social y la autonomía del usuario del servicio de salud[13].

La equidad en salud puede ser evaluada desde diferentes ámbitos teniendo en cuenta la multiplicidad de maneras que se han utilizado para medir la salud, la variedad de factores que la afectan y la diversidad de grupos poblacionales que se pueden tomar para realizar la evaluación de los parámetros que determinan estas inequidades; M. Rosen[14], por ejemplo, considera que para realizar un estudio apropiado de equidad en salud y acceso a los servicios es necesario tener datos a nivel individual que deben incluir información acerca de salud, morbilidad, mortalidad, edad, género, utilización de los servicios, área de residencia y situación familiar, social y económica.

La OMS en 1998, considera cuatro dimensiones para la evaluación de la equidad en salud:

– Estado de salud.
– Determinantes de la salud.
– Recursos y oferta del sistema de salud.
– Utilización de servicios del sistema de salud.

Tanto en los países desarrollados como en los países en desarrollo las inequidades en salud son una preocupación política, y se encuentran estudios de muchos países en el mundo en los cuales se evidencian las inequidades en salud. También en Europa la equidad en salud y en los servicios de salud es un objetivo de la OMS y se realizan variedad de actividades para reducir las diferencias socioeconómicas en morbilidad y mortalidad. En Estados Unidos se han incrementado las actividades en los sectores públicos y privados enfocadas en la necesidad de disminuir las desigualdades en salud asociadas a las diferencias socioeconómicas.

---

13 P. Martínez, L. A. Rodríguez, C. Agudelo y A. Carlos. "Equidad en la política de reforma del sistema de salud", *Revista de Salud Pública de la Universidad Nacional de Colombia*, vol. 3, n.º 1, 2001.

14 M. Rosen. "Data Needs in Studies on Equity in Health and Access to Care - Eethical Considerations", en *Act. Oncology*, 38 (1), 1999, pp. 71 a 75.

Otros aspectos también han sido evaluados respecto a la equidad en salud, encontrando: concentración del recurso humano en las grandes ciudades[15], e inequidades en el acceso, utilización y calidad de los servicios.

Un primer paso para reducir las diferencias existentes es la creación de un clima de "inaceptabilidad" de las diferencias socioeconómicas en salud y promover otras actividades como: mejora y utilización de datos existentes, amplia difusión de la información, construcción sobre las iniciativas existentes, creación de alianzas multi-sectoriales, formación de grupos de trabajo fuertes, atención al capital humano y a la justicia social, uso creativo de los medios existentes, consecución de nuevos recursos e implementación de objetivos cuantitativos[16].

Las políticas públicas y su vigilancia por parte del gobierno determinan el nivel de inequidad en una sociedad, los alcances de la asistencia social provista por el Estado (incluyendo la cobertura de salud), las tasas de empleo y desempleo y los niveles de salud de la población[17]. Las diferencias sociales en salud varían de acuerdo a los grupos de edad y las causas de muerte; estos datos sugieren que el acceso a servicios médicos de tercer nivel de atención puede determinar una diferencia substancial en la mortalidad infantil, y la equidad en la mortalidad infantil probablemente requiere un énfasis en las metas de prevención[18]. Los gobiernos deben basar sus estrategias en un mayor entendimiento del sector salud y del impacto probable de las reformas políticas[19].

El estudio de las diferencias sociales en salud debe estar enfocado en el conocimiento de los determinantes de estas diferencias, para que este conocimiento sea útil en la definición de políticas para reducir estas inequidades de tal manera que se constituya en una necesidad incluir la equidad en el acceso a los servicios de salud en la agenda de intervenciones públicas[20].

---

15 Ascofame. *Recurso humano en medicina*, Bogotá, 2000, p. 72; D. Roselli, A. Otero, D. Séller, C. Calderón, I. Moreno y A. Pérez. *La medicina especializada en Colombia*, Bogotá, Centro Editorial Javeriano, 2000, pp. 71 y 72.

16 N. Moss. "Socioeconomic Disparities in Health in the US: an Agenda for Action", en *Soc. Sci. Med.*, 51 (11), Los Ángeles, Pacific Institute for Women's Health, diciembre de 2000, pp. 1627 a 1638.

17 V. Navarro y L. Shi. "The Political Context of Social Inequalities and Health", en *Soc. Sci. Med.*, 52 (3), Baltimore, Department of Health Policy and Management, School of Hygiene & Public Health, Johns Hopkins University, febrero de 2001, pp. 481 a 491.

18 P. H.Wise, M. M. Kotelchuck, M. L. Wilson y M. Mills. "Racial and Socioeconomic Disparities in Childhood Mortality in Boston", en *New England Journal Medicine*, 8, 313 (6), agosto de 1985, pp. 360 a 366.

19 G. Bloom y D. McIntyre. "Towards Equity in Health in an Unequal Society", en *Soc. Sci. Med.*, 47 (10), Brighton, Institute of Development Studies, University of Sussex, noviembre de 1998, pp. 1529 a 1538.

La investigación epidemiológica y social debe tratar de encontrar la manera de entender mejor los factores que influyen en las diferencias del estado de salud de las poblaciones, y la equidad debe ser incluida en la evaluación de los programas de prevención en salud[21].

La percepción de la enfermedad se ha enmarcado, en todos los tiempos, en referentes laborales, psicológicos y culturales; en el país se han hecho patentes numerosas situaciones de inequidad que van desde el reconocimiento de sentirse enfermo y la necesidad de la atención hasta el acceso y la utilización de los servicios entre afiliados y no afiliados. En un estudio[22] se encontraron diferencias significativas en la atención en salud obtenida en un centro de salud u hospital público según se estuviese o no afiliado, y éstas fueron aún más amplias dependiendo del tipo de afiliación.

Si bien, los problemas de inequidad en salud están en conexión con factores sociodemográficos y estructurales de la sociedad, hay otros problemas de equidad que han sido generados o se han consolidado por la influencia de factores inherentes al nuevo modelo de Sistema General de Seguridad Social en Salud (SGSSS) y posiblemente se expresan en varios niveles, aunque su influencia específica no ha sido estudiada:

– La falta de cobertura universal que implica la exclusión de una parte de la población de los beneficios del SGSSS.

– La existencia de dos regímenes de afiliación (contributivo y subsidiado) con planes de servicios de atención diferentes (Plan Obligatorio de Salud –POS– y Plan Obligatorio de Salud Subsidiado –POS-S–),

– Las diferencias en los planes obligatorios de salud que inducen mayores gastos de bolsillo en el sector subsidiado, lo cual tiende a reducir la demanda de servicios operando como una nueva barrera económica al acceso.

– El que no se ha logrado la meta del aseguramiento para el 100% de la población y las regulaciones para los no afiliados operan de manera defectuosa, o que quienes carecen de afiliación no están enterados que pueden acceder a los servicios y no ejercen este derecho.

---

20 F. Faggiano, R. Zanetti, S. Rosso y G. Costa. "Social Differences in Cancer Incidence, Fatality, and Mortality in Turin", en *Epidemiol. Prev.*, 23 (4), Dipartimento di Sanità Pubblica-Università di Torino, octubre-diciembre de 1999, pp. 294 a 299.

21 G. Costa, E. Cadum, M. Faggiano, F. Cardano y M. Demaria. "Social Inequalities in the Mortality due to Cardiovascular Diseases in Servizio G Italy di Riferimento Regionale per l'Epidemiologia di Grugliasco", en *Ital. Cardiol.*, 29 (6), Stockholm, Sweden, USL 5 di Piemonte, TO, Centre for Epidemiology, National Board of Health and Welfare, junio de 1999, pp. 684 a 691.

22 Ibíd., p. 16.

– Las limitaciones del POS y el POS-S generan gastos de bolsillo o estimulan la utilización de planes complementarios de tipo privado que afectan más profundamente a la población de menores ingresos.

– Los copagos y las cuotas moderadoras adoptados para controlar los costos en el corto plazo crean nuevas barreras de acceso para la población más pobre.

– Las dificultades que existen en la selección de los beneficiarios pobres y la focalización de los recursos.

– El debilitamiento de los programas y servicios de salud pública y la desintegración de las redes de atención.

B. Sistema General de Seguridad Social en Salud

La seguridad social está relacionada con el desarrollo económico, la salud de la población y la calidad de vida. La acción institucional por sí sola no satisface los intereses colectivos expresados en salud y seguridad social. Ni la salud ni la seguridad social pueden reducirse a categorías asistenciales, económicas o biológicas. Debe prevalecer el enfoque colectivo pero no se puede descartar el abordaje desde lo individual[23].

Antes de la Ley 100 de 1993 la prestación de los servicios de salud en Colombia se puede dividir en tres periodos. El primero enmarcado dentro de un modelo higienista que se inicia a finales del siglo XIX (1886) y que se prolonga hasta 1947, enfocado según la Constitución de 1886 como "salubridad pública" y "asistencia pública"; el segundo período entre 1948 y 1957, denominado por varios autores como el período de la salud pública importada, y un tercer período entre 1958 y 1974 que se caracterizó por la génesis, desarrollo y declinación del Sistema Nacional de Salud (SNS); durante este período la organización de los servicios se hizo con una orientación técnica y salubrista en el contexto del movimiento internacional de la OMS, la OPS y el Plan Marshall de Estados Unidos. Hacia finales de los 60 se empieza a ver la salud como una inversión y no como un gasto, y como resultante de las condiciones de vida de la población, asociando la etiología de las enfermedades a la fenomenología social.

Durante estos tres periodos las políticas de salud están a cargo de la Junta Central de Higiene, primera estructura estatal encargada de los problemas de salud de la

23 Álvaro Franco Giraldo. "La salud pública y la seguridad social en Colombia", *Revista de la Facultad Nacional de Salud Pública*, vol. 13, n.º 1, Bogotá, junio-diciembre de 1995.

población, creada con la Ley 30 de 1886, seguida en sus funciones por el Consejo Superior de Sanidad creado en 1913 y dependiente del Ministerio de Gobierno, y posteriormente en 1918 por la Dirección Nacional de Higiene que dependió en primera instancia del Ministerio de Instrucción Pública y luego del Ministerio de Agricultura y Comercio. En 1923 éste último es reemplazado por el Ministerio de Instrucción Pública, que en 1925 se convertiría en Ministerio de Instrucción y Salud Pública; en 1931 se creó el Departamento Nacional de Higiene y Asistencia Pública, que en 1934 se convertiría en un departamento administrativo del Ministerio de Gobierno; en 1938 la Ley 96 dio origen al Ministerio de Higiene, Trabajo y Previsión Social, y en 1946 se creó el Ministerio de Higiene, que se convertiría por el decreto 984 de 1953 en el Ministerio de Salud Pública[24]. En el año 2002 se fusionan los ministerios de Salud y Trabajo y se crea el Ministerio de la Protección Social.

El Sistema Nacional de Salud se dio dentro de una tendencia liberal intervencionista latinoamericana inaugurada en los 60 con el Plan Decenal de Salud de las Américas. El modelo se apoyó en el Estado para ampliar la cobertura de los servicios médicos para pobres y poblaciones rurales e indígenas mediante subsidios a la oferta a través de programas de asistencia pública, el estímulo al desarrollo de un modelo bismarckiano de seguridad social para trabajadores asalariados, la producción y entrega directa por parte del gobierno de servicios de salud a la población y la aplicación de medidas de salud pública, la promoción del desarrollo de servicios de atención médica de carácter privado, y la administración del conjunto del sistema de salud a través de un procedimiento centralista y sistémico en manos del Estado[25].

A partir de la Ley 10.ª de 1990 y la Ley 60 de 1993 se orientaron los esfuerzos gubernamentales y sectoriales a desarrollar la estrategia de Atención Primaria, a la organización del sistema por niveles de atención y a asignar competencias y recursos de salud entre los niveles territoriales del país.

En 1993, con la expedición de la Ley 100 se constituyó el Sistema General de Seguridad Social en Salud (SGSSS); este modelo de atención en salud está basado en la descentralización y privatización de los servicios públicos de salud y de la seguridad social, la asignación y distribución de los recursos mediante relaciones de mercado,

---

24 Ministerio de Salud. *La salud en Colombia.*, cit.; Ministerio de Salud, Dirección Nacional de Planeacion y Francisco Yepes. *La salud en Colombia, Análisis socio-histórico*, Bogotá, 1990.

25 Ramón Vega Romero. "Evaluación de políticas de salud en relación con justicia social", ibíd., p. 16.

el uso extensivo de técnicas gerencialistas, de modelos económicos de resultado para la toma de decisiones y evaluación, la distribución de subsidios mediante procedimientos de focalización y a través de la demanda, y en la aplicación generalizada de procedimientos focalizadores como mecanismo de intervención[26].

El SGSSS fue diseñado para cumplir los principios de integralidad, universalidad, solidaridad, equidad, unidad y eficiencia garantizados a través de la prestación de servicios por parte de entidades privadas. El Estado centra su atención en financiar las patologías con altas externalidades y un conjunto de servicios clínicos esenciales para los más pobres a través de subsidios a la demanda caracterizados como bienes privados. El sistema permite además la operación de seguros y servicios médicos privados.

En este sistema se adoptó como eje organizacional y funcional el modelo de aseguramiento en salud. La población puede ser afiliada a un régimen de seguro de carácter contributivo o a un régimen de seguro subsidiado, lo que le otorga derecho a recibir un plan obligatorio de beneficios. A todas aquellas personas que han sido encuestadas por el sistema de focalización, ubicadas por éste en estrato socioeconómico 1, 2 o 3 y que no pertenecen al régimen contributivo ni al régimen subsidiado, se les denominó vinculados identificados.

La población de vinculados no constituye un régimen como tal, debe ser atendido por el hospital público bajo un esquema de subsidio a la demanda y el usuario debe cancelar por los servicios un porcentaje del costo total del servicio dependiendo del nivel de estratificación socioeconómica que le haya sido asignado en la encuesta Sisben (Sistema de Información de Selección de Beneficiarios). El grupo de población de estratos 1, 2 y 3 al cual se ha aplicado la encuesta Sisben pero no se le ha afiliado al régimen subsidiado a través de una ARS se denomina vinculado identificado.

Esta atención a población vinculada se consideró que debía ser un estado de transición hasta lograr la afiliación del 100% de la población a alguno de los dos regímenes de aseguramiento ya nombrados, lo cual debía lograrse para el año 2001.

Para definir los tratamientos y procedimientos médicos más costo-efectivos a ser incluidos en el POS, se relacionaron criterios de costo-efectividad con los indicadores de carga de enfermedad (años de vida saludable perdidos, AVISA) según edad y sexo, y con otras variables que identifican características regionales de la población. Para la definición del POS-S se tomaron estos mismos aspectos y se tuvieron en cuenta

---

26 M. T. Tono. "La evolución del acceso a la salud en Colombia. ¿Subsidios a la oferta o la demanda?", en *Vía Salud*, n.º 12, 2000, pp. 30 a 35.

además indicadores de pobreza e información sobre problemas epidemiológicos relevantes, para determinar cuáles de las actividades del POS debían ser incluidas en primera instancia en el POS-S.

El POS para el régimen contributivo incluye la atención en salud en todos los niveles de atención; el POS-S fue restringido a la atención en el primer nivel de complejidad, inicialmente, y posteriormente ajustado con algunos eventos del segundo nivel y tercer nivel para las madres y niños, y la atención de alto costo mediante los acuerdos 23 y 49 del Consejo Nacional de Seguridad Social en Salud (CNSSS). Posteriormente fue reformulado mediante los acuerdos 72 y 74 CNSSS que precisaron actividades del primer nivel e incorporaron patologías y especialidades del segundo y tercer nivel de atención. Este POS-S debía nivelarse con el POS a partir del año 2002, pero esto no se ha ejecutado.

A partir de la Ley 100 se crean las empresas promotoras de salud (EPS), entes aseguradores encargados de recaudar los aportes del régimen contributivo, obligatorio para toda la población asalariada con capacidad de pago, y las administradoras de régimen subsidiado (ARS), encargadas de administrar los recursos destinados por el Estado para la atención del régimen subsidiado al cual se afilia la población de bajos recursos sin ninguna capacidad de pago y sin vinculación laboral. Además de administrar los fondos, estas entidades deben actuar como agencias mediadoras entre los pacientes y los prestadores de servicios (instituciones prestadoras de servicios –IPS–) y hacer participar a los pacientes en el control de factores de riesgo y de costos de los servicios. Las EPS y las ARS han utilizado su posición dentro del sistema para delimitar las posibilidades de escogencia de servicios médicos por parte de los pacientes, la de toma de decisiones por parte de los médicos, y para establecer criterios de producción, eficiencia y desempeño de los prestadores de servicios médicos tanto en el campo de la práctica profesional como en el institucional.

El régimen subsidiado se adoptó como un mecanismo estratégico para que la población pobre accediese a un plan integral de salud; para alcanzar este objetivo se concibió la focalización como proceso de asignación del gasto social hacia los grupos más pobres según el ingreso. Como instrumento de focalización se adoptó el Sisben (actualmente es conocido que este instrumento define de manera inapropiada la situación de ingresos de las familias), pero el Sisben y el régimen subsidiado se interpretaron y asumieron por la población como similares, y esta confusión permanece aún hoy. El proceso de afiliación al régimen subsidiado requiere de la aplicación de la encuesta Sisben por parte del Departamento de Planeación Distrital (para Bogotá), la obtención de un puntaje determinado (menos de 53 puntos) y la inscripción a una ARS a través de la Secretaría Distrital de Salud en el momento en que la Secretaría ofrezca nuevos cupos de aseguramiento de acuerdo a los recursos y las políticas estatales. La afiliación por parte de la ARS implica inscribir, carnetizar, informar y formar al usuario sobre los derechos y deberes adquiridos como afiliado. La financiación del régimen contributivo se realiza con los aportes hechos por cada uno de los trabajadores afiliados, y la administración de los recursos para la atención en salud se hace a través de las EPS. Para la financiación del régimen subsidiado se creó el Fondo de Solidaridad y Garantía (FOSYGA) y una sub-cuenta de solidaridad que dispone de recursos de los entes territoriales, recursos del presupuesto nacional, recursos aportados por las cajas de compensación familiar y un porcentaje de lo aportado por el régimen contributivo. La administración de los recursos para la atención del régimen subsidiado está a cargo de las administradoras de régimen subsidiado (ARS).

Las virtudes y problemas de la Ley 100 se han puesto de manifiesto en varios estudios y ensayos publicados en los últimos años enfocados principalmente a evaluar el gasto en salud y la cobertura del sistema de salud, pero aún se desconocen el alcance y las características de muchas problemáticas. Uno de los aspectos menos estudiado ha sido la equidad en el sistema de salud y, con excepción de algunos estudios, son muy pocas las evaluaciones realizadas sobre el impacto de la reforma en salud en la equidad del estado de salud de los diferentes grupos de población. Si bien hay estudios que muestran un aumento del gasto en salud y una ampliación de la cobertura de aseguramiento en salud, se han presentado una serie de fenómenos que dan origen a expresiones de insatisfacción y conflicto entre actores y ponen en evidencia la crisis del sector salud y la salud pública.

Tanto el aseguramiento como el gasto en salud se han incrementado de manera lenta pero continua, incluso durante la existencia del anterior Sistema Nacional de Salud: entre 1990 y 1998 el gasto en salud pasó del 2,4 al 4,7 % del PIB; el subsidio en el gasto en salud para el grupo más pobre de la población representó el 0,42% del PIB en 1993 y ascendió al 1,3% en 1997. La afiliación a un sistema de aseguramiento en salud ha pasado del 23,7 al 59,2% en el mismo período para la población general, y del 3,1 al 43,7% en los hogares del primer decil de ingresos[27].

Los datos anteriores se basan en el aumento registrado entre la encuesta Casen de 1993 y la encuesta de calidad de vida de 1997, y han sido interpretados como aumento en la cobertura de los servicios sin tener en cuenta que los resultados de las respuestas obtenidas en estas dos encuestas no son comparables porque la en-

27 Ob. cit., p. 16.

cuesta Casen medía la afiliación al ISS, a las Cajas de Previsión Social o a las cajas de compensación, pero no incluía los servicios prestados por el Sistema Nacional de Salud a grupos poblacionales de todos los estratos; mientras que la encuesta de calidad de vida está referida a la única posibilidad de atención en salud existente para 1997: el Sistema General de Seguridad Social en Salud. Igualmente, se habla de un incremento en las consultas y las hospitalizaciones de los afiliados en comparación con las que se producían en el anterior sistema de seguridad social, pero sin incluir las consultas ni las hospitalizaciones que se realizaron en el anterior SNS.

Es importante tener en cuenta que la afiliación a un sistema de seguridad social no implica necesariamente el inmediato acceso a los servicios ni la calidad de dichos servicios. En el mismo sentido, un estudio[28] publicado en 1998 muestra que para 1997 el gasto público social en salud realizado en entidades del Estado, por quintiles de ingreso, se distribuyó de manera uniforme, en el caso de la hospitalización, a favor de los dos primeros quintiles o más pobres en el caso de los servicios de maternidad, y a favor de los quintiles 4 y 5 de mayor ingreso en los casos de las cirugías, la consulta médica y odontológica, el laboratorio y los servicios de terapias. Pero los cinco primeros deciles reciben solamente el 40% del subsidio público en salud, y la distribución del total no es homogénea por clase de servicio: la hospitalización, que representa el 55 % del subsidio, se distribuye a favor del decil 6 en adelante, y en cambio los servicios de maternidad y consulta general, laboratorio y terapias representan sólo el 5% de los subsidios y se dirigen mayoritariamente a los primeros cinco deciles.

De otra parte, entre 1993 y 1997 el índice de concentración de la utilización de servicios hospitalarios descendió de 0,028 a 0,013, produciendo un mejoramiento en la equidad; pero el índice de concentración de utilización de servicios de salud aumentó de 0,056 a 0,091, lo cual significó un deterioro en la equidad. A pesar de lo anterior, entre 1993 y 1997 no se encontraron modificaciones significativas en la equidad en la utilización de los servicios. Según los autores, los anteriores resultados muestran que se están corrigiendo las inequidades, pero reconocen la existencia de factores negativos[29]; sin embargo, no se evalúan los problemas de inequidad generados en el nuevo sistema.

---

28 A. Sarmiento, L. C. Delgado y C. A. Reyes. *Gasto público en servicios sociales básicos en Colombia*, Misión Social, DNP, UNDP y unicef, Bogotá, noviembre de 1998.

29 A. Uga, C. M. Almeida, C. Landmann Szwarcwald, C. Travassos, F. Viacava., J. Mendes Ribeiro, N. de Rosario Costa, P. M. Buss y M. Porto Silvia. "Consideraciones sobre el informe de la OMS, 2000", *Revista de Salud Pública de la Universidad Nacional de Colombia*, vol. 3, n.º 1, 2001.

C. Caracterización sociodemográfica de Bogotá

Bogotá fue fundada el 6 de agosto de 1538 por Don Gonzalo Jiménez de Quesada, y fue declarada capital de Colombia por acta del 17 de diciembre de 1819 en el Congreso de Angostura; el Decreto Ley 3640 del 17 de diciembre de 1954 elevó a la categoría de Distrito Especial a la ciudad de Bogotá y anexó a ella los vecinos municipios de Bosa, Engativá, Fontibón, Suba, Usme y Usaquén. Hoy es el principal centro geográfico, político, industrial, económico y cultural del país; sede del gobierno nacional, departamental y distrital, y la más extensa de las ciudades de Colombia.

El Distrito Especial de Bogotá está ubicado a 4° 35'56"57 de Latitud Norte y 74°04'51"30 de Longitud Oeste de Greenwich, con una altura de 2.600 metros sobre el nivel del mar, altura que alcanza los 3.190 metros en el cerro de Monserrate y los 3.316 metros en el cerro de Guadalupe, ubicados al oriente de la ciudad.

La temperatura media anual es de 14° C con una máxima media anual de 19,9° C y mínima media de 8.2° C, y una temperatura mínima absoluta de 5.2° C. La precipitación media anual es de 1.013 mm, con una presión atmosférica de 752 milibares y una humedad relativa media anual de 72%.

Bogotá está dividida política y administrativamente en 20 localidades que abarcan un área de 210.806 hectáreas, de las cuales 125.000 hectáreas pertenecen a la localidad de Sumapaz y son consideradas área rural. De éstas, 28.620 corresponden al parque del Sumapaz que se constituye en una gran reserva natural.

De acuerdo con los censos realizados entre 1905 y 1993 y las proyecciones de población realizadas por el Departamento Administrativo de Planeación Distrital por localidad y total para Bogotá con base en el censo 1985, la población de Bogotá aumentó de 100.000 habitantes en 1905 a 615.250 en 1951 y 5.484.244 en 1993. Se proyectó para el año 2001 una población de 6.501.102 habitantes.

La estructura por edad de la población ha variado en Bogotá, observándose entre 1964 y 1993 una disminución de la población menor de 14 años y un aumento de la población mayor de 15 años, principalmente el grupo de edad de 30 a 49 años (tabla 1).

TABLA I

ESTRUCTURA DE EDAD DE LA POBLACIÓN DE BOGOTÁ SEGÚN LOS ÚLTIMOS CUATRO CENSOS

Grupos de edad en años	Porcentaje de población por grupo de edad			
	1964	1973	1985	1993
0-14	42	38	31	30
15-29	29	33	34	30
30-49	20	20	24	28
50-64	6	6	8	8
65 o más	2	2	3	4

Fuente: DANE, Censos de población y vivienda.

En 1964 se observa la típica distribución de población de un país en desarrollo dada por una alta fecundidad y baja mortalidad; en 1973 y 1985 la distribución por grupos de edad muestra el impacto de las políticas de control natal y permite verificar el supuesto de que la fecundidad tiende a ser menor en las zonas de mayor desarrollo. En 1993 la estructura por grupos de edad muestra modificaciones relacionadas con las mejoras obtenidas en las expectativas de vida y el sostenido descenso de la fecundidad.

1. Servicios sanitarios

La cobertura de servicios públicos en Bogotá está entre las mejores del país. Según reportes del DANE, para 1997 la cobertura de acueducto era prácticamente del 100% y la de conexión de servicios sanitarios con alcantarillado superaba el 95%.

La cobertura de servicio de acueducto y alcantarillado es importante cuando se analiza los factores que influyen en la mortalidad por enfermedades infecciosas como la diarrea, principalmente en la infancia.

La tabla 2 muestra la cobertura de acueducto y alcantarillado para Bogotá en 1997.

TABLA 2

COBERTURA DE ACUEDUCTO Y ALCANTARILLADO. BOGOTÁ - 1997

Bogotá / Servicios sanitarios	Tipo de servicio	Porcentaje
Servicio de agua proveniente de:	Acueducto público	99,9%
	Acueducto comunal	0,1%
Servicio sanitario conectado a:	Alcantarillado	98,1%
	Pozo séptico	1,42%
	Sin conexión	0,48%

Fuente: [www.dane.gov.co].

2. Mortalidad en Bogotá

Las diez primeras causas de mortalidad reportadas para Bogotá durante el año 2001 por el DANE se refieren al total de muertes ocurridas en Bogotá, no teniendo en cuenta si la persona fallecida residía o no en Bogotá. Esta mortalidad es clasificada por grupos de edad y por sexo, y en algunas ocasiones por localidad, pero no se realiza ninguna otra desagregación por tipos de poblaciones.

La tabla 3 muestra las primeras causas de mortalidad reportadas por el DANE y entregadas por la Secretaría Distrital de Salud para el año 2001, clasificadas por grupo de edad con base en el certificado individual de defunción.

Observamos una tasa total de mortalidad para Bogotá de 44,2 por 10.000 habitantes, con un predominio de las enfermedades crónicas y las agresiones entre las 10 primeras causas de muerte.

En la clasificación por grupos de edad se observa la tasa de mortalidad más alta en los mayores de 60 años (359,1 por 10.000), seguida de la tasa de mortalidad en menores de un año (174,4 por 10.000), y con la tasa de mortalidad más baja en el grupo de 5 a 14 años (3,3 por 10.000).

Llama la atención la presencia de las agresiones como primera causa de muerte en el grupo de 15 a 44 años, el cual aporta el 32,3% de las muertes registrados en este año. Así mismo se encuentra esta causa de muerte entre las diez primeras en el grupo de 5 a 14 años y en el de 45 a 59 años, representando el 6,3 y el 5,8% de las muertes en los dos grupos respectivamente.

A pesar de que para el total de la población vemos un predominio de las enfermedades crónicas, en el grupo de menores de un año podemos observar la presencia de enfermedades infecciosas entre las diez primeras causas de muerte. Estas son la neumonía, con el 9,2% de las muertes, la diarrea con el 2,1% y otras infecciones agudas de las vías respiratorias inferiores con el 1,2% de las muertes en este grupo de edad, cuya primera causa de muerte es "ciertas afecciones originadas en el periodo perinatal", que representa un 47.3% del total de las muertes.

TABLA 3

DIEZ PRIMERAS CAUSAS DE MORTALIDAD SEGÚN EDAD. BOGOTÁ - 2001

Número		Causas	Total	Porcentaje	Tasa
		MENORES DE 1 AÑO			
1	1-092	Ciertas afecciones originadas en el periodo perinatal	1.195	47,3	82,4
2	1-093	Malformaciones congénitas, deformidades y anomalías cromosómicas	570	22,5	39,3
3	1-074	Neumonía	233	9,2	16,1
4	1-103	Todas las demás causas externas	64	2,5	4,4
5	1-077	Resto de enfermedades del sistema respiratorio	53	2,1	3,7
6	1-003	Diarrea y gastroenteritis de presunto origen infeccioso	52	2,1	3,6
7	1-061	Resto de enfermedades del sistema nervioso	30	1,2	2,1
8	1-075	Otras infecciones agudas de las vías respiratorias inferiores	30	1,2	2,1
9	1-012	Septicemia	28	1,1	1,9
		Resto de causas	246	9,7	17
		Total	2.529	100	174,4
		DE 1 A 4 AÑOS			
1	1-074	Neumonía	50	11,7	0,9
2	1-093	Malformaciones congénitas, deformidades y anomalías cromosómicas	49	11,5	0,9
3	1-103	Todas las demás causas externas	40	9,4	0,7
4	1-096	Accidentes de transporte	21	4,9	0,4
5	1-061	Resto de enfermedades del sistema nervioso	20	4,7	0,4
6	1-045	Leucemia	19	4,4	0,3
7	1-003	Diarrea y gastroenteritis de presunto origen infeccioso	17	4	0,3
8	1-046	Resto de tumores malignos	14	3,3	0,3
9	1-077	Resto de enfermedades del sistema respiratorio	13	3	0,2
10	1-098	Ahogamiento y sumersión accidentales	12	2,8	0,2
		Resto de causas	172	40,3	3,2
		Total	427	100	7,8
		DE 5 A 14 AÑOS			
1	1-096	Accidentes de transporte	53	13,9	0,5
2	1-045	Leucemia	50	13,2	0,4
3	1-093	Malformaciones congénitas, deformidades y anomalías cromosómicas	24	6,3	0,2
4	1-102	Agresiones	24	6,3	0,2
5	1-103	Todes las demás causas externas	23	6,1	0,2
6	1-061	Resto de enfermedades del sistema nervioso	22	5,8	0,2
7	1-046	Resto de tumores malignos	20	5,3	0,2
8	1-074	Neumonía	19	5	0,2
9	1-068	Otras enfermedades del corazón	12	3,2	0,1
10	1-042	Tumor maligno de las meninges, del encéfalo y de otras partes	11	2,9	0,1
		Resto de causas	122	32,1	1
		Total	380	100	3,3

TABLA 3 (CONT.)

DIEZ PRIMERAS CAUSAS DE MORTALIDAD SEGÚN EDAD. BOGOTÁ - 2001

Número		Causas	Total	Porcentaje	Tasa
		DE 15 A 44 AÑOS			
1	1-102	Agresiones	1.786	32,3	5,3
2	1-096	Accidentes de transporte	501	9,1	1,5
3	1-020	Enfermedades por VIH	329	5,9	1
4	1-103	Todas las demás causas externas	306	5,5	0,9
5	1-101	Lesiones autoinfligidas intencionalmente	227	4,1	0,7
6	1-046	Resto de tumores malignos	158	2,9	0,5
7	069	Enfermedades cerebrovasculares	139	2,5	0,4
8	1-045	Leucemia	113	2	0,3
9	1-061	Resto de enfermedades del sistema nervioso	103	19	0,3
10	1-081	Resto de enfermedades del sistema digestivo	99	1,8	0,3
		Resto de causas	1.770	32	5,3
		Total	5.531	100	16,4
		DE 45 A 59 AÑOS			
1	1-067	Enfermedades isquémicas del corazón	450	11,3	5,4
2	1-069	Enfermedades cerebrovasculares	338	8,5	4
3	1-102	Agresiones	230	5,8	2,7
4	1-046	Resto de tumores malignos	207	5,2	2,5
5	1-052	Diabetes *mellitus*	175	4,4	2,1
6	1-029	Tumor maligno del estómago	172	4,3	2,1
7	1-068	Otras enfermedades del corazón	172	4,3	2,1
8	1-096	Accidentes de transporte	155	3,9	1,9
9	1-036	Tumor maligno de mama	138	3,5	1,6
10	1-081	Resto de enfermedades del sistema digestivo	132	3,3	1,6
		Resto de causas	1.809	45,5	21,6
		Total	3.978	100	47,5
		60 Y MÁS AÑOS			
1	1-067	Enfermedades isquémicas del corazón	2.853	17,9	64,4
2	1-069	Enfermedades cerebrovasculares	1.710	10,8	38,6
3	1-068	Otras enfermedades del corazón	1.076	6,8	24,3
4	1-076	Enfermedades crónicas de las vías respiratorias inferiores	1.076	6,8	24,3
5	1-052	Diebetes mellitus	873	5,5	19,7
6	1-081	Resto de enfermedades del sistema digestivo	802	5	18,1
7	1-066	Enfermedades hipertensivas	629	4	14,2
8	1-046	Resto de tumores malignos	561	3,5	12,7
9	1-029	Tumor maligno del estómago	558	3,5	12,6
10	1-074	Neumonía	555	3,5	12,5
		Resto de causas	5.212	32,8	117,7
		Total	15.905	100	359,1

TABLA 3 (CONT.)

DIEZ PRIMERAS CAUSAS DE MORTALIDAD SEGÚN EDAD. BOGOTÁ - 2001

Número		Causas	Total	Porcentaje	Tasa
		TOTAL GRUPOS DE EDAD			
1	1-067	Enfermedades isquémicas del corazón	3.398	11,8	5,2
2	1-069	Enfermedades cerebrovasculares	2.202	7,7	3,4
3	1-102	Agresiones	2.100	7,3	3,2
4	1-068	Otras enfermedades del corazón	1.388	4,8	2,1
5	1-092	Ciertas afecciones originadas en el periodo perinatal	1.192	4,2	1,8
6	1-076	Enfermedades crónicas de las vías respiratorias inferiores	1.151	4	1,8
7	1-052	Diabetes *mellitus*	1.116	3,9	1,7
8	1-081	Resto de enfermedades del sistema digestivo	1.081	3,8	1,7
9	1-074	Neumonía	1.014	3,5	1,6
10	1-046	Resto de tumores malignos	963	3,3	1,5
		Resto de causas	13.139	45,7	20,2
		Total	28.750	100	44,2

Tasa* 10.000 Habitantes.
Fuente: Secretría Distrital de Salud de Bogotá, Área de vigilancia en salud pública, certificado individual de defunción DANE.

3. Aseguramiento en salud

De acuerdo con los datos suministrados en la Encuesta Nacional de Demografía y Salud (ENDS) 2000, la vinculación a los regímenes de aseguramiento ha venido aumentando desde 1993, y las estadísticas muestran que para el total del país el grado de afiliación de la población a la seguridad social pasó del 24% en 1993 al 61% en 1998 y al 58% en 2000. De este el 52% se encuentra afiliado a algún régimen de seguridad social, el 32% pertenece al régimen contributivo, el 22% pertenece al régimen subsidiado y el 4% a regímenes especiales.

Para Bogotá, la Encuesta Nacional de Demografía y Salud 2000 reporta afiliación del 72% de la población a alguno de los regímenes de aseguramiento distribuidos en: 18.2% al ISS, 32,5% a otra EPS, 16,7% a una ARS y 4% a otro régimen, con un 0,7% sin información.

Una encuesta realizada por *El Tiempo* para la revista *Cómo vamos* (6-7 de diciembre de 2001) de la Alcaldía Mayor de Bogotá reporta que la afiliación al régimen contributivo en Bogotá pasó de 56% en 1998 al 60% en 1999, pero bajó al 42% en 2000, con un leve aumento de cuatro puntos en 2001; y para el régimen subsidiado muestra una cobertura del 26% en 1998 que baja al 24% en 1999, sube al 36% en 2000 y desciende nuevamente al 32% en 2001. Lo anterior significaría un total del 78% de afiliados a algún régimen de aseguramiento frente a un 72% encontrado por la ENDS, observándose discrepancias aún más grandes en la diferenciación por régimen, que como vemos muestra un 16.7% de afiliación al régimen subsidiado según la ENDS y un 36% según la alcaldía; igualmente, la ENDS encuentra un 54.7% de afiliación al régimen contributivo mientras que la encuesta de la alcaldía encuentra sólo un 42%.

En la misma encuesta, se encuentran diferencias significativas en cuanto a la tenencia de carné de afiliación al régimen de seguridad social por parte de todos los miembros de la familia: en el estrato alto el 84% de las familias tienen a todos sus miembros afiliados a un régimen de seguridad social en salud, mientras que este porcentaje disminuye al 68% en el estrato medio y al 63% en el estrato bajo. En cuanto a la calidad del servicio, se obtienen como causas de insatisfacción con los servicios prestados a través de la afiliación al régimen de seguridad social los siguientes: demora en atender, el 60%; colas y trámites, el 35%; no entrega de los medicamentos, el 29%; costo del servicio, el 26%; mala atención de personal administrativo, el 16%; no hay suficiente información, el 16%; no hay control de calidad, el 15%; mala ubicación de la entidad, el 14%.

Lo anterior muestra que persisten muchos inconvenientes de calidad en la atención del servicio que acarrean obstáculos para el acceso adecuado al mismo y hacen inherentes problemas de inequidad puesto que la no entrega de medicamentos y el costo del servicio afecta más gravemente a la población afiliada al régimen subsidiado y a los afiliados al régimen contributivo con bajos ingresos.

De acuerdo con el DANE, para 1997 el 6,49% de la población de Bogotá estaba afiliada al régimen subsidiado, el 58,92% estaba afiliada al régimen contributivo y el 34,59% correspondía a población no afiliada; el incremento entonces de la cobertura del aseguramiento estaría dado a expensas del régimen subsidiado ya que, como podemos observar en las cifras citadas anteriormente, el porcentaje de población afiliada al régimen contributivo ha disminuido.

D. Sistema de registro civil y estadísticas vitales

Subsistema de registro civil: "se define como la inscripción obligatoria, continua y permanente de los hechos vitales ocurridos y sus características, con algunos requisitos específicos de índole legal".

Subsistema de estadísticas vitales: "Es un proceso que acopia información por medio de la enumeración de la frecuencia de la ocurrencia de ciertos hechos vitales (en la actualidad nacimientos y defunciones) así como las características pertinentes de los propios sucesos y de las personas. Luego compila, analiza, evalúa, presenta y difunde estos datos como información estadística"[30].

Las estadísticas vitales, por ser un registro continuo, permiten conocer la dinámica de las poblaciones en cuanto a la fecundidad y la mortalidad, y sus resultados estadísticos se constituyen en instrumentos valiosos para el diseño, ejecución y evaluación de políticas y programas, principalmente en el sector salud al proveer los insumos para el análisis epidemiológico y las proyecciones de población. La fuente de información más importante sobre los niveles de mortalidad, sus tendencias y diferenciales ha sido históricamente el certificado de defunción.

El certificado de defunción es un documento legal, necesario para realizar la inhumación o cremación del cadáver de acuerdo a lo establecido en las leyes 68 de 1906 y 92 de 1938. Es además un instrumento de salud pública, que da cuenta de información esencial sobre factores demográficos, sociales y de morbilidad y mortalidad de la población.

La Ley 9.ª de 1979 reglamentó en su artículo 517 la expedición, diligenciamiento y registro bio-estadístico de las causas de mortalidad, y en el artículo 523 todo lo referente a muertes fetales. Posteriormente se expidió la Resolución 1345 del 5 de mayo de 1997 por la cual se adoptan el "Manual de principios y procedimientos del sistema de registro civil y estadísticas vitales" y los certificados únicos para la expedición de los certificados de nacido vivo y de defunción para todo el país; se rediseña y estandariza el certificado de defunción (forma DANE D- 630) en el cual se fusionan el certificado individual de defunción y el de muerte fetal, se amplían las variables de características generales, incluyendo la variable de afiliación al régimen de seguridad social, se incluye un capítulo para las muertes fetales y de menores de un año, otro más para defunciones de mujeres en edad fértil y otro más para las muertes violentas; en cada certificado sólo se diligencian las variables que aplican en cada caso, utilizando un sistema de filtro.

El actual certificado de defunción es responsabilidad del DANE y el Ministerio de la Protección Social; está identificado en su parte superior derecha con un número secuencial ascendente para fines de control en la distribución y recolección y consta de dos partes: una primera parte de información general, que comprende las preguntas 1 a 18, da cuenta de las variables sociodemográficas como son: tipo de defunción, fecha de defunción, hora de defunción, sexo, lugar de defunción, área de defunción, sitio de defunción, apellido y nombre del fallecido, fecha de nacimiento, documento de identificación, estado civil, edad, nivel educativo, régi-

30 Ministerio de Salud y DANE-EV. *Manual de principios y procedimientos. Sistema de registro civil y estadísticas vitales*, Bogotá, 1997.

men de seguridad social, lugar de residencia habitual, área de residencia, probable manera de muerte, y además condición profesional, nombre, dirección, teléfono y firma de la persona (profesional de la salud) que expide el certificado.

El segundo apartado presenta continuidad con la copia del primero pero es diligenciado en original y recoge la información sobre las defunciones fetales y en menores de un año, las defunciones en mujeres en edad fértil, las muertes violentas y las causas de defunción para todos los casos. El original del primer apartado se entrega a los familiares para que sea depositado en las oficinas de registro civil; la copia de éste y el segundo apartado quedan en el sector salud para ser enviados al DANE para su procesamiento. Todos los datos recogidos en el formulario están bajo reserva estadística en virtud del artículo 5.º de la Ley 79 de 1993.

La impresión y distribución de los certificados de nacido vivo y de defunción le compete al DANE; el sector salud se encarga de su diligenciamiento y recolección. En el municipio la dirección local de salud o la institución que haga las veces de ésta se encarga del funcionamiento del sistema y distribución a IPS y a médicos particulares, y en el área rural se realiza el trámite a través de los promotores de salud. A partir de 1997, estos certificados son procesados en el sector salud antes de enviarlos al DANE para garantizar la posibilidad de detectar brotes epidemiológicos o cambios en las tendencias que ameritan atención inmediata.

En las regionales DANE se realizan los procesos de alistamiento del material, crítica, codificación (incluyendo codificación de causas de defunción), digitación, control de calidad y producción de reportes preliminares que son enviados periódicamente a las direcciones departamentales de salud junto con las bases de datos y algunos reportes impresos. Para tener la posibilidad de establecer comparaciones entre regiones, conocer el comportamiento y la magnitud de las enfermedades, realizar toma de decisiones sobre la prevención de enfermedades y contar con datos epidemiológicos para efectos de investigación, se ha adoptado para la codificación de la mortalidad un sistema de categorías a las cuales se asignan entidades morbosas de acuerdo con criterios establecidos, lo que permite realizar una clasificación estandarizada de las causas de defunción.

La Clasificación Internacional de Enfermedades (CIE) es un sistema de categorías revisado y corregido periódicamente por la OMS en cooperación con varios comités nacionales; cada nueva revisión es denominada de forma ascendente en números romanos. En Colombia se adoptó la décima revisión de esta clasificación (CIE X) para codificar la mortalidad en octubre de 1998 a través de la Resolución 761; sin embargo la morbilidad continuó codificándose con la novena versión hasta el 31 de diciembre de 2002, lo cual puede tener alguna repercusión futura sobre la calidad y la comparabilidad de la información.

Los principales problemas encontrados usualmente en el diligenciamiento de los certificados de defunción son: la ilegibilidad de la letra, la omisión en el diligenciamiento de variables y la imprecisión en el diligenciamiento de las causas de muerte. Lo anterior se atribuye a la alta rotación del personal médico, lo que amerita un plan permanente de capacitación con el cual no se cuenta. Además se observa falta de una cultura estadística que permita comprender la importancia que tiene el correcto diligenciamiento de un certificado, y en muchos casos no se cuenta con el acceso a la atención o la complejidad médica necesaria para determinar de forma precisa la causa de muerte. Aunque la necropsia es un recurso fundamental, en nuestro país ha perdido importancia y tiene utilización casi exclusiva para las muertes de origen violento. Otros problemas se pueden presentar en la transcripción de los datos, por errores de procesamiento en la captura y codificación principalmente de la causa de muerte, que exige un proceso de capacitación, estandarización y control de calidad mayor que para otras variables.

Existen dentro del sistema de registro de estadísticas vitales varios niveles de crítica de la información: un primer nivel en las IPS donde se emite el certificado, que desafortunadamente no se realiza en muchas instituciones, perdiendo con ello la oportunidad de corregir y enmendar información a partir de la historia clínica y los demás registros diligenciados en la institución. Un segundo nivel de crítica se debe realizar en los comités de estadísticas vitales de las secretarías municipales o distritales y departamentales de salud, en los cuales se evalúa principalmente la consistencia interna de la información contenida en los certificados para solicitar la correspondiente aclaración mediante enmienda estadística a través del departamento de epidemiología autorizado para solicitar las aclaraciones pertinentes. En la mayoría de departamentos y en algunos municipios se han creado estos comités, y en otros funcionan a través de los comités de vigilancia epidemiológica (COVES).

A nivel central, en 1992 se creó el comité nacional de estadísticas vitales con el concurso de varias entidades: DANE, OPS, Registraduría Nacional del Estado Civil, Superintendencia de Notariado y Registro, Ministerio de Salud (hoy Ministerio de la Protección Social), Instituto Nacional de Salud, Profamilia, Corporación Centro Regional de Población, Instituto Colombiano de Bienestar Familiar, Instituto de Medicina Legal y Ciencias Forenses, y Departamento Nacional de Planeación.

Los certificados de defunción y la información que ellos recopilan se ven afectados en dos aspectos importantes con los problemas ya mencionados: la cobertura, que hace referencia al subregistro, y la calidad, que tiene que ver con la precisión y la integralidad de la información consignada en dichos registros.

En el proceso de captura de datos se realiza la digitación de todas las variables excepto el nombre del fallecido. El capítulo de causas de defunción sólo se empezó a grabar completo a partir de 1999 e incluye: causa directa, causas antecedentes, causa básica, otros estados patológicos importantes, y causas probables de muerte cuando se trata de muertes sin certificación médica.

La evaluación de los certificados de defunción se realiza teniendo en cuenta los siguientes parámetros:

Diligenciamiento: hace referencia al porcentaje de certificados cuyas variables son diligenciadas completamente, la calidad de la letra, el uso de siglas en las causas de defunción, tachones o enmendaduras, y el análisis de las variables que presentan mayor dificultad para su diligenciamiento.

Consistencia: tiene que ver con la coherencia que debe existir en la información consignada, es decir, que al realizar el cruce de las preguntas de control exista concordancia.

Cumplimiento: hace alusión a la relación existente entre el número de certificados de defunción diligenciados y recolectados y el número de licencias de inhumación expedidas. Esta relación debe ser de identidad.

Cobertura: hace mención de tres puntos: 1. La distribución de los certificados a todas las instituciones o personas que cumplan con los requisitos establecidos para diligenciarlos; 2. La capacitación de los profesionales de la salud responsables del diligenciamiento de dicho certificado, y 3. La asesoría y el seguimiento brindado a las instituciones y profesionales que prestan servicios de salud.

En Bogotá, los certificados de defunción son entregados por la Regional Bogotá del DANE a la Secretaría Distrital de Salud que se encarga de distribuirlos al Instituto de Medicina Legal y Ciencias Forenses y a todas las IPS públicas o privadas y a los médicos particulares que cumplan con todos los requisitos legales y estén habilitadas de acuerdo con la Resolución 2309 de 2002 para la prestación de los servicios de salud.

Una vez diligenciados los certificados, se debe realizar un primer nivel de crítica en cada una de las IPS, para luego ser entregados semanalmente en la Secretaría Distrital de Salud donde se someten a un segundo nivel de crítica y son devueltos aquellos certificados que tengan deficiencias en su diligenciamiento para que en la IPS se recupere la mayor información posible.

Existe un Comité de Estadísticas Vitales Distrital, reglamentado por la Resolución 3114, y un profesional encargado de su correcto funcionamiento en el Área de Vigilancia en Salud Pública; desde esta área se han hecho en los últimos años ingentes esfuerzos por mejorar la calidad y la cobertura en el diligenciamiento de los certificados de defunción a través de la crítica continua de los datos consignados en éstos y la capacitación a todo el personal médico involucrado en el proceso.

En general se puede considerar que el diligenciamiento, la cobertura, la calidad y la consistencia de los certificados de defunción de las muertes registradas en Bogotá es buena.

Sin embargo, se reconoce desde la Secretaría Distrital de Salud que aún faltan problemas por resolver, y se observa un gran compromiso por parte de esta entidad, principalmente del Área de Vigilancia en Salud Pública, de seguir trabajando por el mejoramiento continuo del Sistema de Estadísticas Vitales.

III. Objetivos

A. General

El objetivo general de este trabajo es establecer las diferencias existentes en los niveles y la estructura de la mortalidad por régimen de aseguramiento, por grupo de edad y sexo, en el año 2001 en Bogotá.

B. Específicos

Se pretende establecer si en el año 2001 hay en Bogotá diferencia, por régimen de aseguramiento, en la tasa bruta de mortalidad por grupo de edad y por sexo.

Se quiere definir si hay diferencias, por régimen de aseguramiento, en la distribución porcentual por causas de mortalidad (20 primeras causas), por grupos de edad y por sexo en el año 2001 en Bogotá.

Se busca hacer un análisis de las diferencias encontradas en las tasas de mortalidad y la distribución porcentual de la mortalidad por causas, en cada régimen de aseguramiento, por grupo de edad y por sexo en el año 2001 en Bogotá.

IV. Metodología

A. Fuentes de información

Las fuentes de información utilizadas para el presente estudio fueron:

– Las bases de datos de los certificados de defunción del año 2001 solicitadas a la Secretaría Distrital de Salud y entregadas por el Área de Vigilancia en Salud

Pública de las cuales se gestionó la información correspondiente a las variables: tipo de defunción, sexo, sitio de defunción, edad, régimen de seguridad social, lugar de residencia habitual, condición profesional de la persona que expide el certificado, asistencia médica durante el proceso que condujo a la muerte, causa directa y causas antecedentes de muerte. La información anterior es la correspondiente a la consignada en las preguntas 1, 4, 7, 10, 14, 15, 18, 37 y 38 del formulario del certificado de defunción.

– Las proyecciones oficiales de población del Departamento de Planeación Distrital de Bogotá clasificadas por edades simples y sexo para el año 2001.

– Las proyecciones oficiales de población de la Secretaría Distrital de Salud clasificadas por edades simples y sexo para el año 2001.

– Las proyecciones oficiales de población del DANE clasificadas por edades simples y sexo para el año 2001.

– La base de datos suministrada por el Área de Aseguramiento de la Secretaría Distrital de Salud, sobre afiliados al régimen subsidiado a diciembre de 2001, que contiene las variables número de documento y fecha de nacimiento.

– La base de datos suministrada por el Área de Aseguramiento de la Secretaría Distrital de Salud, sobre población vinculada identificada a diciembre de 2001, que contiene las variables número de documento y fecha de nacimiento.

– La base de datos suministrada por la Superintendencia Nacional de Salud sobre número de afiliados al régimen contributivo en Bogotá, a diciembre de 2001, que contiene las variables sexo y fecha de nacimiento.

– La información sobre número del documento de identidad de todos los afiliados a régimen contributivo a nivel nacional, suministrada por Secretaría Distrital de Salud.

– La información sobre distribución porcentual por sexos para cada grupo de edad para el régimen subsidiado y los vinculados identificados para Bogotá en 2001, entregada por el Área de Aseguramiento de la Secretaría Distrital de Salud.

– La información sobre número de nacidos vivos clasificados por régimen de aseguramiento, suministrada por la Secretaría Distrital de Salud.

– La información sobre número del documento de identidad de los fallecidos en Bogotá, residentes en Bogotá y en cuyo certificado de defunción la variable régimen de aseguramiento aparecía diligenciada como: Ignorado (4), o no había sido diligenciada y por lo tanto aparecía en la base de datos registrada como Sin Información (9)

Nota: La información enunciada en el último punto, por ser de reserva legal, no fue entregada para procesar fuera de las dependencias de la Secretaría de Salud;

se obtuvo la colaboración de los funcionarios del Área de Vigilancia en Salud Pública para el cruce de variables con las bases de datos entregadas por el Área de Aseguramiento.

B. Materiales y métodos

En este estudio de tipo transversal, se usan indicadores relacionados con la salud agregados según edad, sexo y régimen de aseguramiento. En el análisis de la información se usaron los siguientes métodos: 1. Análisis univariado (características de las distribuciones); 2. Análisis bivariado (correlaciones y tablas de frecuencia); 3. Tabulación de valores para indicadores seleccionados. Los programas informáticos usados en el proyecto fueron: MSExcell, Access, Visual Fox y MSWord.

C. Metodología

1. Certificados de defunción

Con las bases de datos ya descritas, correspondientes a los certificados de defunción de 29.129 muertes registradas en total en el año 2001 en la ciudad de Bogotá, se realizó en primera instancia el procesamiento de la variable correspondiente a tipo de defunción (pregunta 1) –cuyas posibilidades de diligenciamiento son: 1 para la muerte fetal y 2 para muertes no fetales– con el fin de dejar como instrumento de trabajo solo las muertes no fetales. Esta selección eliminó de la base de datos 1.379 muertes (4,73%) correspondientes a muertes fetales que no serán tenidas en cuenta en el presente estudio, y se dejó entonces una base de datos con 27.750 defunciones correspondientes a las defunciones registradas en nacidos vivos. Guarismo que difiere de las 28.750 muertes reportadas por la Secretaría Distrital de Salud en su tabla de mortalidad (tabla 2). Lo anterior, de acuerdo a información suministrada en la Secretaría Distrital de Salud, se debe a que algunos certificados de defunción son entregados directamente en el DANE sin pasar por la Secretaría Distrital de Salud.

Posteriormente, sobre las 27.750 defunciones registradas en nacidos vivos se procesó la variable correspondiente a sitio habitual de residencia consignada en la pregunta 15 que registra nombre y código del país, departamento y municipio de residencia del fallecido o el de la madre en el caso de muerte en menor de dos años. Esta variable es diligenciada con el nombre correspondiente y codificada posteriormente por el DANE para su captura, por lo que en las bases de datos aparece como tres variables diferentes identificadas con el código del país, el departamento y el municipio respectivamente. Para Cundinamarca el código es 11 y para las ciudades capitales el código es 01; entonces, corresponden a defunciones de residentes de Bogotá las registradas como código municipal 01 del departamento 11. Para tal efecto se seleccionaron primero las defunciones identificadas con código de departamento 11, y de éstas se seleccionaron aquellas correspondientes a código de municipio 01.

De esta forma se obtuvo la primera base de datos depurada a utilizar en el estudio, correspondiente a "defunciones de nacidos vivos, residentes en Bogotá y registradas en Bogotá". Se consideró que no podían ser incluidas las defunciones registradas en Bogotá pero que corresponden a residentes de fuera de Bogotá ya que en la elaboración de las tasas de mortalidad para el estudio se usará como denominador únicamente la población residente en Bogotá.

Este segundo filtro eliminó 3.214 registros (11,58% de las defunciones en nacidos vivos), lo cual es un porcentaje alto pero que se podría explicar debido a que Bogotá sigue siendo un importante centro de referencia para obtener servicios de salud de alta complejidad.

Una vez realizados estos dos primeros filtros se obtuvo una base de datos de 24.536 registros con siete variables, con las siguientes posibilidades de respuesta:

Sexo (pregunta 4): 1 para sexo masculino, 2 para sexo femenino y 3 para indeterminado.

Sitio de defunción (pregunta 7): 1 para hospital o clínica, 2 para centro o puesto de salud, 3 para casa o domicilio, 4 para lugar de trabajo, 5 para vía pública, 6 para otro, y 9 sin información.

Fecha de nacimiento (pregunta 10): expresado en año, mes y día en números arábigos.

Régimen de seguridad social (pregunta 14): 1 para contributivo, 2 para subsidiado, 3 para vinculado, 4 para ignorado, y 9 sin información (a partir de 2002 esta variable tiene 7 posibilidades de resultado al incluir "particular" y "otro" como posibilidades de respuesta). El certificado de defunción actual que empezó a regir desde mediados de 2002 y las posibilidades de respuesta para esta variable se pueden observar en el anexo 41.

Certificado expedido por (pregunta 18): 1 para médico tratante, 2 para médico no tratante, 3 para médico legista y 4 para personal de salud autorizado.

¿Recibió asistencia médica durante el proceso que lo llevó a la muerte? (pregunta 37): 1 si recibió asistencia médica, 2 si no la recibió y 3 para ignorado.

Causas de muerte (pregunta 38): constituida por una causa directa y la posibilidad de hasta tres causas antecedentes identificadas a través del código CIE X (Clasificación Internacional de Enfermedades, 10.ª versión). Esta variable es diligenciada con el nombre por el personal de salud y posteriormente codificada dos veces por la Secretaría Distrital de Salud y el DANE; este último procedimiento conlleva un elemento más de control de calidad en la captura del dato.

Durante la crítica y análisis inicial de la información se encontró que de los 24.536 certificados de defunción 5.035 (20.52%) tenían diligenciada la variable régimen de aseguramiento como ignorado (4), 1.062 (4,33%) no la tenían diligenciada y por lo tanto aparecían en la base de datos como sin información (9), para un total de 6.097 registros (24,85%). Considerando éste un porcentaje muy alto para obviar debido a que podía sesgar en exceso los resultados del estudio, se decidió tratar de imputar el mayor número posible de datos.

Se contemplaron varias posibilidades para clarificar el dato o imputar esta variable; la primera fue la de buscar uno a uno los números de identificación de los certificados de defunción que no tenían diligenciada esta variable en las bases de datos oficiales de afiliados a los regímenes contributivo, subsidiado y vinculado del mismo año que permanecen en la Secretaría Distrital de Salud, pero teniendo en cuenta la ley de reserva estadística que protege la identidad de las personas en los registros de estadísticas vitales no era posible que la Secretaría entregara bases de datos de defunciones con el número de documento de identidad como una de las variables.

La segunda opción fue establecer el régimen de aseguramiento de acuerdo al hospital o clínica donde se hubiere peoducido la muerte, para lo cual se hizo una exploración sobre pacientes atendidos en diferentes entidades, pero se descartó esta posibilidad debido a que la mayoría de las instituciones atienden por lo menos dos regímenes. Una tercera posibilidad era imputar la variable teniendo en cuenta, además de la institución donde se presentó la defunción, la localidad de residencia, pero todas las localidades de la ciudad tienen presencia de todos los estratos excepto la localidad de Usme, que sólo registra estratos 1 y 2, y las localidades de Teusaquillo y Barrios Unidos, que registran en un 95% estratos 3, 4 y 5 aunque en ambos casos seguían existiendo por lo menos dos posibilidades de afiliación y no existía ninguna otra variable que pudiera precisar la información o dar mayor porcentaje de posibilidades de que el fallecido perteneciera a uno u otro régimen.

Se retomó entonces la primera posibilidad como la única real para recuperar el dato, y se gestionó con el Área de Aseguramiento de la Secretaría Distrital de Salud la entrega de la base de datos con los números de identificación de los afiliados al régimen contributivo en todo el país, los afiliados al régimen subsidiado y los vinculados identificados en Bogotá. Una vez obtenida esta base de datos se solicitó el concurso del Área de Vigilancia en Salud Pública de la Secretaría Distrital de Salud para realizar el cruce de variables necesario entre estas bases de datos y la base ya procesada para el estudio que contenía solo los 6.097 registros correspondientes a los certificados que no tenían definido un régimen de aseguramiento. Las profesionales encargadas del Sistema de Estadísticas Vitales y el procesamiento de sus datos prestaron su valiosa colaboración y se pudo realizar la recuperación del dato sin que se entregara información que por ley no es posible extraer de las dependencias de la Secretaría.

Se procedió entonces a procesar la información en plataforma Visual Fox, por el tamaño de las bases de datos (más de 15.000.000 de registros), y se encontró que, de los 6.097 certificados de defunción ya nombrados, en 1.041 (4.2% del total de los registros objeto de estudio) la variable número de documento de identificación aparece como 99999999, que corresponde a los registros que no tienen diligenciada esta variable o la tienen diligenciada de forma incorrecta, quedando entonces sólo 5.056 registros como potencialmente recuperables. Una vez realizada la búsqueda en las bases de datos de los usuarios afiliados se encontraron 1.443 registros cuyo documento de identidad aparecía como afiliado al régimen contributivo: 682 en las bases de datos de régimen subsidiado y 865 en las bases de datos de usuarios registrados como vinculados, y quedaron 2.067 registros que no aparecieron en ninguna de las bases de datos.

Estos 2.067 certificados de defunción que no fue posible encontrar en las bases de datos tienen la posibilidad de pertenecer a tres grupos de población diferentes: 1. Personas "particulares" de estratos 4, 5 o 6 que no pertenecían a ningún régimen de seguridad social; 2. Personas "particulares" pertenecientes a estratos 1, 2 o 3, no afiliadas a ningún régimen de seguridad social y no registradas como vinculados, y 3. (La menos probable) Personas que, aun cuando pertenecían a alguno de los dos regímenes de aseguramiento (contributivo o subsidiado) o se les había realizado encuesta Sisben y estaban registradas como vinculados, su documento de identidad estaba mal diligenciado. De otro lado, los 1.040 certificados en los que no fue posible intentar recuperar el dato tienen igual posibilidad de pertenecer a cualquiera de los tres grupos anteriores.

Con base en el análisis inicial realizado a las bases de datos correspondientes a los afiliados al régimen contributivo y al régimen subsidiado y los registrados como vinculados, y en los resultados obtenidos con el procesamiento ya descrito hecho a las bases de datos de los certificados de defunción, se tomaron las siguientes decisiones:

– Se conservaría lo planteado en el objetivo general del proyecto y se realizaría el análisis de la mortalidad diferencial por régimen de aseguramiento, es decir: contributivo y subsidiado por grupo de edad y por sexo.

Debido al alto número de muertes registradas en el vinculado, se haría un análisis general de este grupo poblacional, aunque no es un régimen de aseguramiento.

– Se considerarían las 2.067 defunciones correspondientes a certificados con número de documento de identidad, con el régimen de aseguramiento no determinado en el certificado de defunción y que no se encontraron en las bases de datos de afiliados durante el proceso de recuperación, como "particulares".

– Se considerarían las 1.041 defunciones en las cuales no se pudo intentar la recuperación del dato como "sin información".

– Se consideraría como grupo residual: los "particulares" y los "sin información".

Para todo el análisis, los datos serían agregados en seis grupos de edad como: menores de un año, de 1 a 4 años, de 5 a 14 años, de 15 a 44 años, de 45 a 59 años y 60, y de más años. La desagregación por sexo sería clasificada como hombre o mujer, y el régimen de aseguramiento clasificado como contributivo o subsidiado.

Con base en lo anterior se procedió a consolidar cuatro bases de datos en plataforma MSExcell 2000: una base de datos correspondiente a las defunciones del régimen contributivo, con un total de 12.259 registros; una base de datos de régimen subsidiado, con un total de 5.700 registros; una base de datos de defunciones correspondientes a vinculados, con un total de 3.470 registros; una base de datos residual correspondiente a "particulares", con un total de 2.067 (8,42%) registros, y "sin información", correspondiente a 1.040 (4,24%) registros, para un total de 3.107 registros equivalentes al 12,66% del total de certificados de defunción objeto del estudio.

El gráfico 1 muestra de forma esquemática la repartición realizada con los certificados de defunción ya descrita anteriormente.

2. Población total Bogotá

Como población total de Bogotá se tomó la adoptada para dicho año por la Secretaría Distrital de Salud, agrupada por sexo y grupos de edad (tabla 4, p. 58, y gráfico 2, p. 60).

GRÁFICO 1
DISTRIBUCIÓN DE LAS DEFUNCIONES OCURRIDAS EN BOGOTÁ SUGÚN VARIABLE RÉGIMEN DE ASEGURAMIENTO - 2001

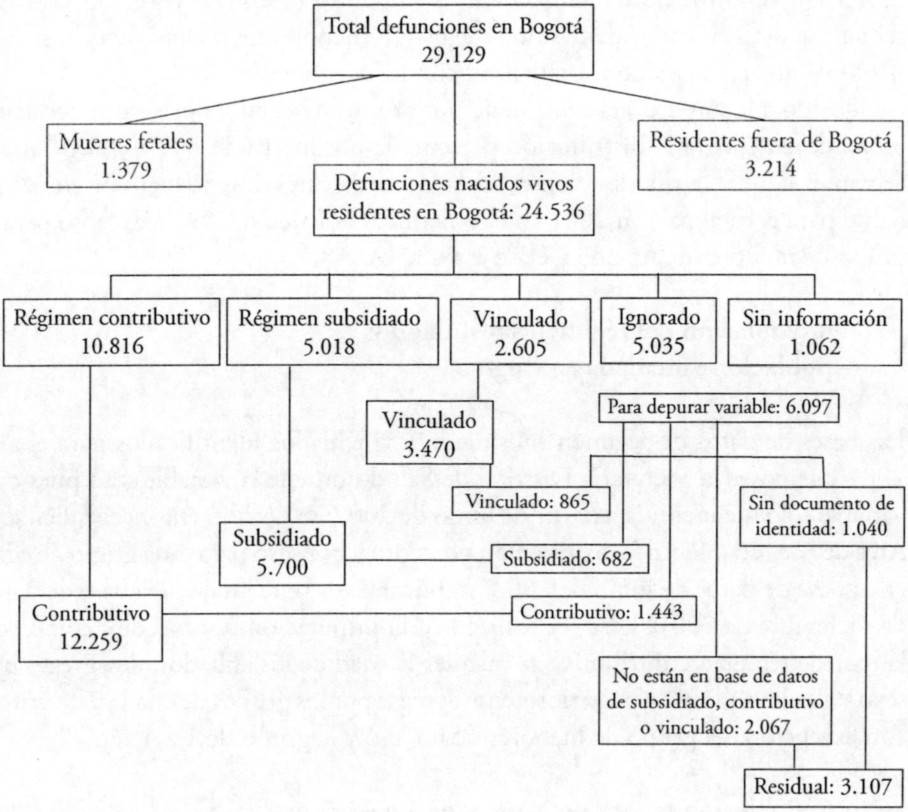

Como población expuesta al riesgo en cada uno de los regímenes se considera la población afiliada a cada uno de los regímenes del Sistema General de Seguridad Social en Salud, y constituye los denominadores de las tasas.

3. Población afiliada al régimen contributivo en Bogotá

Las bases de datos correspondientes a afiliados a régimen contributivo en Bogotá y entregadas por la Superintendencia Nacional de Salud contenían 4.017.113 registros con las variables: tipo de documento de identidad y número de documento de identidad del cotizante y del afiliado, fecha de nacimiento y sexo de cada uno de los afiliados a régimen contributivo en Bogotá durante 2001. Se procesó en plataforma Visual Fox para obtener los datos necesarios para el estudio, para lo cual se calculó edad con base en fecha de nacimiento. Sin embargo se encontró que 2.373.477 registros no tenían fecha de nacimiento (59.08%) y 18.593 (0,46%) tenían un dato errado. Además no se registran menores de un año, lo cual sucede debido a que las bases no se actualizan con los nacimientos.

Debido a lo anterior, el porcentaje por grupos de edad y por sexo se recalculó teniendo en cuenta la distribución presentada por los 1.624.397 registros que sí tenían el dato y la distribución reportada por la Superintendencia Nacional de Salud para el total país en 2001 en el Boletín Estadístico n.º 09[31]. Excepto para el grupo de menores de un año y el de 1 a 4 años.

4. Población del régimen subsidiado y población vinculada en Bogotá

Las bases de datos de régimen subsidiado y vinculados identificados para el año 2001 que posee la Secretaría Distrital de Salud no tiene la variable sexo pues esta variable sólo fue incluida a partir de junio de 2002; se decidió entonces solicitar al Área de Aseguramiento la distribución porcentual por sexo para cada grupo de edad en la base de datos de junio de 2002, y aplicar estos porcentajes a la base de datos de diciembre de 2001. Una vez realizada ésta imputación se procedió, como con la base de régimen contributivo, a calcular la edad de los afiliados, desagregar por sexo y edades simples, y posteriormente agregar por los grupos de edad ya descritos, con excepción del grupo de menores de un año y el grupo de 1 a 4 años.

5. Población menor de 1 año y de 1 a 4 años

Por las razones ya descritas para las poblaciones de régimen contributivo y subsidiado en los grupos de edad de los menores de un año y los del grupo de edad de 1 a 4 años se decidió obtener los datos que el Área de Vigilancia en Salud Pública recalcula con base en los certificados de nacido vivo para realizar la programación del Programa Ampliado de Inmunizaciones (PAI) y el Plan de Atención Básica (PAB).

31 Superintendencia Nacional de Salud. *Boletín estadístico*, n.º 09, "Afiliados al Régimen Contributivo a diciembre de 2001", Bogotá, marzo de 2002, documento en medio magnético.

Además se realizó un análisis de los datos de nacimientos y defunciones suministrado por el DANE para los años 1997 a 2001 (el cual se puede observar en el diagrama de Lexis del anexo 42) y se encontró que los datos de menores de un año calculados en las proyecciones y el número de nacidos vivos con certificado de nacimiento registrado y reportado por la Secretaría Distrital de Salud y el DANE no coinciden. Sin embargo se decidió tomar como dato oficial el número de infantes que la Secretaría toma en cuenta para su programación.

6. Tasas de mortalidad y mortalidad por causas

Con la base de datos completa de 24.536 registros y con las cuatro bases de datos por regímenes, de vinculado y residual se procedió entonces a realizar la agrupación a 103 causas por código, y acto seguido a aplicar el nombre equivalente a cada código, de acuerdo con la Clasificación Internacional de Enfermedades CIE X.

Con la base de datos total para Bogotá y las bases de datos correspondientes al régimen contributivo y al régimen subsidiado, se procedió a calcular la tasa de mortalidad para las 103 causas y la distribución porcentual por causas (21 tablas: anexos 1 a 21). Una vez realizado esto se ordenaron para obtener las 20 primeras causas de mortalidad, para el total de la población y desagregados por grupo de edad y por sexo. Además, se procedió a calcular todos los indicadores que se describen más adelante.

Una vez realizado este procedimiento se calculó para las bases de datos, de los no afiliados a ningún régimen ("vinculados" y "residual"), la distribución porcentual por causa para el total de las muertes, y se ordenaron en forma descendente. Además se calculó la distribución porcentual de las muertes por grupo de edad y las tasas de mortalidad para el grupo de edad de menores de un año y el grupo de 1 a 4 años de la población vinculada identificada (14 tablas: anexos 22 a 35). No se calcularon tasas para los demás grupos de edad de los vinculados identificados y para las defunciones del grupo residual por no poderse reconstruir el denominador.

Con el fin de realizar un análisis cualitativo, se calcularon además las diferencias existentes por régimen en cuanto a sitio de la defunción y atención médica durante el proceso que condujo a la muerte (anexo 40).

D. Indicadores

Para realizar el análisis propuesto se calcularon, con base en las fuentes de información expuestas, los siguientes indicadores:

– Tasa bruta de mortalidad para Bogotá en el año 2001:

$$\frac{\text{Número de defunciones totales}}{\text{Total población Bogotá}}$$

– Tasa de mortalidad por sexo para Bogotá en el año 2001:

$$\frac{\text{Número de defunciones totales por sexo}}{\text{Total población Bogotá del mismo sexo}}$$

– Tasa de mortalidad por sexo y por grupos de edad para Bogotá en el año 2001:

$$\frac{\text{Número de defunciones totales por sexo y por grupo de edad}}{\text{Total población Bogotá del mismo sexo y grupo de edad}}$$

– Tasa de mortalidad por régimen de aseguramiento:

$$\frac{\text{Número de defunciones en régimen de seguridad social X totales}}{\text{Total población afiliada al mismo régimen de seguridad social}}$$

– Tasa de mortalidad por grupo de edad y por régimen de aseguramiento:

$$\frac{\text{Número de defunciones por grupo de edad en régimen de seguridad social X}}{\text{Total población afiliada del mismo grupo de edad al mismo régimen de seguridad social}}$$

– Tasa de mortalidad por grupo de edad, por sexo y por régimen de aseguramiento:

$$\frac{\text{Número de defunciones por grupo de edad, por sexo, en régimen de seguridad social X}}{\text{Total población afiliada del mismo grupo de edad, por sexo, al mismo régimen de seguridad social}}$$

– Distribución porcentual por causas por régimen de aseguramiento:

$$\frac{\text{Número de defunciones por causa x en régimen de seguridad social X}}{\text{Total de defunciones en el mismo régimen de seguridad social}}$$

– Distribución porcentual por causas total Bogotá:

$$\frac{\text{Número de defunciones por causa total Bogotá X 100}}{\text{Total de defunciones}}$$

– Distribución porcentual por causas por régimen de aseguramiento:

$$\frac{\text{Número de defunciones por causa por régimen de aseguramiento X 100}}{\text{Total de defunciones del mismo régimen de aseguramiento}}$$

– Distribución porcentual por causas por grupo de edad, por sexo, total Bogotá:

$$\frac{\text{Número de defunciones por causa x, por grupo de edad, por sexo x 100}}{\text{Total de defunciones de ese grupo de edad, por sexo, en Bogotá}}$$

– Distribución porcentual por causas por grupo de edad, por sexo, por régimen de aseguramiento:

$$\frac{\text{Número de defunciones por causa x, por grupo de edad, por sexo, por régimen de seguridad social X 100}}{\text{Total de defunciones de ese grupo de edad, por sexo, en el mismo régimen de seguridad social}}$$

– Índice de sobremortalidad:

Calculado por grupo de edad y por sexo contra el nivel más bajo encontrado en el presente estudio

V. Resultados

A. Estructura de edad de la población

Como resultado del procesamiento de las bases de datos descrito en la metodología y con base en los datos entregados por las diferentes entidades se establecieron las poblaciones correspondientes a población afiliada a régimen contributivo y población afiliada a régimen subsidiado, distribuidas por edad y sexo.

Para la población denominada por las entidades de salud como "vinculados identificados" no se pudo tener, con las bases de datos entregadas, un dato confiable sobre número total de menores de un año y distribución por edad y sexo; por lo tanto se tomaron sólo las correspondientes a las cifras oficiales que manejó la Dirección de Salud Pública de la Secretaría Distrital de Salud para la programación de actividades PAB que dan cuenta del número total de vinculados, el número de niños(as) menores de un año y el número de niños(as) de 1 a 4 años no discriminado por sexo. Además determinan otros grupos poblacionales no aplicables en este estudio.

La distribución de estas poblaciones las podemos observar en las tablas 4, 5 y 6 y en los gráficos 3 y 4.

Podemos observar que, aun cuando la estructura por edades es similar para los tres grupos de población, en el régimen subsidiado hay un alto porcentaje de población del grupo de 5 a 14 años y un bajo porcentaje de población de los grupos más vulnerables: menores de un año, 45 a 59 años y mayores de 60 años. También se encuentra una menor proporción de personas de 15 a 44 años en comparación con el régimen contributivo y la población general; esto último podría ser inherente al hecho de que el subsidio cubre la población no trabajadora.

La población de 5 a 14 años del régimen subsidiado representa el 28,9% de la población mientras que para el régimen contributivo sólo representa el 17,3%, muy similar al porcentaje que representa para la población total de Bogotá. Los menores de un año sólo constituyen el 0,8% de la población afiliada al régimen subsidiado mientras que son el 1,9% de los afiliados al régimen contributivo y el 2,2% de la población total de Bogotá. Una relación similar se observa en el grupo de edad de 15 a 44 años. Diferente al grupo de mayores de 60 años cuyo porcentaje de aporte es igual para el régimen subsidiado y para la población total de Bogotá en un 6,8%, pero se sube al 9,65% en el régimen contributivo, posiblemente atribuible a la población de pensionados.

TABLA 4

POBLACIÓN TOTAL POR GRUPO DE EDAD Y POR SEXO EN BOGOTÁ

Grupo de edad	Menor de 1 año	De 1 a 4 años	De 5 a 14 años	De15 a 44 años	De 45 a 59 años	De 60 y más años	Total
Hombres	73.300* (1%)	275.322 (4,2%)	582.581 (9%)	1.561.243 (24%)	382.062 (5,9%)	183.996 (2,8%)	3.058.504 (47%)
Mujeres	71.747* (1,1%)	270.348* (4,2%)	582.224 (9%)	1.803949 (27,7%)	455.443 (7%)	258.885 (4%)	3.442.598 (53%)
Total	145.048* (2,2%)	545.671* (8,4%)	1.164.805 (17,9%)	3.365.191 (51,8%)	837.506 (12,9%)	442.882 (6,8%)	6.501.102 (100%)

Fuente: Departamento Administrativo de Planeación Distrital-Coordinación Estadísticas Urbanas.
Entregado por: Secretaría Distrital de Salud de Bogotá.

TABLA 5

POBLACIÓN AFILIADA A RÉGIMEN CONTRIBUTIVO. BOGOTÁ - 2001

Grupo de edad	Menor de 1 año	De 1 a 4 años	De 5 a 14 años	De 15 a 44 años	De 45 a 59 años	De 60 y más años	Total
Hombres	38.489* (1%)	146.314* (3,6%)	349.323 (8,7%)	926.254 (23,1%)	246.031 (6,1%)	174.646 (4,3%)	1.881.057 (46,8%)
Mujeres	37.674* (0,9%)	143.610* (3,6%)	344.372 (8,6%)	1.081.810 (26,9%)	316.226 (7,9%)	212.363 (5,3%)	2.136.056 (53,2%)
Total	76.164* (1,9%)	289.925* (7,2%)	693.695 (17,3%)	2.008.063 (50%9)	562.258 (14%)	387.009 (9,6%)	4.017.113 (100%)

* Cifras oficiales de Dirección de Salud Pública SDS.

Fuente: Calculado con bases de datos suministradas por la Superintendencia Nacional de Salud y distribución porcentual por edad reportada por la misma entidad.

TABLA 6

POBLACIÓN AFILIADA A RÉGIMEN SUBSIDIADO. BOGOTÁ - 2001

Grupo de edad	Menor de 1 año	De 1 a 4 años	De 5 a 14 años	De 15 a 44 años	De 45 a 59 años	De 60 y más años	Total
Hombres	5.046* (0,4%)	44.837* (3,7%)	180.027 (14,8%)	263.941 (21,7%)	54.945 (4,5%)	33.705 (2,8%)	582.503 (47,9%)
Mujeres	4.632* (0,4%)	44.081* (3,6%)	171.773 (14,1%)	304.129 (25%)	60.688 (5%)	49.164 (4%)	634.467 (52,1%)
Total	9.679* (0,8%)	88.919* (7,3%)	351.800 (28,9%)	568.070 (46,7%)	115.633 (9,5%)	82.869 (6,8%)	1.216.970 (100%)

* Cifras oficiales de Dirección de Salud Pública SDS.

Fuente: Calculado con bases de datos suministradas por la Secretará Distrital de Salud de Bogotá.

B. Distribución y estructura de edad de las defunciones

Del total de las 24.536 defunciones registradas en Bogotá y correspondientes a nacidos vivos residentes en Bogotá, el 50% de las muertes correspondió al régimen contributivo, el 23,2% al régimen subsidiado, el 14,1% a la población vinculada, y quedaron un 12,7% de los certificados dentro del grupo residual ya definido en la metodología.

La estructura por edad de las defunciones se puede observar en la tabla 7 y los gráficos 5, 6 y 7. Se puede advertir en el régimen contributivo un mayor porcentaje de muertes en mayores de 60 años que para los demás grupos de población, mientras que para los menores de un año el porcentaje de las muertes es casi la mitad de las ocurridas en el régimen subsidiado, a pesar de que este grupo de población representa un porcentaje muy bajo de los afiliados a este último régimen.

TABLA 7

ESTRUCTURA DE EDAD DE LAS DEFUNCIONES. TOTAL Y POR RÉGIMEN. BOGOTÁ - 2001

En el grupo de edad de 15 a 44 años se registra un mayor porcentaje de muertes

	Total		Contributivo		Subsidiado		Vinculado		Residual	
Menos de 1 año	1.981	8,1%	736	6%	557	9,8%	335	9,7%	350	11,3%
Hombres	1.146	4,7%	423	3,5%	328	5,8%	186	5,4%	209	6,7%
Mujeres	835	3,4%	316	2,6%	229	4%	149	4,3%	141	4,5%
1 a 4 años	322	1,3%	97	0,8%	80	1,4%	29	0,8%	116	3,7%
Hombres	175	0,7%	47	0,4%	51	0,9%	16	0,5%	61	2%
Mujeres	147	0,6%	50	0,4%	29	0,5%	13	0,4%	55	1,8%
5 a 14 años	279	1,1%	82	0,7%	68	1,2%	15	0,4%	114	3,7%
Hombres	165	0,7%	47	0,4%	37	0,6%	5	0,1%	76	2,4%
Mujeres	114	0,5%	35	0,3%	31	0,5%	10	0,3%	38	1,2%
15 a 44 años	4.697	19,1%	1.669	13,6%	991	17,4%	695	20%	1.343	43,2%
Hombres	3.404	13,9%	1.080	8,8%	673	11,8%	507	14,6%	1145	36,9%
Mujeres	1.293	5,3%	589	4,8%	318	5,6%	188	5,4%	198	6,4%
45 a 59 años	3.343	13,6%	1.800	14,7%	773	13,6%	489	14,1%	281	9%
Hombres	1.868	7,6%	966	7,9%	417	7,3%	284	8,2%	201	6,5%
Mujeres	1.475	6%	834	6,8%	356	6,2%	205	5,9%	80	2,6%
Más de 60 años	13.914	56,7%	7.872	64,2%	3.231	56,7%	1.907	55%	903	29,1%
Hombres	6.630	27%	4.014	32,7%	1.390	24,4%	859	24,8%	366	11,8%
Mujeres	7.284	29,7%	3.858	31,5%	1.841	32,3%	1.048	30,2%	537	17,3%
Total	24.536	100%	12.259	100%	5.700	100%	3.470	100%	3.107	100%

GRÁFICO 2

ESTRUCTURA POR EDAD DE LA POBLACIÓN DE BOGOTÁ - 2001

TOTAL

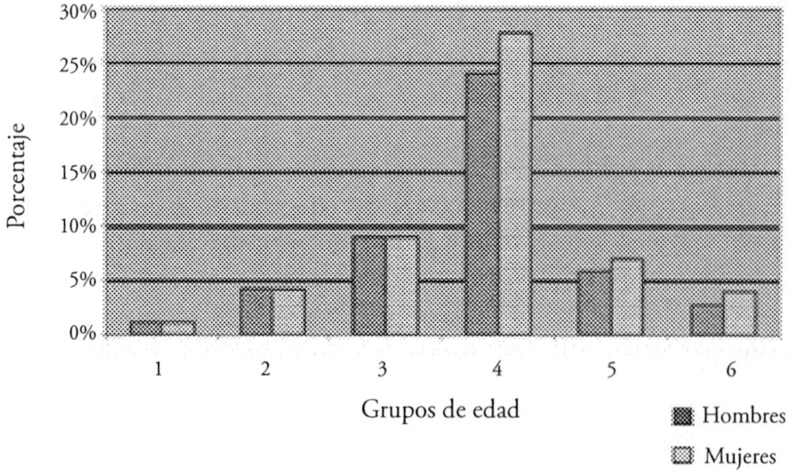

1: < 1 año 2: 1 - 4 años 3: 5 - 14 años 4: 15 - 44 años 5: 45 - 59 años 6: > 60 años

GRÁFICO 3
ESTRUCTURA POR EDAD DE LA POBLACIÓN DE BOGOTÁ - 2001
RÉGIMEN CONTRIBUTIVO

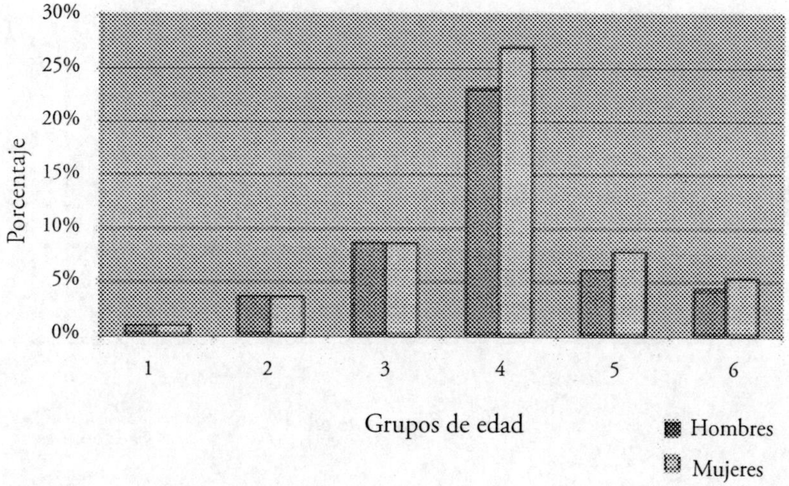

1: < 1 año 2: 1 - 4 años 3: 5 - 14 años 4: 15 - 44 años 5: 45 - 59 años 6: > 60 años

GRÁFICO 4
ESTRUCTURA POR EDAD DE LA POBLACIÓN DE BOGOTÁ - 2001
RÉGIMEN SUBSIDIADO

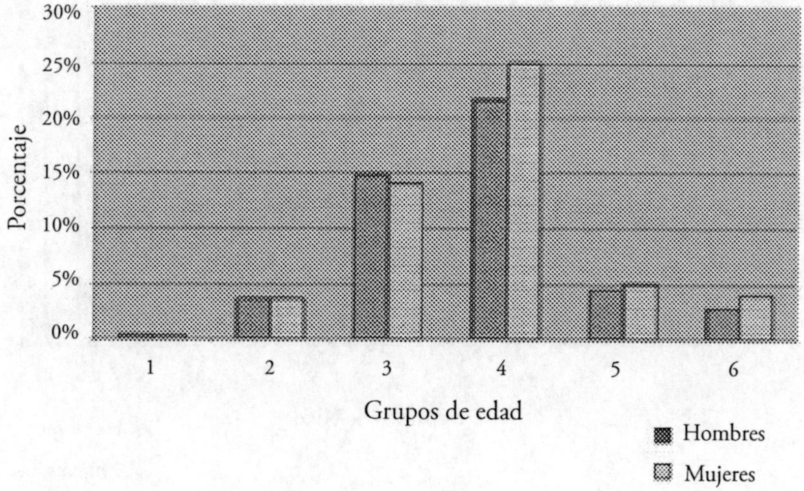

1: < 1 año 2: 1 - 4 años 3: 5 - 14 años 4: 15 - 44 años 5: 45 - 59 años 6: > 60 años

GRÁFICO 5
ESTRUCTURA POR EDAD DE LAS DEFUNCIONES EN BOGOTÁ - 2001
TOTAL

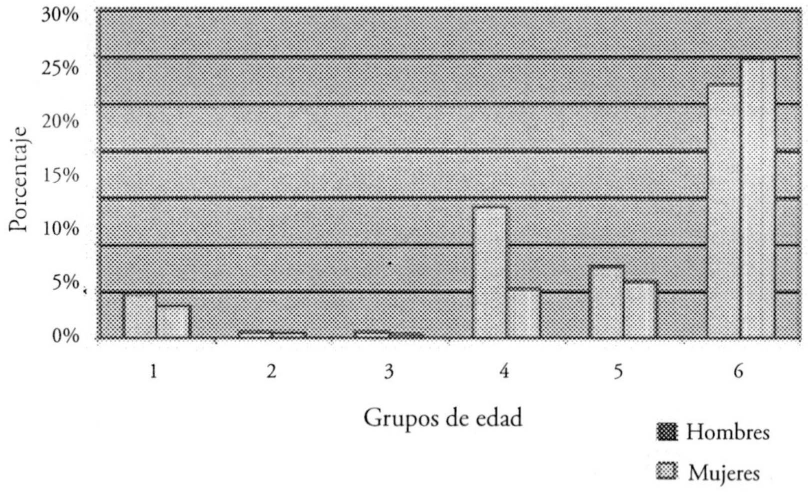

1: < 1 año 2: 1 - 4 años 3: 5 - 14 años 4: 15 - 44 años 5: 45 - 59 años 6: > 60 años

GRÁFICO 6
ESTRUCTURA POR EDAD DE LAS DEFUNCIONES EN BOGOTÁ - 2001
RÉGIMEN CONTRIBUTIVO

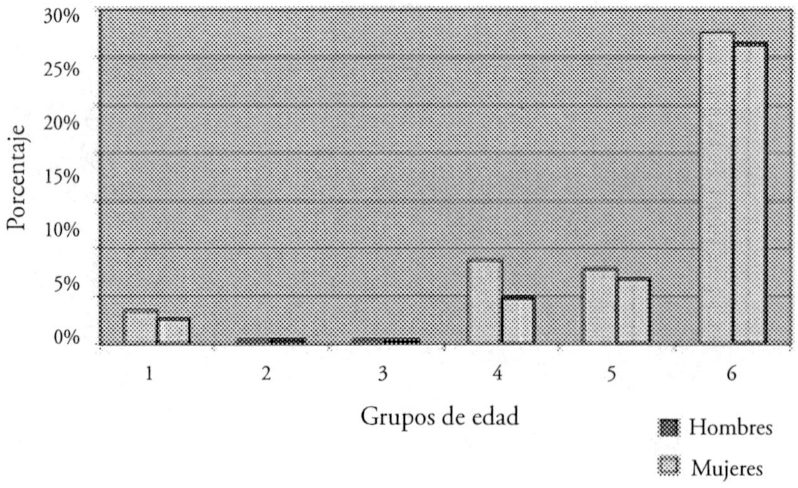

1: < 1 año 2: 1 - 4 años 3: 5 - 14 años 4: 15 - 44 años 5: 45 - 59 años 6: > 60 años

GRÁFICO 7
ESTRUCTURA POR EDAD DE LAS DEFUNCIONES EN BOGOTÁ - 2001
RÉGIMEN SUBSIDIADO

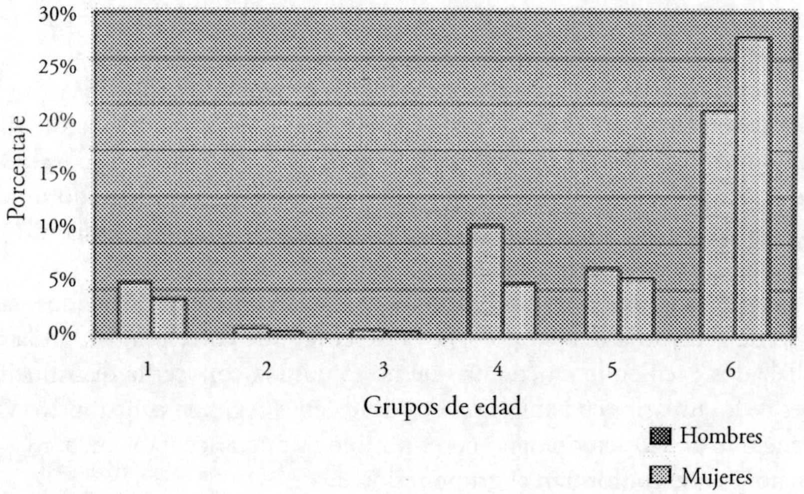

1: < 1 año 2: 1 - 4 años 3: 5 - 14 años 4: 15 - 44 años 5: 45 - 59 años 6: > 60 años

en el régimen subsidiado a pesar de que también para este grupo de edad el porcentaje dentro de la estructura por edad de la población afiliada es menor que el contributivo.

Para el grupo de 1 a 4 años el porcentaje de defunciones es levemente más alto en la población del régimen subsidiado, pero en términos generales éste y el grupo de edad de 5 a 14 años no presentan diferencias significativas en la distribución porcentual de las defunciones en los tres grupos de población.

La estructura por edad de las defunciones para el grupo de población vinculada es casi idéntica a la estructura por edad de las defunciones del régimen subsidiado; mientras que para el grupo "residual" se advierte una predominancia del grupo de 15 a 44 años, lo cual se puede explicar por el alto número de defunciones por causa externa que no tienen diligenciado el certificado de defunción de forma completa.

C. Nivel de mortalidad en bogotá y por régimen de aseguramiento

Los resultados encontrados muestran una tasa de mortalidad para el régimen subsidiado de 4,68 por 1.000, por encima de la tasa de mortalidad registrada para Bogotá en 3,77 por 1.000, y significativamente más alta que la hallada para régimen contributivo, de 3,05 por 1.000.

En la tabla 8 se presentan las tasas calculadas con los datos hallados y se analizan seis supuestos de lo que ocurriría con dichas tasas de acuerdo con la distribución que pudieran tener las 3.107 defunciones que quedaron en el grupo residual.

Se puede observar claramente que aun cuando se hubiese logrado imputar el 100% de los datos las diferencias entre regímenes en relación con la mortalidad persistiría e incluso podría aumentar.

Tomaremos entonces como base para el análisis los datos calculados para este estudio de acuerdo a la metodología ya descrita, que corresponden en la tabla a los "hallados"; teniendo en cuenta que no es posible conocer la distribución por edades de los usuarios con afiliación duplicada en el régimen contributivo y, como se mencionó en la metodología, no es posible imputar aceptablemente las 3.107 defunciones que conforman el grupo residual.

TABLA 8

TASA BRUTA DE MORTALIDAD. TOTAL BOGOTÁ Y POR RÉGIMEN DE ASEGURAMIENTO

	Hallado	Supuestos					
		1	2	3	4	5	6
Bogotá	3,8	3,8	3,8	3,8	3,8	3,8	3,8
Contributivo	3,1	3,8	3,1	3,1	3,5	3,4	3,9
Subsidiado	4,7	4,7	7,2	4,7	5,4	4,7	5,4
Vinculado	3,2	3,2	3,2	6	3,6	3,2	3,6

Tasa por 1.000.
Supuestos de distribución del grupo residual:
1: Se imputan todas las defunciones de grupo residual al régimen contributivo.
2: Se imputan todas las defunciones de grupo residual al régimen subsidiado.
3: Se imputan todas las defunciones de grupo residual al grupo de vinculados.
4: Se imputan las defunciones del grupo residual distribuyéndolas de acuerdo con el porcentaje encontrado para las 21.429 defunciones a las cuales se les pudo determinar claramente esta variable.
5: Se disminuye a la población de contributivos el número de afiliados que podría estar duplicado, con base en el porcentaje reportado para el país, en 2001, por la Superintendencia de Salud (11,32).
6: Se combinan los supuestos 4 y 5.

El gráfico 8 muestra las tasas de mortalidad para Bogotá reportadas por diferentes fuentes y las tasas calculadas con las poblaciones determinadas como "oficiales" por diferentes entidades del Distrito y el número total de defunciones establecido en este estudio, como universo.

Se puede observar que las tasas reportadas por las diferentes fuentes son más altas que las calculadas en el presente estudio. Lo anterior es debido a que para efectos de un análisis más adecuado a la intencionalidad del presente estudio se excluyeron, como ya se dijo en la metodología, las muertes fetales y las muertes de residentes fuera de Bogotá, mientras que la Secretaría Distrital de Salud realiza el cálculo sobre el total de las defunciones ocurridas en Bogotá; sin excluir las muertes ocurridas en Bogotá pero que corresponden a habitantes de otras zonas del país.

GRÁFICO 8

TASA BRUTA DE MORTRALIDAD EN AMBOS SEXOS.
BOGOTÁ - 2001 - DIFERENTES FUENTES

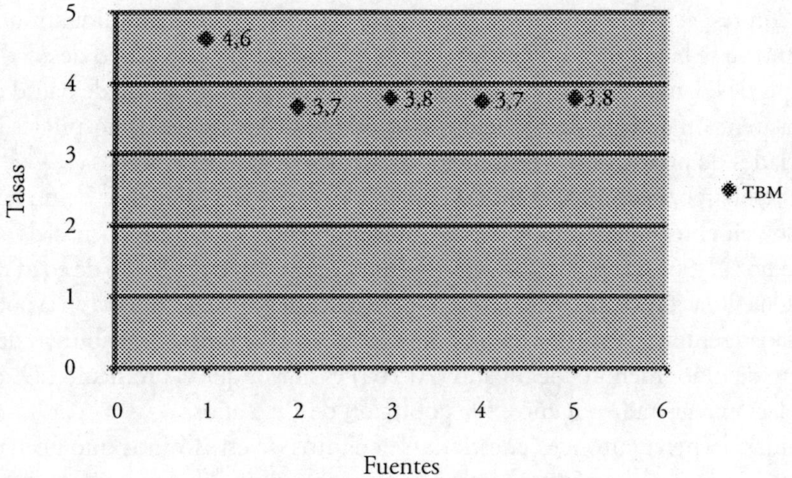

1. Tasas estimadas por el DANE y entregadas por la Secretaría Distrital de Salud.
2, 3, 4 y 5: Estimaciones hechas con las defunciones calculadas en este estudio y con diferentes denominadores:
2. Denominador: Población reportada por la Superintendencia Nacional de Salud.
3. Denominador: Población reportada por la Secretaría Distrital de Salud.
4. Denominador: Población reportada por el DANE.
5. Denominador: Población reportada por Planeación Distrital.

D. Mortalidad total y por régimen de aseguramiento, por grupo de edad y sexo

Las tablas 9, 10 y 11 muestran las tasas de mortalidad por grupo de edad y sexo que se calcularon para el total de población de Bogotá, para la población afiliada a régimen contributivo y para la población afiliada a régimen subsidiado.

Como se puede observar en las tablas enunciadas y en los gráficos 9, 10 y 11, las tasas de mortalidad tienen comportamiento muy similar por grupos de edad para la población de Bogotá y el régimen contributivo, con una mortalidad menor para el grupo de menores de un año que para la población mayor de 60 años; diferente a lo percibido en el régimen subsidiado, con una mortalidad más alta en menores de un año que en el grupo de más de 60 años.

Además, para el grupo menor de un año se observa en el régimen subsidiado un nivel de mortalidad casi seis veces mayor que para la población del régimen contributivo. Con respecto a lo anterior se debe hacer claridad que el denominador utilizado es, como ya se había mencionado en la metodología, para este grupo de edad y para el grupo de edad de 1 a 4 años, las cifras que la Secretaría Distrital de Salud calculó para la atención de Plan de Atención Básica (PAB) por parte de los hospitales y de las actividades de promoción y prevención por parte de las ARS y las EPS.

Sin embargo, cuando se realiza un análisis de la población menor de un año programada en el régimen subsidiado, se observa que ésta (9.679) es apenas el 44% del promedio (21.966) de población registrada para cada año en el grupo de edad de 1 a 4 años. Una situación similar, pero en menor proporción (16%), se observa en la población vinculada identificada menor de un año. No así en el régimen contributivo donde el número de niños menores de un año (76.164) es mayor que el promedio (72.481) de la población registrada por año en la población de 1 a 4 años.

Valdría la pena entonces cuestionarse cuántos de estos niños que no han sido registrados dentro del régimen subsidiado o como vinculados están siendo atendidos por las administradoras de régimen subsidiado o están recibiendo atención como vinculados. Durante los primeros meses de vida, cuando el niño no ha sido registrado en las notarías o no ha sido inscrito en las ARS es atendido por las IPS con el carné de la madre; por lo tanto podría asumirse que un porcentaje muy alto de los niños de un año de edad han sido atendidos desde su nacimiento por las ARS o como vinculados identificados.

Teniendo en cuenta lo anterior se presenta de forma adicional lo que se ha querido llamar la tasa de mortalidad "corregida" para régimen subsidiado y para la población vinculada en menores de un año y el total, cuyos resultados se pueden observar en los anexos 36 a 39. Allí se puede observar que las tasas de mortalidad total de ambos regímenes varía muy poco, pero la tasa de mortalidad en menores de un año se reduciría de 5.754,7 por 100.000 a 2.535,7 por 100.000, lo cual significa una reducción significativa del 44% en esta última tasa; que sin embargo sigue siendo 2.61 veces mayor que la registrada en el régimen contributivo. Llama la atención que al calcular estas "tasas corregidas" la diferencia en el nivel de mortalidad de los menores de un año entre el régimen subsidiado y los vinculados se reduce ostensiblemente. Las tasas sin corregir muestran una mortalidad en menores de un año tres veces mayor para los vinculados, pero las "tasas corregidas" muestran una diferencia de apenas cinco puntos entre las dos poblaciones.

Por ser las primeras cifras las correspondientes al registro oficial de la Secretaría Distrital de Salud, se trabajará con ellas en este estudio, haciendo salvedad de que se consideran más aproximadas las cifras obtenidas con la población "corregida".

TABLAS 9, 10 Y 11

TASAS DE MORTALIDAD POR GRUPO DE EDAD Y SEXO

TABLA 9. TOTAL BOGOTÁ - 2001

		Menor de 1 año	De 1 a 4 años	De 5 a 14 años	De 15 a 44 años	De 45 a 59 años	Mayores de 60 años	Total
Hombres	Defunciones	1.146	175	165	3.404	1.868	6.630	13.388
	Tasa	15,63	0,64	0,28	2,18	4,89	36,03	4,38
Mujeres	Defunciones	835	147	114	1.293	1.475	7.284	11.148
	Tasa	11,64	0,54	0,2	0,72	3,24	28,14	3,24
Total	Defunciones	1.981	322	279	4.697	3.343	13.914	24.536
	Tasa	13,66	0,59	0,24	1,40	3,99	31,42	3,77

Fuente: Calculado con base en defunciones calculadas en este estudio y datos de población entregados por la Secretaría Distrital de Salud de Bogotá. Tasas por 1.000.

TABLA 10. POBLACIÓN AFILIADA A RÉGIMEN CONTRIBUTIVO EN BOGOTÁ - 2001

		De Menor de 1 año	De 1 a 4 años	De 5 a 14 años	De 15 a 44 años	De 45 a 59 años	Mayores de 60 años	Total
Hombres	Defunciones	423	47	47	1.080	966	4.014	6.577
	Tasa	10,99	0,32	0,13	1,17	3,93	22,98	3,50
Mujeres	Defunciones	316	50	35	589	834	3.858	5.682
	Tasa	8,39	0,35	0,1	0,54	2,64	18,17	2,66
Total	Defunciones	739	97	82	1.669	1.800	7.872	12.259
	Tasa	9,70	0,33	0,12	0,83	3,20	20,34	3,05

Fuente: Calculado con base en defunciones calculadas en este estudio y datos de población entregados por la Secretaría Distrital de Salud de Bogotá y la Superintendencia de Salud. Tasas por 1.000.

TABLA 11. POBLACIÓN AFILIADA A RÉGIMEN SUBSIDIADO EN BOGOTÁ - 2001

		De Menor de 1 año	De 1 a 4 años	De 5 a 14 años	De 15 a 44 años	De 45 a 59 años	Mayores de 60 años	Total
Hombres	Defunciones	328	51	37	673	417	1.390	2.896
	Tasa	64,99	1,14	0,21	2,55	7,59	41,24	4,97
Mujeres	Defunciones	229	29	31	318	356	1.841	2.804
	Tasa	49,44	0,66	0,18	1,05	5,87	37,45	4,42
Total	Defunciones	557	80	68	991	773	3.231	5.700
	Tasa	57,55	0,9	0,19	1,74	6,68	38,99	4,68

Fuente: Calculado con base en defunciones calculadas en este estudio y datos de población entregados por la Secretaría Distrital de Salud de Bogotá. Tasas por 1.000.

GRÁFICOS 9, 10 Y 11

TASAS DE MORTALIDAD POR GRUPO DE EDAD.

TOTAL BOGOTÁ Y POR RÉGIMEN DE ASEGURAMIENTO - 2001

GRÁFICO 9. AMBOS SEXOS

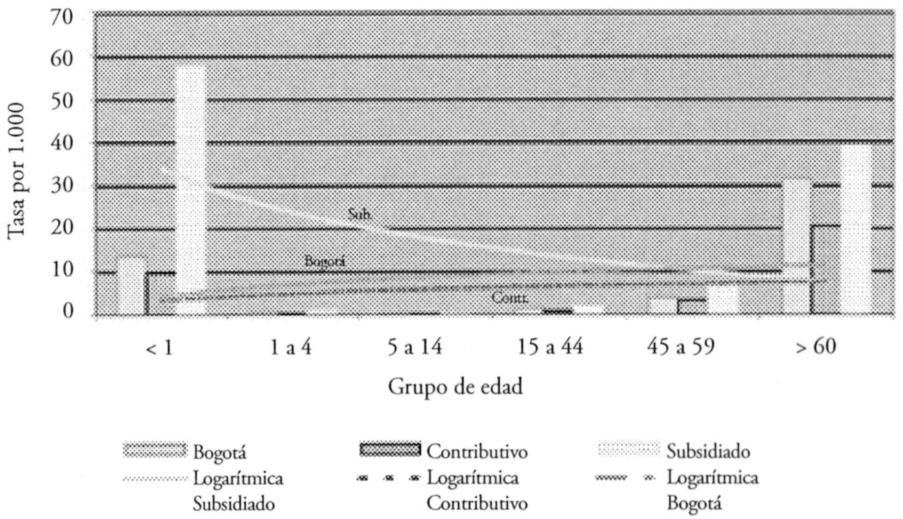

GRÁFICO 10. HOMBRES

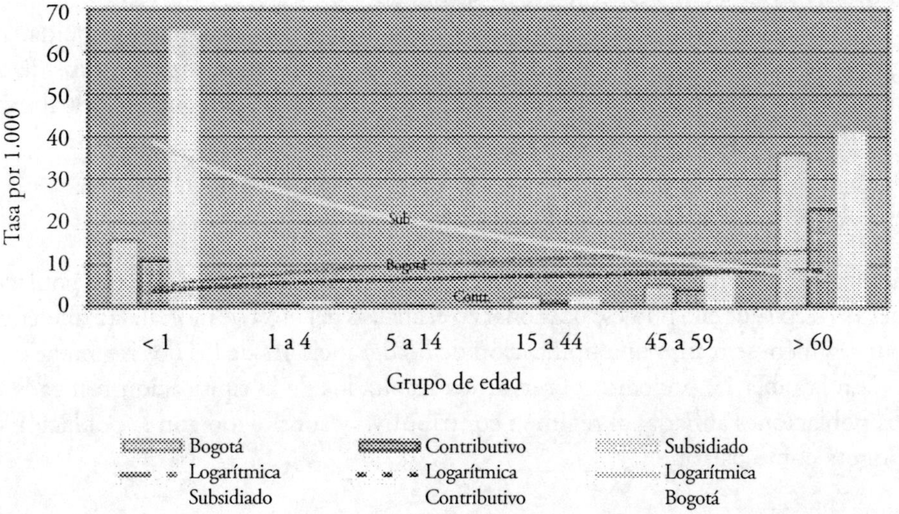

GRÁFICO 11. MUJERES

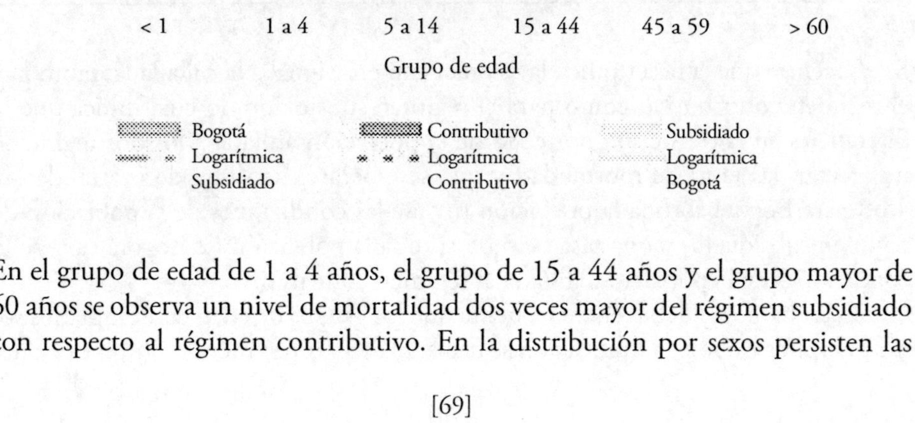

En el grupo de edad de 1 a 4 años, el grupo de 15 a 44 años y el grupo mayor de 60 años se observa un nivel de mortalidad dos veces mayor del régimen subsidiado con respecto al régimen contributivo. En la distribución por sexos persisten las mismas diferencias entre los dos regímenes, pero además existe un mayor nivel de mortalidad masculina en el régimen subsidiado.

Las líneas de tendencia logarítmicas dan evidencia clara de la alta mortalidad del grupo de menores de un año y del grupo de 1 a 4 años en el régimen subsidiado, frente a una baja mortalidad en estos grupos de edad para el régimen contributivo y el total de la población de Bogotá.

E. Tipificación de las tasas de mortalidad

Teniendo en cuenta las diferencias existentes en la estructura por edad de las poblaciones y el sesgo que ello pudiese ocasionar en el análisis del nivel de mortalidad diferencial por régimen, se realiza una tipificación de las defunciones de los dos regímenes.

En la tabla 12 podemos observar los resultados de la tipificación realizada en las poblaciones afiliadas al régimen contributivo y subsidiado con la población de Bogotá como patrón.

TABLA 12

APLICACIÓN DEL MÉTODO DIRECTO DE TIPIFICACIÓN A LAS POBLACIONES DE RÉGIMEN CONTRIBUTIVO Y SUBSIDIADO - BOGOTÁ - 2001

Grupos de edad	Población tipo en millares	Tasas de mortalidad		Defunciones esperadas	
		Contributivo	Subsidiado	Contributivo	Subsidiado
< 1 año	145.048	9,7	57,5	1.406,97	8.340,26
1 - 4 años	545.671	0,3	0,9	163,70	491,10
5 - 14 años	1.164.805	0,1	0,2	116,48	232,96
15 - 44 años	3.365.191	0,8	1,7	2.692,15	5.720,82
45 - 59 años	837.506	3,2	6,7	2.680,02	5.611,29
60 años y más	442.801	20,3	39	8.988,86	17.169,24
	6.501.103	3,05	4,7	19.828,36	30.426,16
Tasas tipificadas				3,05	4,68

Se encuentra que la tasa tipificada es prácticamente igual a la calculada, tanto para el régimen contributivo como para el régimen subsidiado, lo cual indica que las diferencias en la estructura por edad de la población afiliada a los dos regímenes no afectan las tasas de mortalidad y que se esperaría una tasa de mortalidad de 4,68 para Bogotá si toda la población tuviese las condiciones de la población del régimen subsidiado, y una tasa de 3,05 si toda la población de Bogotá tuviese las condiciones de la población afiliada al régimen contributivo.

Sin embargo, se debe tener en cuenta que los grupos de edad contemplados son muy amplios y que si la tipificación se realizara con grupos menores (quinquenales, por ejemplo) podría encontrarse variaciones en las tasas de mortalidad tipificadas, principalmente en el grupo de 15 a 44 años.

F. Sobremortalidad masculina y sobremortalidad del régimen subsidiado

En la tabla 13 se calculan los índices de sobremortalidad masculina por grupo de edad para el total de la población de Bogotá.

Se observa que la mortalidad masculina es de un 35% más alta que la femenina, con marcadas diferencias por edad. En el grupo de edad de 15 a 44 años la mortalidad masculina excede en un 200% a la mortalidad femenina.

TABLA 13

SOBREMORTALIDAD MASCULINA EN BOGOTÁ - 2001

Edad	Hombres	Mujeres	Sobremortalidad
< 1 año	15,63	11,64	134,3
1 - 4 años	0,64	0,54	116,9
5 - 14 años	0,28	0,20	144,6
15 - 44 años	2,18	0,72	04,2
45 - 59 años	4,89	3,24	151
60 años y más	36,03	28,14	128,1
Total	4,38	3,24	135,2

GRÁFICO 12

SOBREMORTALIDAD MASCULINA - TOTAL BOGOTÁ - RÉGIMEN CONTRIBUTIVO Y RÉGIMEN SUBSIDIADO

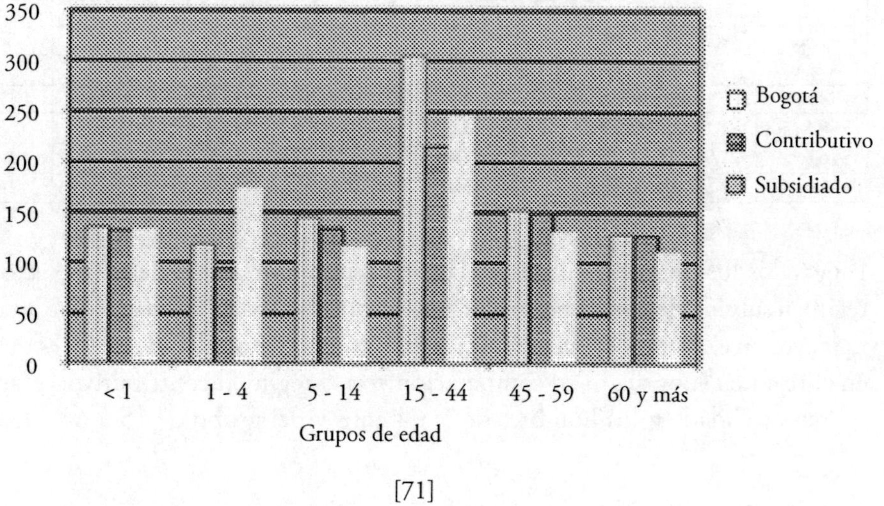

La sobremortalidad masculina es igual para los tres grupos de población en los menores de un año, edad en la cual priman los factores endógenos en la diferenciación de la mortalidad por sexo. Para los grupos de edad de 1 a 4 años y de 15 a 44 años es mayor la sobremortalidad masculina del régimen subsidiado que la del régimen contributivo, mientras que para los demás grupos de edad es mayor la sobremortalidad masculina en el régimen contributivo. Llama la atención la alta sobremortalidad masculina registrada para el total de la población de Bogotá, en el grupo de 15 a 44 años, pero esto podría ser explicado por el peso que ejercen en este grupo las defunciones por agresiones que hacen parte del grupo residual y que en su mayoría pertenecen al sexo masculino, como se verá más adelante en el análisis por causas.

En la tabla 14 se calcula la sobremortalidad masculina de la población afiliada al régimen contributivo, la sobremortalidad masculina de la población afiliada al régimen subsidiado y la relación de sobremortalidad de hombres y mujeres de la población del régimen subsidiado con respecto al régimen contributivo.

En dicha tabla se advierte una sobremortalidad masculina más alta para el régimen subsidiado en el grupo de 15 a 44 años y en el grupo de 1 a 4 años, mientras que la sobremortalidad masculina es más alta en el régimen contributivo para los grupos de edad de 5 a 14 años, de 45 a 59 años, y de 60 y más.

TABLA 14

SOBREMORTALIDAD MASCULINA PARA RÉGIMEN CONTRIBUTIVO Y SUBSIDIADO E ÍNDICE DE SOBREMORTALIDAD DEL RÉGIMEN SUBSIDIADO RESPECTO AL RÉGIMEN CONTRIBUTIVO - BOGOTÁ - 2001

Edad	Contributivo		Subsidiado		Sobremortalidad masculina		Relación de sobremortali	
	Hombres	Mujeres	Hombres	Mujeres	Contributivo	Subsidiado	Hombres s/c	Mujeres s/c
0 - 1 años	10,99	8,39	64,99	49,44	131	131,5	591,4	589,4
1 - 4 años	0,32	0,35	1,14	0,66	92,3	172,9	354,1	189
5 - 14 años	0,13	0,10	0,21	0,18	132,4	113,9	152,8	177,6
15 - 44 años	1,17	0,54	2,55	1,05	214,2	243,9	218,7	192
45 - 60 años	22,98	18,17	41,24	37,45	126,5	110,1	179,4	206,1
60 años y más	3,50	2,66	4,97	4,42	131,4	112,5	142,2	166,1

Para todos los grupos de edad se evidencia sobremortalidad de la población del régimen subsidiado con respecto al régimen contributivo, pero esta sobremortalidad es mayor en el grupo de menores de un año, con una mortalidad seis veces más alta en el régimen subsidiado en comparación con el régimen contributivo; le sigue la sobremortalidad en los hombres de 1 a 4 años y del grupo de 15 a 44 años y en las mujeres de los demás grupos de edad. La sobremortalidad más baja es la de los hombres del grupo de 5 a 14: se sitúa en 152,8 (ver tabla 14 y gráfico 13).

GRÁFICO 13

SOBREMORTALIDAD DEL RÉGIMEN SUBSIDIADO SOBRE EL RÉGIMEN CONTRIBUTIVO POR SEXO

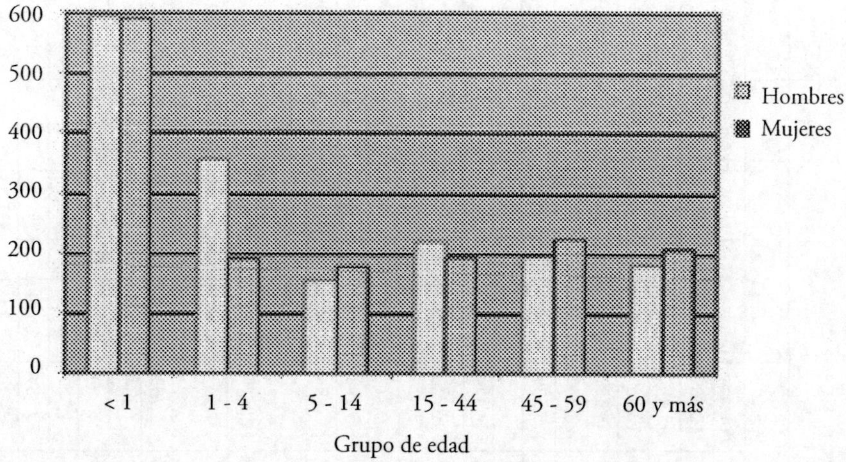

G. Mortalidad por causas, total Bogotá

En las páginas siguientes (tablas 15 a 21) se presentan las 20 primeras causas de mortalidad para el total de la población de Bogotá y para los seis grupos de edad; anotando para cada una de ellas el número de defunciones correspondiente, el número de orden, la tasa de mortalidad que representa y el porcentaje con relación a las demás causas para el mismo grupo de población. El total de causas para cada grupo se puede encontrar en los anexos 1 a 7.

Podemos observar que en general las diez primeras causas de muerte encontradas en este estudio para el total de la población de Bogotá y los seis grupos de edad analizados coinciden con las diez primeras causas de muerte reportadas por el DANE (tabla 3), con algunas pocas excepciones, que enunciaremos.

TABLA 15

TOTAL CAUSAS DE MUERTE EN BOGOTÁ - 2001

AGRUPACIÓN EN 103 CAUSAS

Causa de muerte	Hombres				Mujeres				Total			
	Defunc.	N. O.	Tasa	Porcent.	Defunc.	N. O.	Tasa	Porcent.	Defunc.	N. O.	Tasa	Porcent.
Enfermedades del corazón	1.620	2	52,97	12,10%	1.386	1	40,26	12,43%	3.006	1	46,24	12,25%
Enfermedades cerebrovasculares	734	3	24	5,48%	1.162	2	33,75	10,42%	1.896	2	29,16	7,73%
Agresiones	1.731	1	56,60	12,93%	156	22	4,53	1,40%	1.887	3	29,03	7,69%
Otras enfermedades del corazón	507	7	16,58	3,79%	681	3	19,78	6,11%	1.188	4	18,27	4,84%
Enfermedades crónicas de las vías respiratorias inferiores	566	4	18,51	4,23%	506	5	14,70	4,54%	1.072	5	16,49	4,37%
Diabetes *mellitus*	435	10	14,22	3,25%	545	4	15,83	4,89%	980	6	15,07	3,99%
Ciertas afecciones originadas en el periodo perinatal	564	5	18,44	4,21%	380	10	11,04	3,41%	944	7	14,52	3,85%
Resto de enfermedades del sistema digestivo	445	9	14,55	3,32%	441	6	12,81	3,96%	886	8	13,63	3,61%
Neumonía	448	8	14,65	3,35%	387	9	11,24	3,47%	835	9	12,84	3,40%
Resto de tumores malignos	384	13	12,56	2,87%	412	7	11,97	3,70%	796	10	12,24	3,24%
Accidentes de transporte	563	6	18,41	4,21%	187	18	5,43	1,68%	750	11	11,54	3,06%
Tumor maligno del estómago	427	11	13,96	3,19%	295	12	8,57	2,65%	722	12	11,11	2,94%
Enfermedades hipertensivas	253	18	8,27	1,89%	403	8	11,71	3,61%	656	13	10,09	2,67%
Todas las demás causas externas	401	12	13,11	3%	152	23	4,42	1,36%	553	14	8,51	2,25%
Síntomas, signos y hallazgos anormales clínicos y de laboratorio no identificados	335	15	10,95	2,50%	168	19	5,32	1,64%	518	15	7,97	2,11%
Malformaciones congénitas, deformidades y anomalías cromosómicas	259	17	8,47	1,93%	230	13	6,68	2,06%	489	16	7,52	1,99%
Resto de enfermedades del sistema genitourinario	240	19	7,85	1,79%	229	14	6,65	2,05%	469	17	7,21	1,91%
Resto de enfermedades del sistema respiratorio	194	22	6,34	1,45%	213	16	6,19	1,91%	407	18	6,26	1,66%
Enfermedad por virus de inmunodeficiencia humana (VIH)	338	14	11,05	2,52%	44	42	1,28	0,39%	382	19	5,88	1,56%
Resto de enfermedades del sistema circulatorio	210	21	6,87	1,57%	161	20	4,68	1,44%	371	20	5,71	1,51%
Subtotal	10.654			79,58%	8.153			73,13%	18.807			76,65%
Total general	13.338		437,73		11.148		323,83		24.536		377,41	100%

Tasa por 100.000

TABLA 16

CAUSAS DE MUERTE EN MENORES DE 1 AÑO. BOGOTÁ - 2001

AGRUPACIÓN EN 103 CAUSAS

Causa de muerte	Hombres				Mujeres				Total			
	Defunc.	N. O.	Tasa	Porcent.	Defunc.	N. O.	Tasa	Porcent.	Defunc.	N. O.	Tasa	Porcent.
Ciertas afecciones originadas en el periodo perinatal	561	1	765,3	48,95	380	1	529,6	45,51	941	1	648,8	47,50%
Malformaciones congénitas, deformidades y anomalías cromosómicas	226	2	308,3	19,72	198	2	276	23,71	424	2	292,3	21,40%
Neumonía	112	3	152,8	9,77	72	3	100,4	8,62	184	3	126,9	9,29%
Síntomas, signos y hallazgos anormales clínicos y de laboratorio no identificados	41	4	55,93	3,58	31	4	43,21	3,71	72	4	49,6	3,63%
Todas las demás causas externas	33	5	45,02	2,88	27	5	37,63	3,23	60	5	41,4	3,03%
Resto de enfermedades del sistema respiratorio	20	7	27,29	1,75	23	6	32,06	2,75	43	6	29,6	2,17%
Diarrea y gastroenteritis de presunto origen infeccioso	20	6	27,29	1,75	18	7	25,09	2,16	38	7	26,2	1,92%
Resto de enfermedades del sistema nervioso	17	8	23,19	1,48	8	9	11,15	0,69	25	8	17,2	1,26%
Septicemia	11	11	15,01	0,96	13	8	18,12	1,56	24	9	16,5	1,21%
Otras infecciones agudas de las vías respiratorias inferiores	16	9	21,83	1,40	6	13	8,363	0,72	22	10	15,2	1,11%
Resto de enfermedades del sistema digestivo	13	10	17,74	1,13	8	10	11,15	0,96	21	11	14,5	1,06%
Meningitis	9	13	12,28	0,79	8	11	11,15	0,96	17	12	11,7	0,86%
Otras enfermedades del corazón	10	12	13,64	0,87	7	12	9,756	0,8417	13		11,7	0,86%
Desnutrición	8	15	10,91	0,70	4	14	5,575	0,48	12	14	8,3	0,61%
Resto de ciertas enfermedades infecciosas y parasitarias	8	16	10,91	0,70	4	15	5,575	0,48	12	15	8,3	0,61%
Resto de enfermedades del sistema genitourinario	9	14	12,28	0,79	3	16	4,181	0,36	12	16	8,3	0,61%
Tos ferina	4	18	5,457	0,35	3	17	4,181	0,36	7	17	4,8	0,35%
Enfermedades crónicas de las vías respiratorias inferiores	4	17	54,457	0,35	2	19	2,788	0,24	6	18	4,1	0,30%
Otras enfermedades infecciosas intestinales	3	19	4,093	0,26	2	20	2,788	024	5	19	3,4	025%
Enfermedades cerebrovasculares	1	29	1,364	0,09	3	18	4,181	0,36	4	20	2,8	0,20%
Subtotal	1.126			98,25	820			98,20	1.946			98,23%
Total general	1.146		1.563		835		1.164		1.981		1.365,8	100%

Tasa por 100.000

TABLA 17

CAUSAS DE MUERTE DE 1 A 4 AÑOS. BOGOTÁ - 2001

AGRUPACIÓN EN 103 CAUSAS

Causa de muerte	Hombres				Mujeres				Total			
	Defunc.	N. o.	Tasa	Porcent.	Defunc.	N. o.	Tasa	Porcent.	Defunc.	N. o.	Tasa	Porcent.
Neumonía	21	1	7,6	12%	19	1	7	12,93%	40	1	7,3	12,42%
Malformaciones congénitas, deformidades y anomalías cromosómicas	15	3	5,4	8,57%	19	2	7	12,93%	34	2	6,2	10,56%
Todas las demás causas externas	21	2	7,6	12%	12	4	4,4	8,16%	33	3	6	10,25%
Síntomas, signos y hallazgos anormales clínicos y de laboratorio no clasificados	11	5	4	6,29%	17	3	6,3	11,56%	28	4	5,1	8,70%
Accidentes de transporte	11	4	4	6,29%	7	6	2,6	4,76%	18	5	3,3	5,59%
Diarrea y gastroenteritis de presunto origen infeccioso	7	6	2,5	4%	7	7	2,6	4,76%	14	6	2,6	4,35%
Resto de enfermedades del sistema nervioso	7	7	2,5	4%	7	8	2,6	4,76%	14	7	2,6	4,35%
Resto de enfermedadeas del sistema respiratorio	3	22	1,1	1,71%	9	5	3,3	6,12%	12	8	2,2	3,73%
Ahogamiento y sumersión accidentales	6	8	2,2	3,43%	6	9	2,2	4,08%	12	9	2,2	3,73%
Leucemia	6	9	2,2	3,43%	4	11	1,5	2,72%	10	10	1,8	3,11%
Resto de enfermedades del sistema digestivo	5	11	1,8	2,86%	4	12	1,5	2,72%	9	11	1,6	2,80%
Desnutrición	3	18	1,1	1,71%	5	10	1,8	3,40%	8	12	1,5	2,48%
Otras enfermedades del corazón	3	19	1,1	1,71%	4	13	1,5	2,72%	7	13	1,3	2,17%
Resto de tumores malignos	4	15	1,5	2,29%	3	14	1,1	2,04%	7	14	1,3	2,17%
Tumor maligno de la meninges, del encéfalo y de otras partes del sistema nervioso	5	12	1,8	2,86%	2	16	0,7	1,36%	7	15	1,3	2,17%
Agresiones	3	16	1,1	1,71%	3	15	1,1	2,04%	6	16	1,1	1,86%
Resto de ciertas enfermedades infecciosas y parasitarias	3	20	1,1	1,71%	2	17	0,7	1,36%	5	17	0,9	1,55%
Resto de enfermedades del sistema genitourinario	3	21	1,1	1,71%	2	18	0,7	1,36%	5	18	0,9	1,55%
Septicemia	3	23	1,1	1,71%	2	19	0,7	1,36%	5	19	0,9	1,55%
Caídas	5	10	1,8	2,86%					5	20	0,9	1,55%
Subtotal	145			82,86%	134			91,16%	276			86,65%
Total general	175		63,6		147		54,4		322		59	100%

Tasa por 100.000

TABLA 18

CAUSAS DE MUERTE DE 5 A 14 AÑOS. BOGOTÁ - 2001

AGRUPACIÓN EN 103 CAUSAS

Causa de muerte	Hombres				Mujeres				Total			
	Defunc.	N. O.	Tasa	Porcent.	Defunc.	N. O.	Tasa	Porcent.	Defunc.	N. O.	Tasa	Porcent.
Accidentes de transporte	34	1	5,8	20,61%	13	2	2,2	11,40%	47	1	4	16,85%
Leucemia	17	2	2,9	10,30%	14	1	2,4	12,28%	31	2	2,7	11,11%
Agresiones	15	3	2,6	9,09%	8	3	1,4	7,02%	23	3	2	8,24%
Malformaciones congénitas, deformidades y anomalías cromosómicas	12	4	2,1	7,27%	7	5	1,2	6,14%	19	4	1,6	6,81%
Todas las demás causas externas	10	6	1,7	6,06%	8	4	1,4	7,02%	18	5	1,5	6,45%
Resto de enfermedades del sistema nervioso	12	5	2,1	7,27%	4	10	0,7	3,51%	16	6	1,4	5,73%
Resto de tumores malignos	8	8	1,4	4,85%	5	8	0,9	4,39%	13	7	1,1	4,66%
Neumonía	9	7	1,5	5,45%	4	11	0,7	3,51%	13	8	1,1	4,66%
Resto de enfermedades del sistema digestivo	3	15	0,5	1,82%	6	6	1	5,26%	9	9	0,8	3,23%
Tumor maligno de la meninges, del encéfalo y de otras partes del sistema nervioso	3	17	0,5	1,82%	6	7	1	5,26%	9	10	0,8	3,23%
Síntomas, signos y hallazgos anormales clínicos y de laboratorio no clasificados	3	16	0,5	1,82%	5	9	0,9	4,39%	8	11	0,7	2,87%
Otras enfermedades del corazón	4	11	0,7	2,42%	3	13	0,5	2,63%	7	12	0,6	2,51%
Enfermedades cerebrovasculares	2	19	0,3	1,21%	4	12	0,7	3,51%	6	13	0,5	2,15%
Enfermedades del sistema osteomuscular y del tejido conjuntivo	2	21	0,3	1,21%	3	14	0,5	2,63%	5	15	0,4	1,79%
Caídas	4	10	0,7	2,42%	1	20	0,2	0,88%	5	16	0,4	1,79%
Resto de enfermedadeas del sistema respiratorio	4	12	0,7	2,42%	1	21	0,2	0,88%	5	17	0,4	1,79%
Resto de tumores	1	26	0,2	0,61%	3	15	0,5	2,63%	4	18	0,3	1,43%
Desnutrición	2	18	0,3	1,21%	2	16	0,3	1,75%	4	19	0,3	1,43%
Resto de enfermedades del sistema genitourinario	1	25	0,2	0,61%	2	17	0,3	1,75%	3	20	0,3	1,08%
Subtotal	151			91,52%	100			87,72%	251			89,96%
Total general	165		28,3		114		19,6		279		24	100%

Tasa por 100.000

TABLA 19

CAUSAS DE MUERTE DE 15 A 44 AÑOS. BOGOTÁ - 2001

AGRUPACIÓN EN 103 CAUSAS

Causa de muerte	Hombres				Mujeres				Total			
	Defunc.	N. O.	Tasa	Porcent.	Defunc.	N. O.	Tasa	Porcent.	Defunc.	N. O.	Tasa	Porcent.
Agresiones	1.505	1	96,4	44,21%	105	1	5,8	8,12%	1.610	1	47,8	34,28%
Accidentes de transporte	320	2	20,5	9,40%	80	2	4,4	6,19%	400	2	11,9	8,52%
Enfermedades por virus de inmunodeficiencia humana (VIH)	255	3	16,3	7,49%	36	14	2	2,78%	291	3	8,6	6,20%
Todas las demás causas externas	255	4	14,4	6,61%	40	12	2,2	3,09%	265	4	7,9	5,64%
Lesiones autoinfligidas intencionalmente	167	5	10,7	4,91%	48	9	2,7	3,71%	215	5	6,4	4,58%
Síntomas, signos y hallazgos anormales clínicos y de laboratorio no clasificados	128	6	8,2	3,76%	49	8	2,7	3,79%	177	6	5,3	3,77%
Resto de tumores malignos	70	7	4,5	2,06%	60	5	3,3	4,64%	130	7	3,9	2,77%
Enfermedades cerebrovasculares	46	11	2,9	1,35%	65	3	3,6	5,03%	111	8	3,3	2,36%
Resto de enfermedades del sistema nervioso	48	10	3,1	1,41%	44	10	2,4	3,40%	92	9	2,7	1,96%
Enfermedades isquémicas del corazón	57	8	3,7	1,67%	30	20	1,7	2,32%	87	10	2,6	1,85%
Resto de enfermedades del sistema digestivo	44	12	2,8	1,29%	40	13	2,2	3,09%	84	11	2,5	1,79%
Leucemia	39	13	2,5	1,15%	36	15	2	2,78%	75	12	2,2	1,60%
Otras enfermedades del corazón	37	14	2,4	1,09%	31	19	1,7	2,40%	68	13	2	1,45%
Neumonía	31	16	2	0,91%	36	16	2	2,78%	67	14	2	1,43%
Tumor maligno del estómago	36	15	2,3	1,06%	30	21	1,7	2,32%	66	15	2	1,41%
Otras muertes obstétricas directas					61	4	304	4,72%	61	16	1,8	1,30%
Caídas	55	9	3,5	1,62%	6	38	0,3	0,46%	61	17	1,8	1,30%
Diabetes *mellitus*	27	18	1,7	0,79%	32	17	1,8	2,47%	59	18	1,8	1,26%
Enfermedades del sistema osteomuscular y del tejido conjuntivo	14	23	0,9	0,41%	44	11	2,4	3,40%	58	19	1,7	1,23%
Resto de enfermedades del sistema genitourinario	20	20	1,3	0,59%	32	18	1,8	2,47%	52	20	1,5	1,11%
Subtotal	3.124			91,77%	905			69,99%	4.029			85,78%
Total general	3.404		218		1.293		71,7		4.697		139,6	100%

Tasa por 100.000

TABLA 20

CAUSAS DE MUERTE DE 45 A 59 AÑOS. BOGOTÁ - 2001

AGRUPACIÓN EN 103 CAUSAS

Causa de muerte	Hombres				Mujeres				Total			
	Defunc.	N. O.	Tasa	Porcent.	Defunc.	N. O.	Tasa	Porcent.	Defunc.	N. O.	Tasa	Porcent.
Enfermedades isquémicas del corazón	280	1	73,3	14,99%	109	3	23,9	7,39%	389	1	46,4	11,64%
Enfermedades cerebrovasculares	113	3	29,6	6,05%	175	1	38,4	11,86%	288	2	34,4	8,62%
Agresiones	175	2	45,8	9,37%	27	16	5,9	1,83%	202	3	24,1	6,04%
Resto de tumores malignos	83	6	21,7	4,44%	83	6	18,2	5,63%	166	4	19,8	4,97%
Tumor maligno del estómago	104	4	27,2	5,57%	52	8	11,4	3,53%	156	5	18,6	4,67%
Otras enfermedades del corazón	54	11	14,1	2,89%	90	4	19,8	6,10%	144	6	17,2	4,31%
Diabetes *mellitus*	79	7	20,7	4,23%	59	7	13	4%	138	7	16,5	4,13%
Accidentes de transporte	93	5	24,3	4,98%	33	12	7,2	2,24%	126	8	15	3,77%
Tumor maligno de mama					122	2	26,8	8,27%	122	9	14,6	3,65%
Resto de enfermedades del sistema digestivo	60	10	15,7	3,21%	47	9	10,3	3,19%	107	10	12,8	3,20%
Síntomas, signos y hallazgos anormales clínicos y de laboratorio no clasificados	71	8	18,6	3,80%	27	17	5,9	1,83%	98	11	11,7	2,93%
Tumor maligno del cuello del útero					86	5	18,9	5,83%	86	12	10,3	2,57%
Enfermedades del hígado	49	12	12,8	2,62%	26	18	5,7	1,76%	75	13	9	2,24%
Enfermedades por virus de inmunodeficiencia humana (VIH)	69	9	18,1	3,69%	6	38	1,3	0,41%	75	14	9	2,24%
Tumor maligno del colon, del recto y del ano	34	18	8,9	1,82%	40	11	8,8	2,71%	74	15	8,8	2,21%
Resto de enfermedades del sistema circulatorio	42	14	11	2,25%	29	14	6,4	1,97%	71	16	8,5	2,12%
Tumor maligno de la tráquea, de los bronquios y del pulmón	34	17	8,9	1,82%	29	15	6,4	1,97%	63	17	7,5	1,88%
Neumonía	37	16	9,7	1,98%	21	23	4,6	1,42%	58	18	6,9	1,73%
Enfermedades hipertensivas	32	19	8,4	1,71%	25	19	5,5	1,69%	57	19	6,8	1,71%
Todas las demás causas externas	46	13	12	2,46%	9	33	2	0,61%	55	20	6,6	1,65%
Subtotal	1.55			77,89%	1.095			74,24%	2.550			76,28%
Total general	1.868		488,9		1.475		323,9		3.343		399,2	100%

Tasa por 100.000

TABLA 21

CAUSAS DE MUERTE EN MAYORES DE 60 AÑOS. BOGOTÁ - 2001

AGRUPACIÓN EN 103 CAUSAS

Causa de muerte	Hombres				Mujeres				Total			
	Defunc.	N. o.	Tasa	Porcent.	Defunc.	N. o.	Tasa	Porcent.	Defunc.	N. o.	Tasa	Porcent.
Enfermedades isquémicas del corazón	1.281	1	696,2	19,32%	1.247	1	481,7	17,12%	2.528	1	570,8	18,17%
Enfermedades cerebrovasculares	570	2	309,8	8,6%	915	2	353,4	12,56%	1.485	2	335,3	10,67%
Enfermedades crónicas de las vías respiratorias inferiores	532	3	289,1	8,02%	473	4	182,7	6,49%	1.005	3	226,9	7,22%
Otras enfermedades del corazón	399	4	216,9	6,02%	546	3	210,9	7,50%	945	4	213,4	6,79%
Diabetes *mellitus*	329	5	178,8	4,96%	452	5	174,6	6,21%	781	5	176,3	5,61%
Resto de enfermedades del sistema digestivo	320	6	173,9	4,83%	336	7	129,8	4,61%	656	6	148,1	4,71%
Enfermedades hipertensivas	211	11	114,7	3,18%	369	6	142,5	5,07%	580	7	131	4,17%
Tumor maligno del estómago	287	7	156	4,33%	213	10	82,3	2,92%	500	8	112,9	3,59%
Resto de tumores malignos	217	10	117,9	3,27%	261	8	100,8	3,58%	478	9	107,9	3,44%
Neumonía	238	9	129,4	3,59%	235	9	90,8	3,23%	473	10	106,8	3,4%
Resto de enfermedades del sistema genitourinario	188	12	102,2	2,84%	159	11	61,4	2,18%	347	11	78,4	2,49%
Resto de enfermedades del sistema respiratorio	127	15	69	1,92%	147	13	56,8	2,02%	274	12	61,9	1,97%
Resto de enfermedades del sistema circulatorio	149	13	81	2,25%	124	15	47,9	1,70%	273	13	61,6	1,96%
Tumor maligno de la próstata	268	8	145,7	4,04%					268	14	60,5	1,93%
Tumor maligno de la tráquea, de los bronquios y del pulmón	140	14	76,1	2,11%	101	16	39	1,39%	241	15	54,4	1,73%
Tumor maligno del colon, del recto y del ano	84	18	45,7	1,27%	133	14	51,4	1,83%	217	16	49	1,56%
Enfermedades del hígado	113	16	61,4	1,7%	86	19	33,2	1,18%	199	17	44,9	1,43%
Accidentes de transporte	105	17	57,1	1,58%	53	28	20,5	0,73%	158	18	35,7	1,14%
Tumor maligno de mama	2	60	1,1	0,03%	151	12	58,3	2,07%	153	19	34,5	1,1%
Resto de enfermedades del sistema nervioso	74	20	40,2	1,12%	64	22	24,7	0,88%	138	20	31,2	0,99%
Subtotal	5.634			84,98%	6.065			83,26%	11.699			84,08%
Total general	6.630		3.603,3		7.284		2.813,6		13.914		3.141,7	100%

Tasa por 100.000

Las diferencias que se registran son: la presencia en el presente estudio de "síntomas, signos y hallazgos anormales clínicos y de laboratorio no clasificados en otra parte" dentro de las diez primeras causas de mortalidad en los grupos de edad de menores de un año y de 1 a 4 años, la cual no es registrada por el DANE; en su lugar se registra resto de enfermedades de sistema digestivo para los menores de un año y resto de tumores malignos para el segundo grupo.

En el grupo de 15 a 44 años el DANE encuentra como décima causa de muerte: "resto de enfermedades del sistema digestivo", causa que es registrada en el puesto 11 en el presente estudio. En el grupo de 5 a 14 años se registran en el puesto 9 otras enfermedades del corazón por parte del DANE, y en este estudio dicha patología ocupa el puesto 12 como causa de mortalidad, reemplazada por resto de enfermedades del sistema digestivo.

En general las tasas de mortalidad son levemente más bajas para todas las causas de muerte y todos los grupos de edad en el presente estudio con respecto a lo reportado por el DANE, lo cual es debido a que en este estudio no se tuvieron en cuenta las defunciones que, aunque ocurridas en Bogotá, correspondieron a población residente fuera de Bogotá, como ya se había expuesto anteriormente con relación a la tasa bruta de mortalidad.

H. Mortalidad por causas y por régimen de aseguramiento

Las 20 primeras causas de muerte coinciden en un 90% para el régimen subsidiado y el total de la población de Bogotá, y en un 85% entre el régimen contributivo y el régimen subsidiado; sin embargo, el número de orden que cada una de las causas ocupa y el nivel de la tasa de mortalidad muestran grandes diferencias, aun cuando la distribución porcentual por causa es similar para las tres poblaciones. Las enfermedades isquémicas del corazón y las enfermedades cerebro-vasculares son la primera y segunda causa de muerte respectivamente para los tres grupos analizados, pero el nivel de mortalidad para el régimen subsidiado es un 53% mayor que el nivel de mortalidad para el régimen contributivo en el caso de las enfermedades isquémicas del corazón. Las mujeres del régimen subsidiado tienen el doble de riesgo de morir por esta causa que las de régimen contributivo.

Las enfermedades cerebrovasculares representan una tasa de 24,42 para el régimen contributivo, mientras que para el régimen subsidiado una de 39,6, a expensas igualmente del grupo femenino. Igual fenómeno se observa con todas las demás causas de muerte, y aunque las tasas son menores el porcentaje en la diferencia entre las tasas del régimen contributivo y subsidiado es superior al 70% en todos los casos, excepto para los accidentes de transporte en donde la diferencia es del 9%.

Es importante resaltar la presencia del tumor de cuello uterino en el puesto 18 entre las causas de muerte para el régimen subsidiado, con una tasa de 8,1 por 100.000; mientras que para el régimen contributivo se encuentra en el puesto 35, con una tasa de apenas 2,32 por 100.000. La neumonía es la décima causa de muerte para el régimen contributivo, con una tasa de 9,81 por 100.000, y para el régimen subsidiado ocupa el puesto 7, pero la tasa se sitúa en el doble, con 19,6 por 100.000.

Las agresiones son la tercera causa de muerte para el régimen subsidiado y para el total de Bogotá, con una tasa de 39,6 por 100.000 para el régimen subsidiado, casi cuatro veces más alta que la registrada en el régimen contributivo, de 10,78 por 100.000, como octava causa de muerte; estas cifras se corresponden con lo encontrado en el estudio realizado en Medellín[32] donde se registra un mayor número de muertes violentas entre la población de menores recursos.

32 Ob. cit., p. 15.

TABLA 22

CAUSAS DE MUERTE EN TODAS LAS EDADES. RÉGIMEN CONTRIBUTIVO. BOGOTÁ - 2001
AGRUPACIÓN EN 103 CAUSAS

Causa de muerte	Hombres				Mujeres				Total			
	Defunc.	N. O.	Tasa	Porcent.	Defunc.	N. O.	Tasa	Porcent.	Defunc.	N. O.	Tasa	Porcent.
Enfermedades isquémicas del corazón	969	1	51,5	14,73%	678	1	31,7	11,935	1.467	1	41	13,44%
Enfermedades cerebrovasculares	411	2	21,8	6,25%	570	2	26,7	10,03%	981	2	24,42	8%
Otras enfermedades del corazón	292	5	15,5	4,44%	371	3	17,4	6,535	663	3	16,5	5,41%
Enfermedades crónicas de las vías respiratorias inferiores	316	4	16,8	4,8%	259	5	12,1	4,56%	575	4	14,31	4,69%
Diabetes *mellitus*	277	6	14,7	4,21%	281	4	13,2	4,95%	558	5	13,89	4,55%
Resto de enfermedades del sistema digestivo	261	7	13,9	3,97%	239	7	11,2	500%	6		12,45	4,08%
Resto de tumores malignos	227	6	12,1	3,45%	249	6	11,7	4,38%	476	7	11,85	3,88%
Agresiones	394	3	20,9	5,99%	39	35	1,8	0,69%	433	8	10,78	3,53%
Tumor maligno del estómago	254	8	13,5	3,86%	161	11	75	2,83%	415	9	10,33	3,39%
Neumonía	215	11	11,4	327%	179	10	8,4	3,15%	394	10	9,81	3,21%
Ciertas afecciones originadas en el periodo perinatal	224	10	11,9	3,41%	156	12	7,3	2,75%	380	11	9,46	3,1%
Enfermedades hipertensivas	125	17	6,6	1,9%	190	9	8,9	3,34%	315	12	7,84	2,57%
Accidentes de transporte	211	12	11,2	321%	65	26	3	1,14%	276	13	6,87	2,25%
Resto de enfermedades del sistema genitourinario	146	15	7,8	2,22%	129	13	6	2,27%	2,75	14	6,85	2,24%
Malformaciones congénitas, deformidades y anomalías cromosómicas	115	19	6,1	175%	106	16	5	1,87%	221	15	5,5	1,8%
Resto de enfermedades del sistema circulatorio	122	18	6,5	1,85%	89	19	4,2	1,57%	211	26	5,25	172%
Tumor maligno de mama					207	8	9,7	3,64%	207	17	5,15	1,69%
Resto de enfermedades del sistema respiratorio	100	23	5,3	1,52%	107	15	5	1,88%	207	18	5,15	1,69%
Tumor maligno del colon, del recto y del ano	89	26	4,7	1,35%	116	14	5,4	2,04%	205	1,9	5,1	1,67%
Tumor maligno de la tráquea, de los bronquios y del pulmón	112	20	6	1,7%	87	20	4,1	1,53%	199	20	4,95	1,62%
Subtotal	4.860			73,89%	4.278			75,29%	9.138			74,54%
Total general	6,577		349,6		5.682		266		12.259		305,17	100%

Tasa por 100.000

La enfermedad por virus de la inmunodeficiencia humana (VIH) es otra de las enfermedades que se encuentra entre las 20 primeras causas de muerte en el régimen subsidiado y no en el régimen contributivo. Esta enfermedad registra una tasa de 10,8 por 100.000 para el régimen subsidiado y de 4,13 por 100.000 para el régimen contributivo (puesto 25).

El tumor maligno de mama aparece entre las primeras 20 causas de muerte (puesto 17) en el régimen contributivo, y en el régimen subsidiado se registra en el puesto 21; pero a pesar de ello la tasa es más alta en el régimen subsidiado en 6,3 por 100.000, frente a la tasa de 5,15 por 100.000 registrada para el régimen contributivo.

En el caso de ciertas afecciones originadas en el periodo perinatal, la neumonía, los accidentes de transporte, tumor maligno del estómago y malformaciones congénitas, deformidades y anomalías cromosómicas, se evidencia una sobremortalidad masculina mayor para el régimen subsidiado.

Se observa mayor porcentaje de afectación del sexo femenino en el régimen subsidiado frente al régimen contributivo en las enfermedades isquémicas del corazón, otras enfermedades del corazón, las enfermedades cerebrovasculares, las enfermedades crónicas de las vías respiratorias inferiores, la diabetes *mellitus*, resto de enfermedades del sistema digestivo.

TABLA 23

CAUSAS DE MUERTE EN TODAS LAS EDADES. RÉGIMEN SUBSIDIADO. BOGOTÁ - 2001

AGRUPACIÓN EN 103 CAUSAS

Causa de muerte	Hombres				Mujeres				Total			
	Defunc.	N. O.	Tasa	Porcent.	Defunc.	N. O.	Tasa	Porcent.	Defunc.	N. O.	Tasa	Porcent.
Enfermedades isquémicas del corazón	369	1	63,3	12,7%	393	1	61,9	14%	762	1	62,2	13,4%
Enfermedades cerebrovasculares	163	3	28,7	5,8%	315	2	49,6	11,2%	482	2	39,6	8,5%
Agresiones	301	2	51,7	10,4%	28	24	4,4	1%	329	3	27	5,8%
Otras enfermedades del corazón	115	8	19,7	4%	180	3	28,4	6,4%	295	4	24,2	5,2%
Enfermedades crónicas de las vías respiratorias inferiores	133	5	22,8	4,6%	130	5	20,5	4,6%	263	5	21,6	4,6%
Ciertas afecciones originadas en el periodo perinatal	153	4	26,3	5,3%	100	9	15,8	3,6%	253	6	20,8	4,4%
Neumonía	133	6	22,8	4,6%	106	6	16,7	3,8%	239	7	19,6	4,2%
Diabetes *mellitus*	92	11	15,8	3,2%	140	4	22,1	5%	232	8	19,1	4,1%
Resto de enfermedades del sistema digestivo	89	12	15,3	3,1%	106	7	16,7	3,8%	195	9	16	3,4%
Resto de tumores malignos	94	10	16,1	32%	9,4	11	14,8	3,4%	188	10	15,4	3,3%
Tumor maligno del estómago	109	8	18,5	3,7%	73	13	11,5	2,6%	181	11	14,9	3,2%
Enfermedades hipertensivas	78	13	13,4	2,7%	102	8	16,1	3,6%	180	12	14,8	3,2%
Enfermedad por virus de inmunodeficiencia humana (VIH)	115	7	19,7	4%	16	37	2,5	0,6%	131	13	10,8	2,3%
Malformaciones congénitas, deformidades y anomalías cromosómicas	67	14	11,5	2,3%	57	16	9	2%	124	14	10,2	2,2%
Resto de enfermedades del sistema genitourinario	48	18	8,2	1,7%	65	14	10,2	2,35	113	15	9,3	2%
Resto de enfermedades del sistema respiratorio	47	19	8,1	1,6%	65	15	10,2	2,3%	112	16	9,2	2%
Resto de enfermedades del sistema nervioso	52	17	8,9	1,8%	50	17	7,9	1,85	102	17	8,4	1,8%
Tumor maligno del cuello del útero					99	10	15,6	3,5%	99	18	8,1	1,7%
Todas las demás causas externas	65	16	11,2	2,2%	31	21	4,9	1,1%	96	19	7,9	1,7%
Accidentes de transporte	65	15	11,2	2,2%	26	26	4,1	0,9%	91	20	7,5	1,6%
Subtotal	2.291			79,1%	2.176			77,6%	4.467			78,4%
Total general	2.896		497,2		2.804		441,9		5.700		468,4	100%

Tasa por 100.000

Se halla mayor porcentaje de afectación del sexo femenino en el régimen contributivo frente al régimen subsidiado en el caso de resto de enfermedades del sistema genitourinario, enfermedades hipertensivas, resto de enfermedades del sistema nervioso y para resto de tumores malignos. La participación porcentual por sexo para VIH es la misma para la población total de Bogotá y el régimen subsidiado, y levemente más alta para los hombres del régimen contributivo.

En general para la totalidad de las causas representadas por la tasa de mortalidad por régimen se encuentra una mayor diferencia en el sexo femenino entre los dos regímenes, mostrando una inequidad superior para el régimen subsidiado y, dentro de éste, para la población femenina.

La mortalidad por tuberculosis es baja para ambos regímenes, pero la tasa de mortalidad para esta enfermedad en el régimen subsidiado (1,6 x 100.000) es el doble de la observada en el régimen contributivo (0,75 x 100.000).

I. Nivel de mortalidad por grupos de edad y por régimen de aseguramiento

1. Menores de 1 año

En las tablas 24 y 25 se pueden observar las 20 primeras causas de mortalidad clasificadas por sexo y por régimen de aseguramiento para los menores de un año en Bogotá.

Al igual que para el total de Bogotá, las 20 primeras causas de muerte en los menores de un año son muy semejantes; coinciden para los dos regímenes de aseguramiento en un 80% y representan un porcentaje similar dentro del total de las muertes dentro del mismo régimen, excepto para la neumonía y el resto de enfermedades del sistema respiratorio que contribuyen con un porcentaje más alto en el régimen subsidiado que en el régimen contributivo. Sin embargo es importante resaltar las diferencias encontradas en el nivel de mortalidad ya que en general las tasas de mortalidad en el régimen subsidiado para este grupo de edad son más de cinco veces las encontradas para el régimen contributivo.

Las dos primeras causas de muerte, iguales para los dos regímenes, son: "Ciertas afecciones originadas en el periodo perinatal" y "malformaciones congénitas, deformidades y anomalías cromosómicas"; sin embargo su tasa es 5 y 4 veces más alta, respectivamente, en el régimen subsidiado con respecto al régimen contributivo.

TABLA 24

CAUSAS DE MUERTE EN MENORES DE 1 AÑO. RÉGIMEN CONTRIBUTIVO BOGOTÁ - 2001

AGRUPACIÓN EN 103 CAUSAS

Causa de muerte	Hombres				Mujeres				Total			
	Defunc.	N. O.	Tasa	Porcent.	Defunc.	N. O.	Tasa	Porcent.	Defunc.	N. O.	Tasa	Porcent.
Ciertas afecciones originadas en el periodo perinatal	224	1	582	52,96%	156	1	414,1	49,37%	380	1	498,9	51,42%
Malformaciones congénitas, deformidades y anomalías cromosómicas	101	2	262,4	23,88%	93	2	246,8	29,43%	194	2	54,7	26,25%
Neumonía	27	3	70,1	6385	18	3	47,8	5,75	45	3	59,1	6,09%
Otras infecciones agudas de las vías respiratorias inferiores	8	5	20,8	1,89%	5	6	13,3	1,58%	13	4	17,1	1,76%
Todas las demás causas externas	8	6	20,8	1,89%	5	7	13,3	1,58%	13	5	17,1	1,76%
Resto de enfermedades del sistema nervioso	9	4	23,4	2,13%	3	10	8	0,95%	12	6	15,8	1,62%
Resto de enfermedades del sistema respiratorio	4	9	10,4	0,95%	7	4	18,6	2,22%	11	7	14,4	1,49%
Septicemia	4	10	10,4	0,95%	6	5	15,9	1,9%	10	8	13,1	1,35%
Diarrea y gastroenteritis de presunto origen infeccioso	5	8	13	1,18%	5	8	13,3	1,58%	10	9	13,1	1,35%
Resto de enfermedades del sistema digestivo	7	7	18,2	1,65%	1	15	2,7	0,32%	8	10	10,5	1,08%
Meningitis	2	16	5,2	0,47%	4	9	10,6	1,27%	6	11	7,9	0,81%
Otras enfermedades del corazón	3	11	7,8	0,71%	3	11	8	0,95%	6	12	7,9	0,81%
Resto de enfermedades del sistema genitourinario	2	17	5,2	0,47%	2	12	5,3	0,63%	4	13	5,3	0,54%
Tos ferina	1	25	2,6	0,24%	2	13	5,3	0,63%	3	14	3,9	0,41%
Enfermedades crónicas de las vías respiratorias inferiores	2	15	5,2	0,47%	1	16	2,7	0,32%	3	15	3,9	0,41%
Resto de enfermedades infecciosas y parasitarias	3	12	7,8	0,71%					3	16	3,9	0,41%
Síntomas, signos y hallazgos anormales clínicos y de laboratorio no clasificados	3	13	7,8	0,71%					3	17	3,9	0,41%
Leucemia					2	14	5,3	0,63%	2	18	2,6	0,27%
Otras enfermedades infecciosas intestinales	1	21	2,6	0,24%	1	17	2,7	0,32%	2	19	2,6	0,27%
Anemias	2	14	5,2	0,47%					2	20	2,6	0,27%
Subtotal	416			98,35%	314			99,37%	730			98,78%
Total general	423		1.099		316		838,8		739		970,3	100%

Tasa por 100.000

TABLA 25

CAUSAS DE MUERTE EN MENORES DE 1 AÑO. RÉGIMEN SUBSIDIADO BOGOTÁ - 2001

AGRUPACIÓN EN 103 CAUSAS

Causa de muerte	Hombres				Mujeres				Total			
	Defunc.	N. O.	Tasa	Porcent.	Defunc.	N. O.	Tasa	Porcent.	Defunc.	N. O.	Tasa	Porcent.
Ciertas afecciones originadas en el periodo perinatal	152	1	3.011,7	43,64	100	1	2.158,9	43,67	252	1	2.603,6	45,24%
Malformaciones congénitas, deformidades y anomalías cromosómicas	57	2	1.129,4	17,38	47	2	1.014,7	20,52	104	2	1.074,5	18,67%
Neumonía	47	3	931,2	14,33	23	3	496,5	10,04	70	3	723,2	12,57%
Todas las demás causas externas	8	5	158,5	2,44	11	4	237,5	4,80	19	4	196,3	3,41%
Resto de enfermedades del sistema respiratorio	8	4	158,5	2,44	10	5	215,9	4,37	18	5	186	3,23%
Resto de enfermedades del sistema nervioso	6	6	118,9	1,83	5	6	107,9	2,18	11	6	113,6	1,97%
Síntomas, signos y hallazgos anormales clínicos y de laboratorio no clasificados	5	10	99,1	1,52	5	7	107,9	2,18	10	7	103,3	1,85
Diarrea y gastroenteritis de presunto origen infeccioso	5	7	99,1	1,52	4	8	86,4	1,75	9	8	93	1,62%
Resto de enfermedades infecciosas y parasitarias	5	8	99,1	1,52	4	9	86,4	1,75	9	9	93	1,62%
Resto de enfermedades del sistema digestivo	5	9	99,1	1,52	4	10	86,4	1,75	9	10	93	1,62%
Desnutrición	4	11	79,3	1,22	2	11	43,2	0,87	6	11	62	1,08%
Septicemia	4	14	79,3	1,22	2	12	43,2	0,87	6	12	62	1,08%
Otras enfermedades del corazón	4	12	79,3	1,22	1	14	21,6	0,44	5	13	51,7	0,9%
Otras infecciones agudas de las vías respiratorias inferiores	4	13	79,3	1,22	1	15	21,6	0,44	5	14	51,7	0,9%
Meningitis	3	15	59,4	0,91	1	16	21,6	0,44	4	15	41,3	0,72%
Tos ferina	3	16	59,4	0,91	1	17	21,6	0,44	4	16	41,3	0,72%
Enfermedades cerebrovasculares					2	13	43,2	0,87	2	17	20,7	0,36%
Resto de tumores	1	21	19,8	0,3	1	18	21,6	0,44	2	19	20,7	0,36%
Resto de enfermedades del sistema genitourinario	2	17	39,6	0,61					2	19	20,7	0,36%
Agresiones					1	19	21,6	0,44	1	20	10,3	0,18%
Subtotal	323			98,48	225			98,25	548			98,38%
Total general	328		6.498,9		229		4.943,9		557		5.754,7	100%

Tasa por 100.000

Para las causas de origen infeccioso y objeto de programas incluidos como prioritarios no sólo dentro del POS y el POS-S sino también dentro del plan de atención básica, las diferencias son más preocupantes. Así por ejemplo, la neumonía es la tercera causa de muerte de los menores de un año pertenecientes al régimen contributivo, con una tasa de 59,1 por 100.000, y es también la tercera causa de muerte en la población afiliada al régimen subsidiado, pero con una tasa de 723,2 por 100.000, es decir 12 veces la mortalidad por esta causa para los menores de un año afiliados al régimen contributivo. Las diarreas y gastroenteritis de origen infeccioso son la novena causa de muerte para el régimen contributivo y la octava para el régimen subsidiado, pero la diferencia en el nivel de mortalidad no es reflejo de la diferencia en el puesto que ocupan dentro de las causas de muerte ya que la tasa de mortalidad por diarrea para el grupo menor de un año del régimen contributivo es de 13,1 por 100.000, mientras que para el régimen subsidiado es siete veces mayor (93 por 100.000).

Llama además la atención el hecho de encontrar entre las 20 primeras causas de muerte para ambos regímenes patologías objeto de múltiples programas de prevención a través de la inmunización como son la tos ferina, con una tasa de 3,9 por 100.000 en el régimen contributivo y 41,3 por 100.000 en el régimen subsidiado, y la meningitis, con tasas de 7,9 y 41,3 por 100.000 para el régimen contributivo y subsidiado, respectivamente.

Observamos además, en el régimen subsidiado, la presencia de la desnutrición como undécima causa de muerte, con una tasa de 62 por 100.000, y las agresiones como una de las 20 primeras causas de muerte en menores de un año, lo cual puede dar un indicio de los niveles de violencia tan marcados entre la población de menores recursos.

En los gráficos 14 y 15 se observa el nivel de mortalidad por neumonía y diarrea, respectivamente, clasificados por régimen de aseguramiento.

Observamos que el riesgo de morir por neumonía para un menor de un año perteneciente al régimen subsidiado es 12 veces mayor que para un menor de un año perteneciente al régimen contributivo. La diferencia se reduce a la mitad en el grupo de edad de 1 a 4 años, y en los mayores de 60 años con niveles también mucho menores.

El riesgo de morir por diarrea para un menor de un año perteneciente al régimen subsidiado es seis veces mayor al riesgo que tiene un menor de un año perteneciente al régimen contributivo de morir por esta causa.

GRÁFICO 14
MORTALIDAD POR NEUMONÍA. BOGOTÁ - 2001

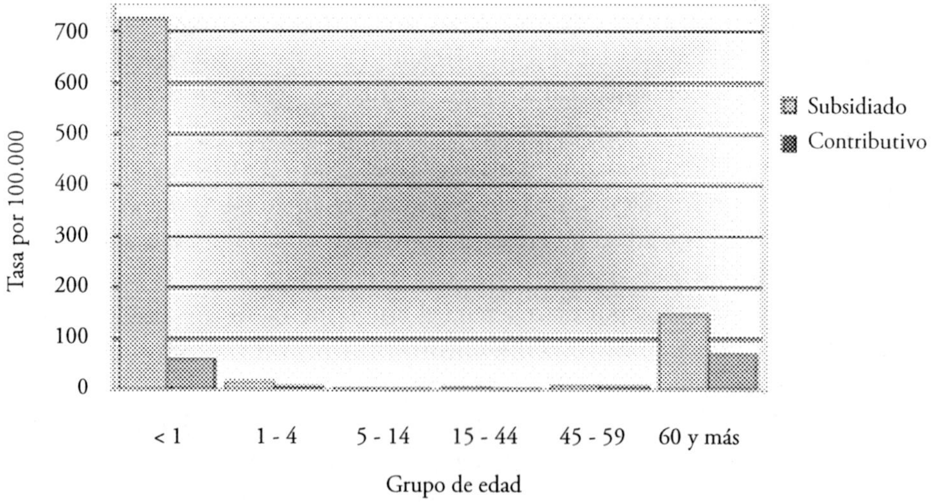

GRÁFICO 15
MORTALIDAD POR DIARREA Y OTRAS GASTROENTERITIS
DE ORIGEN INFECCIOSO. BOGOTÁ - 2001

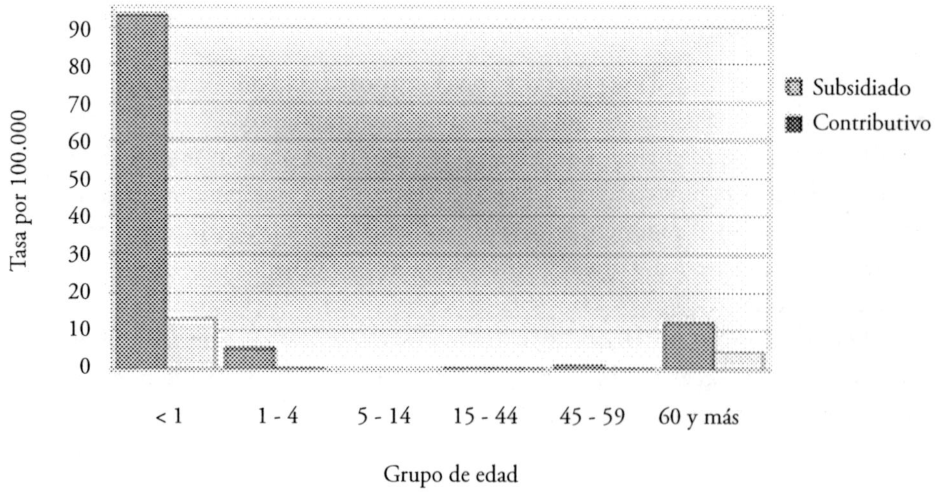

La diferencia en el riesgo de morir por diarrea es también significativamente alta para el grupo de 1 a 4 años, donde la mortalidad para el régimen contributivo es casi nula.

Para los mayores de 60 años existe una mayor diferencia en el riesgo de morir por diarrea de los afiliados al régimen subsidiado frente al régimen contributivo que en el riesgo de morir por neumonía.

2. Grupo de edad de 1 a 4 años

En las tablas 26 y 27 encontramos las 20 primeras causas de muerte del grupo de edad de 1 a 4 años en Bogotá, el número de defunciones por causa, la tasa de mortalidad y la distribución porcentual de éstas clasificada por sexo y régimen de aseguramiento.

Respecto de lo observado en el grupo de edad de menores de un año, las 20 primeras causas de muerte en este grupo de edad apenas coinciden en un 45%; enfermedades como la desnutrición, la diarrea de origen infeccioso, infecciones agudas de las vías respiratorias, afecciones originadas en el período perinatal, y otras mal definidas, se encuentran dentro de las principales causas del régimen subsidiado; y dentro del grupo perteneciente al régimen contributivo, y que no hacen parte de las 20 primeras causas de muerte en el régimen subsidiado, encontramos el linfoma no Hodgkin, ahogamiento y sumergimiento accidentales, enfermedades crónicas y otras enfermedades del sistema respiratorio, anemias, envenenamiento accidental y meningitis, entre otras.

Igual que en el grupo de edad de menores de un año, los niveles de mortalidad difieren entre los dos regímenes, siendo más altos en el régimen subsidiado que en el régimen contributivo, aunque no en proporciones tan altas como las encontradas en el grupo menor de un año.

TABLA 26

CAUSAS DE MUERTE EN 1 A 4 AÑOS. RÉGIMEN CONTRIBUTIVO. BOGOTÁ - 2001

AGRUPACIÓN EN 103 CAUSAS

Causa de muerte	Hombres				Mujeres				Total			
	Defunc.	N. o.	Tasa	Porcent.	Defunc.	N. o.	Tasa	Porcent.	Defunc.	N. o.	Tasa	Porcent.
Ciertas afecciones originadas en el periodo perinatal	10	1	6,38	21,28%	6	2	4,18	12%	16	1	5,52	16,49%
Neumonía	4	3	2,73	8,51%	10	1	6,96	20%	14	2	4,83	14,43%
Malformaciones congénitas, deformidades y anomalías cromosómicas	5	2	3,42	10,64%	3	4	2,09	6%	8	3	2,76	8,25%
Resto de enfermedades del sistema nervioso	3	4	2,05	6,38%	3	5	2,09	6%	6	4	2,07	6,19%
Leucemia	2	10	1,37	4,26%	3	6	2,09	6%	5	5	1,72	5,15%
Todas las demás causas externas	8	5	158,5	2,44%	11	4	237,5	4,80%	19	4	196,3	3,41%
Tumor maligno de las meninges, del encéfalo y de otras partes del sistema nervioso	3	5	2,05	6,38%	2	7	1,39	4%	5	6	1,72	5,15%
Resto de enfermedades del sistema respiratorio					4	3	2,79	8%	4	7	1,38	4,12%
Ahogamiento y sumersión accidentales	2	6	1,37	4,26%	2	8	1,39	4%	4	8	1,38	4,12%
Resto de tumores malignos	2	9	1,37	4,26%	2	9	1,39	4%	4	9	1,38	4,12%
Septicemia	1	22	0,68	2,13%	2	10	1,39	4%	3	10	1,03	3,09%
Otras enfermedades del corazón					2	11	1,39	4%	2	11	0,69	2,06%
Resto de enfermedades infecciosas y parasitarias					2	12	1,39	4%	2	12	0,69	2,06%
Síntomas, signos y hallazgos anormales clínicos y de laboratorio no clasificados en otra parte					2	13	1,39	4%	2	13	0,69	2,06%
Anemias	1	12	0,68	2,13%	1	14	0,7	2%	2	14	0,69	2,06%
Linfoma no Hodgkin	1	19	0,68	2,13%	1	15	0,7	2%	2	15	0,69	2,06%
Resto de enfermedades del sistema digestivo	2	7	1,37	4,26%					2	16	0,69	2,06%
Resto de enfermedades del sistema genitourinario	2	8	1,37	4,26%					2	17	0,69	2,06%
Enfermedades crónicas de las vías respiratorias inferiores					1	16	0,7	2%	1	18	0,34	1,03%
Envenenamiento accidental por exposición a sustancias nocivas					1	17	0,7	2%	1	19	0,34	1,03%
Meningitis					1	18	0,7	2%	1	20	0,34	1,03%
Subtotal	38			80,85%	48			96%			29,66	88,66%
Total general	47		32,12		50		34,82		97		33,46	100%

Tasa por 100.000

TABLA 27

CAUSAS DE MUERTE DE 1 A 4 AÑOS. RÉGIMEN SUBSIDIADO. BOGOTÁ - 2001

AGRUPACIÓN EN 103 CAUSAS

Causa de muerte	Hombres				Mujeres				Total			
	Defunc.	N. O.	Tasa	Porcent.	Defunc.	N. O.	Tasa	Porcent.	Defunc.	N. O.	Tasa	Porcent.
Neumonía	9	1	20,1	17,65%	4	2	9,1	13,79%	13	1	14,6	16,25%
Malformaciones congénitas, deformidades y anomalías cromosómicas	5	2	11,2	9,8%	5	1	11,3	17,24%	10	2	11,2	12,5%
Resto de enfermedades del sistema respiratorio	3	6	6,7	5,88%	3	4	6,8	10,34%	6	3	6,7	7,5%
Todas las demás causas externas	3	7	6,7	5,88%	3	5	6,8	10,34%	6	4	6,7	7,5%
Diarrea y gastroenteritis de presunto origen infeccioso	1	15	2,2	1,96%	4	3	9,1	13,79%	5	5	5,6	6,25%
Desnutrición	1	14	2,2	1,96%	3	6	6,8	10,34%	4	6	4,5	5%
Leucemia	3	3	6,7	5,88%	1	7	2,3	3,45%	4	7	4,5	5%
Resto de enfermedades del sistema digestivo	3	5	6,7	5,88%	1	8	2,3	3,45%	4	8	4,5	5%
Otras enfermedades del corazón	2	8	4,5	3,92%	1	9	2,3	3,45%	3	9	3,4	3,75%
Resto de tumores malignos	2	12	4,5	3,92%	1	10	2,3	3,45%	3	10	3,4	3,75%
Otras infecciones agudas de las vías respiratorias inferiores	3	4	6,7	5,88%					3	11	3,4	3,75%
Enfermedades del hígado	1	17	2,2	1,96%	1	11	2,3	3,45%	2	12	2,2	2,5%
Resto de enfermedades de la sangre y de los órganos hematopoyéticos	2	9	4,5	3,92%					2	13	2,2	2,5%
Resto de enfermedades del sistema nervioso	2	10	4,5	3,92%					2	14	2,2	2,5%
Resto de enfermedades endocrinas, nutricionales y metabólicas	2	11	4,5	3,92%					2	15	2,2	2,5%
Diabetes *mellitus*					1	12	2,3	3,45%	1	16	1,1	1,25%
Síntomas, signos y hallazgos anormales clínicos y de laboratorio no clasificados en otra parte					1	13	2,3	3,45%	1	17	1,1	1,25%
Ciertas afecciones originadas en el periodo perinatal	1	13	2,2	1,96%					1	18	1,1	1,25%
Enfermedades cerebrovasculares	1	16	2,2	1,96%					1	19	1,1	1,25%
Enfermedades isquémicas del corazón	1	18	2,2	1,96%					1	20	1,1	1,25%
Subtotal	45			88,24%	29			100%	74			92,5%
Total general	51		113,7		29		65,8		80		90	100%

Tasa por 100.000

La neumonía es la primera causa de muerte para ambos regímenes, pero la tasa de mortalidad para el régimen contributivo es de 5,52 por 100.000, mientras que para el régimen subsidiado es de 14,6 por 100.000: 2,64 veces el nivel de mortalidad del régimen contributivo. Esta proporción se mantiene de forma más o menos semejante para las demás causas de muerte coincidentes en los dos regímenes.

La diarrea de origen infeccioso y la desnutrición, que sólo aparecen como causa de muerte en este grupo de edad para el régimen subsidiado, registran una tasa de 5,6 por 100.000 y 4,6 por 100.000, respectivamente.

3. Grupo de edad de 5 a 14 años

Las 20 primeras causas de muerte clasificadas por sexo y régimen de aseguramiento se pueden observar en las tablas 28 y 29, al igual que el número de defunciones, el número de orden, la tasa y la distribución porcentual correspondiente a cada una de éstas.

A pesar de que los accidentes de transporte son la primera causa de muerte en este grupo de edad para el total de la población de Bogotá, con una tasa de 4 por 100.000, y representa el 16,85% del total de las muertes, observamos que aparece en el régimen contributivo en el puesto 9, con una tasa de 0,43 por 100.000, y en el régimen subsidiado en el puesto 12, con una tasa de 0,6 por 100.000. Lo anterior podría explicarse por el gran número de muertes por accidente de transporte en las cuales no se logró identificar el régimen de aseguramiento y que están incluidas en el total de Bogotá.

En este grupo de edad la primera causa de muerte para ambos regímenes es la leucemia, y la tasa de muerte es muy similar para ambos, ubicándose en 2,31 por 100.000 para el régimen contributivo y 2,8 por 100.000 para el régimen subsidiado. Las malformaciones congénitas, deformidades y anomalías cromosómicas se constituyen en la segunda causa, de muerte para ambos regímenes, con una diferencia en las tasas mayor que para la primera causa con una tasa de 1,30 por 100.000 para el régimen contributivo y de 2,0 por 100.000 para el régimen subsidiado.

La neumonía, aun cuando es la cuarta causa de muerte en el régimen contributivo y la sexta en el régimen subsidiado, muestra una tasa más alta en este último régimen, de 1,1 por 100.000 *versus* 0,86 por 100.000 en el régimen contributivo. También las muertes por agresiones muestran, como en la población total, una mayor frecuencia en el régimen subsidiado, con una tasa de 0,9 por 100.000 frente a la tasa de 0,29 por 100.000 del régimen contributivo.

TABLA 28

CAUSAS DE MUERTE DE 5 A 14 AÑOS. RÉGIMEN CONTRIBUTIVO. BOGOTÁ - 2001
AGRUPACIÓN EN 103 CAUSAS

Causa de muerte	Hombres				Mujeres				Total			
	Defunc.	N. O.	Tasa	Porcent.	Defunc.	N. O.	Tasa	Porcent.	Defunc.	N. O.	Tasa	Porcent.
Leucemia	9	1	2,58	19,15%	7	1	2,03	20%	16	1	2,31	19,51%
Malformaciones congénitas, deformidades y anomalías cromosómicas	7	2	20	14,89%	2	3	0,58	5,71%	8	3	1,3	10,98%
Resto de enfermedades del sistema nervioso	6	3	1,72	12,77%	2	4	0,58	5,715	8	3	1,15	9,76%
Neumonía	4	4	1,15	8,51%	2	5	0,58	5,71%	6	4	0,86	7,32%
Tumor maligno de las meninges, del encéfalo y de otras partes del sistema nervioso	2	9	0,57	4,26%	3	2	0,87	8,57%	5	5	0,72	6,1%
Resto de tumores malignos	2	8	0,57	4,26%	2	6	0,58	5,71%	4	6	0,58	4,88%
Resto de enfermedades del sistema digestivo	1	16	0,29	2,13%	2	7	0,58	5,71%	3	7	0,43	3,66%
Enfermedades cerebrovasculares	2	6	0,57	4,26%	1	10	0,29	2,86%	3	8	0,43	3,66%
Accidentes de transporte	3	5	0,68	3,68%					3	9	0,43	3,66%
Enfermedades del sistema osteomuscular y del tejido conjuntivo					2	8	0,58	5,71%	2	10	0,29	2,44%
Resto de ciertas enfermedades infecciosas y parasitarias					2	9	0,58	5,71%	2	11	0,29	2,44%
Agresiones	1	10	0,29	2,13%	1	11	0,29	2,86%	2	12	0,29	2,44%
Otras enfermedades del corazón	1	15	0,29	2,13%	1	12	0,29	2,86%	2	13	0,29	2,44%
Resto de tumores	1	17	0,29	2,13%	1	13	0,29	2,86%	2	14	0,29	2,44%
Síntomas, signos y hallazgos anormales clínicos y de laboratorio no clasificados en otra parte	1	18	0,29	2,13%	1	14	0,29	2,86%	2	15	0,29	2,44%
Todas las demás causas externas	1	19	0,29	2,13%	1	15	0,29	2,86%	2	16	0,29	2,44%
Resto de enfermedades del sistema respiratorio	2	7	0,57	4,26%					2	17	0,29	2,44%
Caídas					1	16	0,29	2,865	1	18	0,14	1,22%
Enfermedades hipertensivas					1	17	0,29	2,86%	1	19	0,14	1,22%
Otras infecciones agudas de las vías respiratorias inferiores					1	18	0,29	2,86%	1	20	0,14	1,22%
Subtotal	43			91,49%	32			94,29%	76			92,68%
Total general	47		13,45		35		10,16		82		11,82	100%

Tasa por 100.000

TABLA 29

CAUSAS DE MUERTE DE 5 A 14 AÑOS. RÉGIMEN SUBSIDIADO. BOGOTÁ - 2001

AGRUPACIÓN EN 103 CAUSAS

Causa de muerte	Hombres				Mujeres				Total			
	Defunc.	N. o.	Tasa	Porcent.	Defunc.	N. o.	Tasa	Porcent.	Defunc.	N. o.	Tasa	Porcent.
Leucemia	5	1	2,8	13,51%	5	1	2,9	16,13%	10	1	2,8	14,71%
Malformaciones congénitas, deformidades y anomalías cromosómicas	4	2	2,2	10,81%	3	2	1,7	9,68%	7	2	2	10,29%
Resto de tumores malignos	3	6	1,7	8,11%	3	3	1,7	9,68%	6	3	1,7	8,82%
Resto de enfermedades del sistema nervioso	4	3	2,2	10,81%	1	7	0,6	3,23%	5	4	1,4	7,35%
Resto de enfermedades del sistema digestivo	2	9	1,1	5,41%	2	4	1,2	6,45%	4	5	1,1	5,88%
Neumonía	3	4	1,7	8,11%	1	8	0,6	3,23%	4	6	1,1	5,88%
Otras enfermedades del corazón	3	5	1,7	8,11%	1	9	0,6	3,23%	4	7	1,1	5,88%
Tumor maligno de las meninges, del encéfalo y de otras partes del sistema nervioso	1	17	0,6	2,7%	2	5	1,2	6,45%	3	8	0,9	4,41%
Agresiones	2	7	1,1	5,41%	1	10	0,6	3,23%	3	9	0,9	4,41%
Desnutrición	2	8	1,1	5,41%	1	11	0,6	3,23%	3	10	0,9	4,41%
Enfermedades cerebrovasculares					2	6	1,2	6,45%	2	11	0,6	2,94%
Accidentes de transporte	1	10	0,6	2,7%	1	12	0,6	3,23%	2	12	0,6	2,94%
Enfermedades del sistema osteomuscular y del tejido conjuntivo	1	13	0,6	2,7%	1	13	0,6	3,23%	2	13	0,6	2,94%
Meningitis	1	15	0,6	2,7%	1	14	0,6	3,23%	2	14	0,6	2,94%
Diabetes *mellitus*					1	15	0,6	3,23%	1	15	0,3	1,47%
Enfermedades de la piel y del tejido subcutáneo					1	16	0,6	3,23%	1	16	0,3	1,47%
Fiebre reumática aguda y enfermedades cardíacas reumáticas crónicas					1	17	0,6	3,23%	1	17	0,3	1,47%
Resto de enfermedades del sistema genitourinario					1	18	0,6	3,23%	1	18	0,3	1,47%
Resto de enfermedades del sistema respiratorio					1	19	0,6	3,23%	1	19	0,3	1,47%
Resto de tumores					1	20	0,6	3,23%	1	20	0,3	1,47%
Subtotal	32			86,49%	31			100%	63			92,65%
Total general	37		20,6		31		18		68		19,3	100%

Tasa por 100.000

Las 20 primeras causas de muerte coinciden en un 70% y en general las tasas, al igual que en los otros grupos de edad ya vistos, son más altas en el régimen subsidiado que en el régimen contributivo. Observamos que entre las seis causas de muerte que aparecen en el régimen subsidiado y no aparecen en el régimen contributivo están la desnutrición, con una tasa de 0,9 por 100.000; las meningitis, con una tasa de 0,6 por 100.000; la diabetes *mellitus*, con una tasa de 0,3 por 100.000; enfermedades de la piel y el tejido subcutáneo, con una tasa de 0,3 por 100.000; la fiebre reumática aguda, con una tasa de 0,3 por 100.000, y resto de enfermedades del sistema genitourinario, con una tasa de 0,3 por 100.000.

4. Grupo de edad de 15 a 44 años

En este caso observamos (tablas 30 y 31) que las 20 primeras causas de muerte en los dos regímenes coinciden en un 85%. Repitiéndose como para todos los grupos de edad ya vistos la constante de un nivel más alto de mortalidad para todas las causas en el régimen subsidiado frente al régimen contributivo.

La diabetes *mellitus* se encuentra como causa de muerte en el régimen subsidiado con una tasa de 4,2 por 100.000, mientras que no aparece entre las 20 primeras causas de muerte en el régimen contributivo. Así mismo encontramos como octava causa de muerte en el régimen subsidiado el tumor de cuello uterino, con una tasa de 4,8 por 100.000, mientras que para el régimen contributivo esta causa de muerte se encuentra en el puesto 27, con una tasa de apenas 0,75 por 100.000: 6.4 veces menor que la del régimen subsidiado.

Las agresiones son la primera causa de muerte tanto para el régimen contributivo como para el régimen subsidiado, pero presentan en este último un nivel 2,9 veces más alto, con una tasa de mortalidad de 49,3 por 100.000 habitantes. Los accidentes de transporte, en cambio, presentan una tasa relativamente similar de 7,97 para el régimen subsidiado y 6,5 para el régimen contributivo.

TABLA 30

CAUSAS DE MUERTE DE 15 A 44 AÑOS. RÉGIMEN CONTRIBUTIVO. BOGOTÁ - 2001

AGRUPACIÓN EN 103 CAUSAS

Causa de muerte	Hombres				Mujeres				Total			
	Defunc.	N. O.	Tasa	Porcent.	Defunc.	N. O.	Tasa	Porcent.	Defunc.	N. O.	Tasa	Porcent.
Agresiones	314	1	33,9	29,07%	27	7	2,58	4,58%	341	1	16,48	20,93%
Accidentes de transporte	132	2	14,25	12,22%	28	5	2,59	4,75%	160	2	7,97	9,59%
Enfermedades por virus de inmunodeficiencia humana (VIH)	100	3	18	9,26%	14	16	1,29	2,38%	114	3	5,68	6,83%
Lesiones autoinfligidas intencionalmente	63	5	6,8	5,83%	13	18	1,2	2,21%	76	4	3,78	4,55%
Todas las demás causas externas	67	4	7,23	6,2%	9	26	0,83	1,53%	76	5	3,78	4,55%
Resto de tumores malignos	38	6	4,1	3,52%	37	1	3,42	6,28%	75	6	3,73	4,49%
Enfermedades cerebrovasculares	23	10	2,48	2,13%	37	2	3,42	6,28%	60	7	2,99	3,59%
Síntomas, signos y hallazgos anormales clínicos y de laboratorio no clasificados	35	7	3,78	3,24%	16	12	1,48	2,72%	51	8	2,54	3,06%
Enfermedades del sistema osteomuscular y del tejido conjuntivo	9	19	0,97	0,83%	34	3	3,14	5,77%	43	9	2,14	2,58%
Enfermedades isquémicas del corazón	30	9	3,24	2,78%	13	19	1,2	2,21%	43	10	2,14	2,58%
Resto de enfermedades del sistema digestivo	19	12	2,05	1,76%	20	8	1,85	3,40%	39	11	1,94	2,34%
Leucemia	17	14	1,84	1,57%	20	9	1,85	3,4%	37	12	1,84	2,22%
Otras enfermedades del corazón	21	11	2,27	1,94%	15	13	1,39	2,55%	36	13	1,79	2,16%
Tumor maligno del estómago	17	15	1,84	1,57%	18	10	1,66	3,06%	35	14	1,74	2,1%
Caídas	30	8	3,24	2,78%	3	35	0,28	0,51%	33	15	1,64	1,98%
Tumor maligno de mama					31	4	2,87	5,26%	31	16	1,54	1,86%
Tumor maligno de meninges, del encéfalo y de otras partes del sistema nervioso	18	13	1,94	1,67%	13	20	1,2	2,21%	31	17	1,54	1,86%
Otras muertes obstétricas directas					28	6	2,59	4,75%	28	18	1,39	1,68%
Resto de enfermedades del sistema genitourinario	11	18	1,19	1,02%	15	14	1,39	2,55%	26	19	1,29	1,56%
Neumonía	9	20	0,97	0,83%	14	17	1,29	2,38%	23	20	1,15	1,38%
Subtotal	953			88,24%	405			68,76%	1.358			81,37%
Total general	1.080		116,6		589		54,45		1.669		83,11	100%

Tasa por 100.000

TABLA 31

CAUSAS DE MUERTE DE 15 A 44 AÑOS. RÉGIMEN SUBSIDIADO. BOGOTÁ - 2001

AGRUPACIÓN EN 103 CAUSAS

Causa de muerte	Hombres				Mujeres				Total			
	Defunc.	N. O.	Tasa	Porcent.	Defunc.	N. O.	Tasa	Porcent.	Defunc.	N. O.	Tasa	Porcent.
Agresiones	260	1	98,5	38,63	20	3	6,6	6,29	280	1	49,3	28,25%
Enfermedades por virus de inmunodeficiencia humana (VIH)	95	2	36	14,12	12	10	3,9	3,77	107	2	18,8	10,8%
Resto de enfermedades del sistema nervioso	19	8	7,2	2,82	21	2	6,9	6,6	40	3	7	4,04%
Todas las demás causas externas	36	3	13,6	5,35	4	22	1,3	1,26	40	4	7	4,04%
Accidentes de transporte	31	4	11,7	4,61	6	19	2	1,89	37	5	6,5	3,73%
Resto de tumores malignos	21	5	8	3,12	14	8	4,6	4,4	35	6	6,2	3,53%
Leucemia	19	7	7,2	2,82	9	14	3	2,83	28	7	4,9	2,83%
Tumor maligno del cuello del útero					27	1	8,9	8,49	27	8	4,8	2,72%
Enfermedades cerebrovasculares	10	14	3,8	1,49	17	4	5,6	5,35	27	9	4,8	2,72%
Lesiones autoinfligidas intencionalmente	20	6	7,6	2,97	6	20	2	1,89	26	10	4,6	2,62%
Diabetes *mellitus*	9	15	3,4	1,34	15	6	4,9	4,72	24	11	4,2	2,42%
Resto de enfermedades del sistema digestivo	11	13	4,2	1,63	12	11	3,9	3,77	23	12	4	2,32%
Neumonía	11	12	4,2	1,63	11	12	3,6	3,46	22	13	2,9	2,22%
Resto de enfermedades del sistema genitourinario	6	20	2,3	0,89	14	9	4,6	4,4	20	14	3,5	2,02%
Enfermedades isquémicas del corazón	12	10	4,5	1,78	8	15	2,6	2,52	20	15	3,5	2,02%
Otras enfermedades del corazón	9	16	3,4	1,34	10	13	3,3	3,14	19	16	3,3	1,92%
Tumor maligno del estómago	12	11	4,5	1,78	7	16	2,3	2,2	19	17	3,3	1,92%
Síntomas, signos y hallazgos anormales clínicos y de laboratorio no clasificados	15	9	5,7	2,23	4	23	1,3	1,26	19	18	3,3	1,92%
Otras muertes obstétricas directas					17	5	5,6	5,35	17	19	3	1,72%
Tumor maligno de mama					15	7	4,9	4,72	15	20	2,6	1,51%
Subtotal	596			88,56	249			78,3	845			85,27%
Total general	673		255		318		104,6		991		174,5	100%

Tasa por 100.000

Los gráficos 16 y 17 muestran las diferencias en los niveles de mortalidad por agresiones y por VIH entre los dos regímenes de aseguramiento para este grupo de edad.

GRÁFICO 16

MORTALIDAD POR AGRESIONES EN BOGOTÁ - 2001

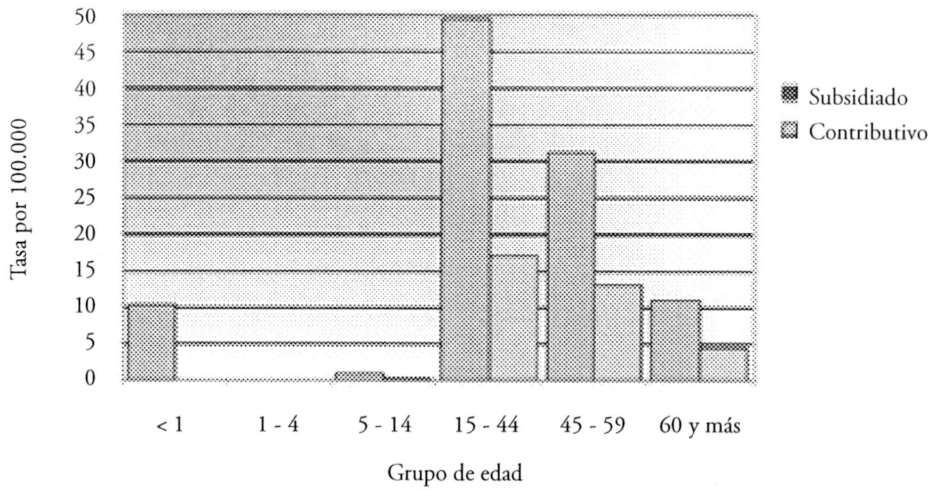

GRÁFICO 17

MORTALIDAD POR ENFERMEDAD POR VIH EN BOGOTÁ - 2001

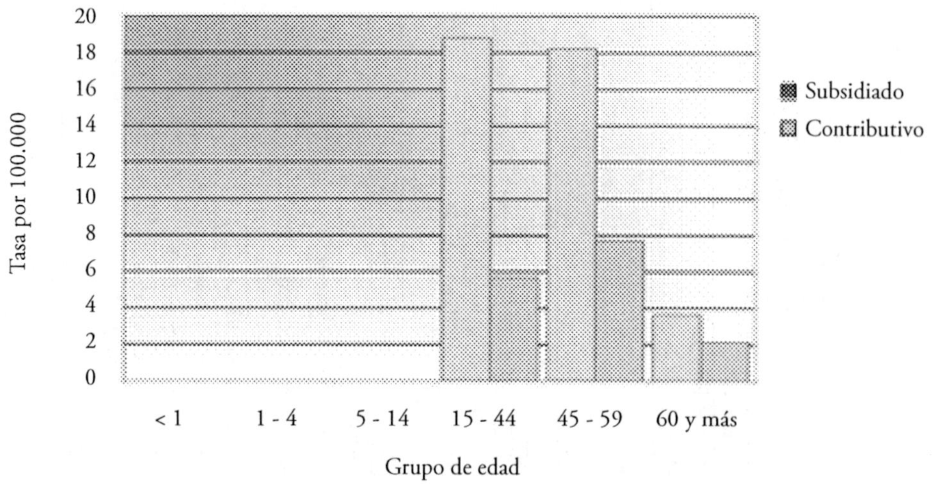

El riesgo de morir por agresiones para la población del régimen subsidiado es tres veces más alta en el grupo de 15 a 44 años y dos veces más alto en el grupo de 45 a 59 años.

Para el caso de la enfermedad por VIH el riesgo de morir por esta enfermedad es tres veces más alto para el régimen subsidiado en el grupo de 15 a 44 años y casi dos veces más alto en el grupo de 45 a 59 años.

Las causas de muerte encontradas en el régimen contributivo y que no hacen parte de las 20 primeras causas de muerte en el régimen subsidiado son: enfermedades del sistema osteomuscular y del tejido conjuntivo, caídas y tumor maligno de las meninges, del encéfalo y de otras partes del sistema nervioso central.

La neumonía sigue siendo, como en los otros grupos de edad, una causa importante de muerte en el régimen subsidiado, con una tasa de 3,9 por 100.000, mientras que en el régimen contributivo aparece en el puesto 20, con una tasa de 1,15 por 100.000: 3.4 veces menor.

5. Grupo de edad de 45 a 59 años

En este grupo de edad apreciamos que las tres causas de muerte que aparecen dentro de las 20 primeras causas de muerte y ocupan puestos diferentes a las 20 primeras causas en el régimen subsidiado muestran tasas más altas de mortalidad en el régimen subsidiado que en el régimen contributivo. Es el caso de la neumonía, con una tasa de 6,05 para el régimen contributivo, en el puesto 18, y de 7,8 por 100.000 en el régimen subsidiado, en el puesto 28; el resto de enfermedades del sistema circulatorio, con una tasa de 7,65 por 100.000 para el régimen contributivo, en el puesto 14, y una tasa de 8,6 por 100.000 para el régimen subsidiado, en el puesto 23; y el tumor maligno del ovario, con una tasa de 4,98 por 100.000 para el régimen contributivo, en el puesto 19, y una tasa de 5,2 por 100.000 para el régimen subsidiado en el puesto 31 (ver tablas 32 y 33).

El tumor maligno del cuello de útero se encuentra entre las 20 primeras causas de muerte para ambos regímenes, con una tasa de mortalidad de 32,9 por 100.000 para el régimen subsidiado y de 6,76 por 100.000 en el régimen contributivo.

TABLA 32

CAUSAS DE MUERTE EN 45 A 59 AÑOS. RÉGIMEN CONTRIBUTIVO. BOGOTÁ - 2001

AGRUPACIÓN EN 103 CAUSAS

Causa de muerte	Hombres				Mujeres				Total			
	Defunc.	N. o.	Tasa	Porcent.	Defunc.	N. o.	Tasa	Porcent.	Defunc.	N. o.	Tasa	Porcent.
Enfermedades isquémicas del corazón	169	1	68,69	17,49	57	3	18,03	6,83%	226	1	40,2	12,56%
Enfermedades cerebrovasculares	53	4	21,54	5,49%	88	1	27,83	10,55%	141	2	25,08	7,83%
Resto de tumores malignos	52	5	21,14	5,38%	47	5	14,86	5,64%	99	3	17,61	5,5%
Tumor maligno del estómago	62	3	25,2	6,42%	28	7	8,85	3,36%	90	4	16,01	5%
Otras enfermedades del corazón	27	11	10,97	2,8%	54	4	17,08	6,47%	81	5	14,41	4,5%
Tumor maligno de mama					78	2	24,67	9,35%	78	6	13,87	4,33%
Agresiones	66	2	26,83	6,83%	7	32	2,21	0,84%	73	7	12,98	4,06%
Diabetes *mellitus*	43	6	17,48	4,45%	26	11	8,22	3,12%	69	8	12,27	3,83%
Resto de enfermedades del sistema digestivo	28	9	11,38	2,9%	28	8	8,85	3,36%	56	9	9,96	3,11%
Accidentes de transporte	33	8	13,41	3,42%	18	14	5,69	2,16%	51	10	9,07	2,83%
Tumor maligno del colon, del recto y del ano	23	15	9,35	2,38%	27	10	8,54	3,24%	50	11	8,89	2,78%
Tumor maligno de la tráquea, de los bronquios y del pulmón	24	14	9,75	2,48%	22	12	6,96	2,64%	46	12	8,18	2,56%
Enfermedades del hígado	27	10	10,97	2,8%	18	15	5,69	2,16%	45	13	8	2,5%
Resto de enfermedades del sistema circulatorio	24	13	9,75	2,48%	19	13	6,01	2,28%	43	14	7,65	2,39%
Enfermedades por virus de inmunodeficiencia humana (VIH)	41	7	16,66	4,24%	2	43	0,63	0,24%	43	15	7,65	2,39%
Síntomas, signos y hallazgos anormales clínicos y de laboratorio no clasificados	26	12	10,57	2,69%	13	20	4,11	1,56%	39	16	6,94	2,17%
Tumor maligno del cuello del útero					38	6	12,02	4,56%	38	17	6,76	2,11%
Neumonía	19	17	7,72	1,97%	15	17	4,74	1,8%	34	18	6,05	1,89%
Tumor maligno del ovario			0		28	9	8,885	3,36%	28	19	4,98	1,56%
Resto de enfermedades del sistema nervioso	15	20	6,1	1,55%	13	21	4,11	1,56%	28	20	4,98	1,56%
Subtotal	732			75,78%	626			75,06%	1.358			75,44%
Total general	966		392,63		834		263,74		1.800		320,14	100%

Tasa por 100.000

TABLA 33

CAUSAS DE MUERTE EN 45 A 59 AÑOS. RÉGIMEN SUBSIDIADO. BOGOTÁ - 2001
AGRUPACIÓN EN 103 CAUSAS

Causa de muerte	Hombres				Mujeres				Total			
	Defunc.	N. O.	Tasa	Porcent.	Defunc.	N. O.	Tasa	Porcent.	Defunc.	N. O.	Tasa	Porcent.
Enfermedades isquémicas del corazón	61	10	101,8	14,63%	23	4	37,9	6,46%	84	1	72,6	10,87%
Enfermedades cerebrovasculares	26	4	43,4	6,24%	38	1	62,6	10,67%	64	2	55,3	8,28%
Resto de tumores malignos	23	5	38,4	5,52%	22	5	36,6	6,18%	45	3	38,9	5,82%
Tumor maligno del estómago	31	3	51,7	7,43%	13	9	21,4	3,65%	44	4	38,1	5,69%
Diabetes *mellitus*	19	6	31,7	4,56%	21	6	34,6	5,9%	40	5	34,6	5,17%
Tumor maligno del cuello del útero					38	2	62,6	10,67%	38	6	32,9	4,92%
Agresiones	31	2	51,7	7,43%	5	18	8,2	1,4%	36	7	31,1	4,66%
Otras enfermedades del corazón	12	11	20	2,88%	21	7	34,6	5,9%	33	8	28,5	4,27%
Tumor maligno de mama					31	3	51,1	8,71%	31	9	26,8	4,01%
Enfermedades hipertensivas	15	9	25	3,6%	14	8	23,1	3,93%	29	10	25,1	3,75%
Accidentes de transporte	16	8	26,7	3,84%	5	19	8,2	1,4%	21	11	18,2	2,72%
Enfermedades por virus de inmunodeficiencia humana (VIH)	18	7	30	4,32%	3	27	4,9	0,84%	21	12	18,2	2,72%
Resto de enfermedades del sistema digestivo	9	13	15	2,16%	9	10	14,8	2,53%	18	13	15,6	2,33%
Enfermedades del hígado	11	12	18,4	2,64%	6	15	9,9	1,69%	17	14	14,7	2,2%
Síntomas, signos y hallazgos anormales clínicos y de laboratorio no clasificados	13	10	21,7	3,12%	4	21	6,6	1,12%	17	15	14,7	2,2%
Resto de enfermedades del sistema genitourinario	7	18	11,7	1,68%	9	11	14,8	2,53%	16	16	13,8	2,07%
Tumor maligno del colon, del recto y del ano	6	22	10	1,44%	7	12	11,5	1,97%	13	17	11,2	1,68%
Resto de enfermedades del sistema nervioso	5	25	8,3	1,2%	7	13	11,5	1,97%	12	18	10,4	1,55%
Tumor maligno de la tráquea, de los bronquios y del pulmón	8	15	13,3	1,92%	4	22	6,6	1,12%	12	19	10,4	1,55%
Enfermedades crónicas de las vías respiratorias inferiores	4	26	6,7	0,96%	7	14	11,5	1,97%	11	20	9,5	1,42%
Subtotal	315			75,54%	287			80,62%	602			77,88%
Total general	417		695,6		356		586,6		773		668,5	100%

Tasa por 100.000

Las cuatro primeras causas de muerte coinciden para los dos regímenes de aseguramiento, siendo la primera causa las enfermedades isquémicas del corazón, la segunda las enfermedades cerebrovasculares, la tercera resto de tumores malignos y la cuarta tumor maligno del estómago; sin embargo, de nuevo los niveles de mortalidad son más altos en el régimen subsidiado que en el régimen contributivo, con una mortalidad cerca de dos veces mayor en cada caso.

El gráfico 18 muestra la diferencia en el nivel de mortalidad por tumor maligno de mama por régimen de aseguramiento.

GRÁFICO 18

MORTALIDAD POR TUMOR MALIGNO DE LA MAMA. BOGOTÁ - 2001

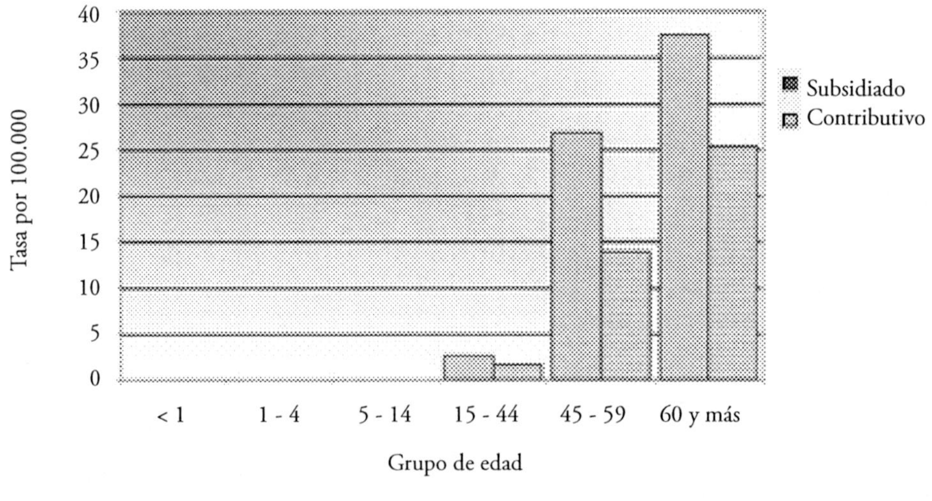

El riesgo de morir por tumor de mama es dos veces más alto para las mujeres del régimen subsidiado que para las mujeres del régimen contributivo, a cualquier edad. Contrario a lo encontrado en otros grupos de edad, en los que las diferencias en los niveles de mortalidad no son tan altas cuando la causa de muerte es accidente de transporte, pero aumentan cuando la muerte violenta ha sido por agresiones; para este grupo de edad el nivel de mortalidad por accidentes de transporte es 2,0 veces mayor en el régimen subsidiado, y el nivel de mortalidad por agresiones es 2,4 veces mayor en el mismo régimen.

Las enfermedades hipertensivas y las enfermedades crónicas de las vías respiratorias inferiores aparecen entre las 20 primeras causas de muerte en el régimen subsidiado, no así en el régimen contributivo. La tasa de mortalidad por estas causas es de 25,1 por 100.000 y 9,5 por 100.000, respectivamente, para el régimen subsidiado, y de 4,09 por 100.000 para ambas enfermedades en el régimen contributivo; 6,1 veces menor en el caso de las enfermedades hipertensivas y 2,3 veces menor en el caso de las enfermedades crónicas de las vías respiratorias inferiores.

El gráfico 19 muestra la diferencia en el nivel de mortalidad por cáncer de cuello uterino entre las mujeres afiliadas al régimen subsidiado y las mujeres afiliadas al régimen contributivo.

GRÁFICO 19
MORTALIDAD POR TUMOR DEL CUELLO DEL ÚTERO. BOGOTÁ - 2001

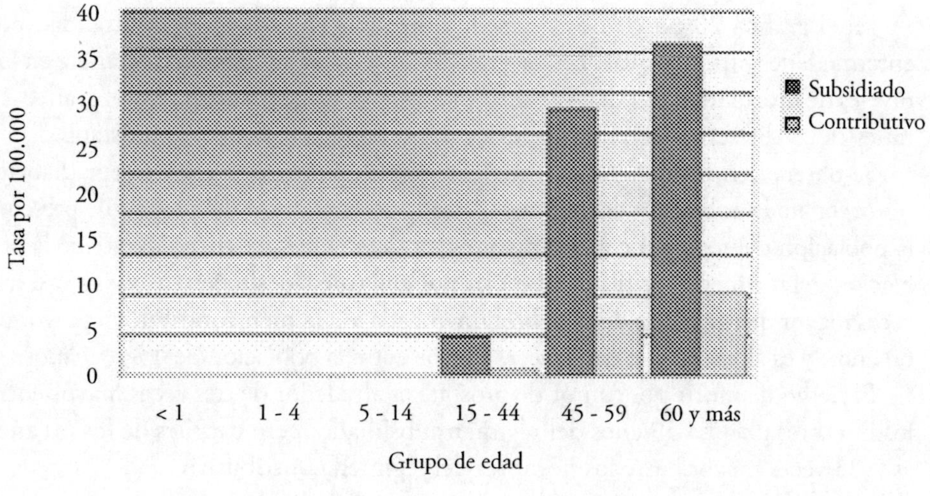

Vemos que el riesgo de morir por tumor maligno de cuello uterino es alrededor de cinco veces mayor para las mujeres del régimen subsidiado que para las mujeres afiliadas al régimen contributivo en los tres grupos de edad en los cuales se documenta mortalidad por esta causa.

6. Grupo de edad de mayores de 60 años

Para el grupo de edad de mayores de 60 años (tablas 34 y 35), las 20 primeras causas de muerte coinciden en un 90% y aquellas que no coinciden pertenecen de todas maneras al grupo de los tumores malignos. Mientras que para el régimen contributivo se identifican el tumor maligno de la mama y el tumor maligno del páncreas, para el régimen subsidiado se registran el tumor del cuello del útero y el tumor maligno del esófago.

Los niveles de mortalidad, aun cuando siguen siendo más altos en el régimen subsidiado que en el régimen contributivo, presentan diferencias relativamente menores (en términos de proporciones) que para los otros grupos de edad. Sigue presentando diferencias importantes, en el nivel de mortalidad, la mortalidad por tumor maligno de cuello uterino (cuatro veces mayor); para las demás patologías el nivel de mortalidad es en promedio dos veces más alto en el régimen subsidiado con respecto al régimen contributivo, excepto en el caso de la muerte por tumor maligno de próstata, que es el único caso en donde se encuentra un mayor nivel de mortalidad (49,4 por 100.000) del régimen contributivo frente al régimen subsidiado (38,6 por 100.000).

En el gráfico 20 puede observarse la diferencia en el nivel de mortalidad por enfermedades hipertensivas. En los gráficos 21 y 22 se advierte la diferencia en los niveles de mortalidad por diabetes *mellitus* y EPOC, respectivamente, y el gráfico 23 muestra las diferencias en los niveles de mortalidad por tumor de próstata.

Se observa en dichos gráficos que el riesgo de morir por EPOC o por diabetes *mellitus* para la población del régimen subsidiado es el doble del riesgo que presenta la población del régimen contributivo mayor de 45 años. El riesgo que tiene la población del régimen subsidiado de morir por enfermedades hipertensivas es casi tres veces mayor que el riesgo de la población afiliada al régimen contributivo mayor de 60 años, y es alrededor de cinco veces mayor entre la población de 45 a 59 años.

El riesgo de morir por tumor de próstata es alrededor de tres veces mayor entre los hombres de 45 a 59 años del régimen subsidiado, pero después de los 60 años es 0,25 veces mayor entre los hombres del régimen contributivo.

Como se pueden observar en las tablas ya enunciadas, las cinco primeras causas de muerte son las mismas para ambos regímenes.

TABLA 34

CAUSAS DE MUERTE EN MAYORES DE 60 AÑOS. RÉGIMEN CONTRIBUTIVO. BOGOTÁ - 2001

AGRUPACIÓN EN 103 CAUSAS

Causa de muerte	Hombres				Mujeres				Total			
	Defunc.	N. o.	Tasa	Porcent.	Defunc.	N. o.	Tasa	Porcent.	Defunc.	N. o.	Tasa	Porcent.
Enfermedades isquémicas del corazón	770	1	440,9	19,18%	608	1	286,3	15,76%	1.378	1	356,1	17,51%
Enfermedades cerebrovasculares	331	2	189,5	8,25%	444	2	209,1	11,51%	775	2	200,3	9,85%
Enfermedades crónicas de las vías respiratorias inferiores	301	3	172,3	7,5%	240	5	113	6,22%	541	3	139,8	6,87%
Otras enfermedades del corazón	240	4	137,4	5,98%	296	3	139,4	7,67%	536	4	138,5	6,81%
Diabetes *mellitus*	221	5	126,5	5,51%	246	4	115,8	6,38%	467	5	120,7	5,93%
Resto de enfermedades del sistema digestivo	204	6	116,8	5,08%	188	6	88,5	4,87%	392	6	101,3	4,98%
Resto de tumores malignos	132	10	75,6	3,29%	161	8	75,8	4,17%	293	7	75,7	3,72%
Tumor maligno del estómago	175	8	100,2	4,36%	115	10	54,2	2,98%	290	8	74,9	3,68%
Enfermedades hipertensivas	107	12	61,3	2,67%	176	7	82,9	4,56%	283	9	73,1	3,6%
Neumonía	146	9	83,6	3,64%	124	9	58,4	3,21%	270	10	69,8	3,43%
Resto de enfermedades del sistema genitourinario	123	11	70,4	3,06%	94	12	44,3	2,44%	217	11	56,1	2,76%
Tumor maligno de la próstata	191	7	109,4	4,76%					191	12	49,4	2,43%
Resto de enfermedades del sistema circulatorio	92	13	52,7	2,29%	67	15	31,5	1,74%	159	13	41,1	2,02%
Resto de enfermedades del sistema respiratorio	79	15	45,2	1,97%	76	14	35,8	1,97%	155	14	40,1	1,97%
Tumor maligno de la tráquea, de los bronquios y del pulmón	83	14	47,5	2,07%	61	16	58,7	1,58%	144	15	37,2	1,83%
Tumor maligno del colon, del recto y del ano	60	17	34,4	1,49%	77	13	36,6	2%	137	16	35,4	1,74%
Enfermedades del hígado	68	16	38,9	1,69%	57	17	26,4	1,48%	125	17	32,3	1,59%
Tumor maligno de mama					98	11	46,1	2,54%	98	18	25,3	1,24%
Resto de enfermedades del sistema nervioso	48	18	27,5	1,2%	38	22	17,9	0,98%	86	19	22,2	1,09%
Tumor maligno del páncreas	32	26	18,3	0,8%	48	19	22,6	1,24%	80	20	20,7	1,02%
Subtotal	3.403			84,78%	3.214			83,31%	6.617			84,06%
Total general	4.014		2.298,4		3.858		1.816,7		7.872		2.034,1	100%

Tasa por 100.000

TABLA 35

CAUSAS DE MUERTE EN MAYORES DE 60 AÑOS. RÉGIMEN SUBSIDIADO. BOGOTÁ - 2001

AGRUPACIÓN EN 103 CAUSAS

Causa de muerte	Hombres				Mujeres				Total			
	Defunc.	N. o.	Tasa	Porcent.	Defunc.	N. o.	Tasa	Porcent.	Defunc.	N. o.	Tasa	Porcent.
Enfermedades isquémicas del corazón	294	1	872,3	21,15%	362	1	736,3	19,66%	656	1	791,6	20,3%
Enfermedades cerebrovasculares	130	2	385,7	9,35%	256	2	520,7	13,91%	386	2	465,8	11,95%
Enfermedades crónicas de las vías respiratorias inferiores	128	3	379,8	9,21%	120	4	244,1	6,52%	248	3	299,3	7,68%
Otras enfermedades del corazón	85	4	252,2	6,12%	146	3	297	7,93%	231	4	278,8	7,15%
Diabetes *mellitus*	64	6	189,9	4,6%	102	5	207,5	5,54%	166	5	200,3	5,14%
Enfermedades hipertensivas	62	7	183,9	4,46%	85	6	172,9	4,62%	147	6	177,4	4,55%
Resto de enfermedades del sistema digestivo	59	8	175	4,24%	78	7	158,7	4,24%	137	7	165,3	4,24%
Neumonía	56	9	166,1	4,03%	65	8	132,2	3,53%	121	8	146	3,74%
Tumor maligno del estómago	65	5	192,8	4,68%	53	10	107,2	2,88%	118	9	142,4	3,65%
Resto de tumores malignos	44	10	130,5	3,17%	54	9	109,8	2,93%	98	10	118,3	3,03%
Resto de enfermedades del sistema genitourinario	33	11	97,9	2,37%	41	12	83,4	2,23%	74	11	89,3	2,29%
Resto de enfermedades del sistema respiratorio	25	15	74,2	1,8%	43	11	87,5	2,34%	68	12	82,1	2,1%
Tumor maligno de la tráquea, de los bronquios y del pulmón	30	13	89	2,16%	26	17	52,9	1,41%	56	13	67,6	1,73%
Resto de enfermedades del sistema circulatorio	26	14	77,1	1,87%	29	14	59	1,58%	55	14	66,4	1,7%
Enfermedades del hígado	20	16	59,3	1,44%	19	20	38,6	1,03%	39	15	47,1	1,21%
Tumor maligno del colon, del recto y del ano	10	23	29,7	0,72%	27	16	54,9	1,47%	37	16	44,6	1,15%
Tumor maligno del cuello del útero					34	13	69,2	1,85%	34	17	41	1,05%
Tumor maligno del esófago	20	17	59,3	1,44%	13	24	26,4	0,71%	33	18	39,8	1,02%
Resto de enfermedades del sistema nervioso	16	19	47,5	1,15%	16	21	32,5	0,87%	32	19	38,6	0,99%
Tumor maligno de la próstata	32	12	94,9	2,3%					32	20	38,6	0,99%
Subtotal	1.199			86,26%	1.569			85,23%	2.768			85,67%
Total general	1.390		4.124		1.841		3.744,6		3.231		3.898,9	100%

Tasa por 100.000

GRÁFICO 20

MORTALIDAD POR ENFERMEDADES HIPERTENSIVAS. BOGOTÁ - 2001

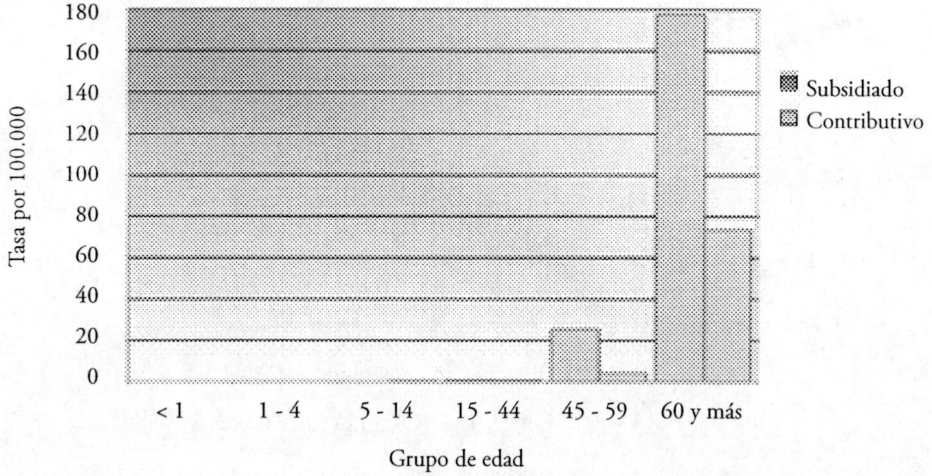

GRÁFICO 21

MORTALIDAD POR DIABETES MELLITUS. BOGOTÁ - 2001

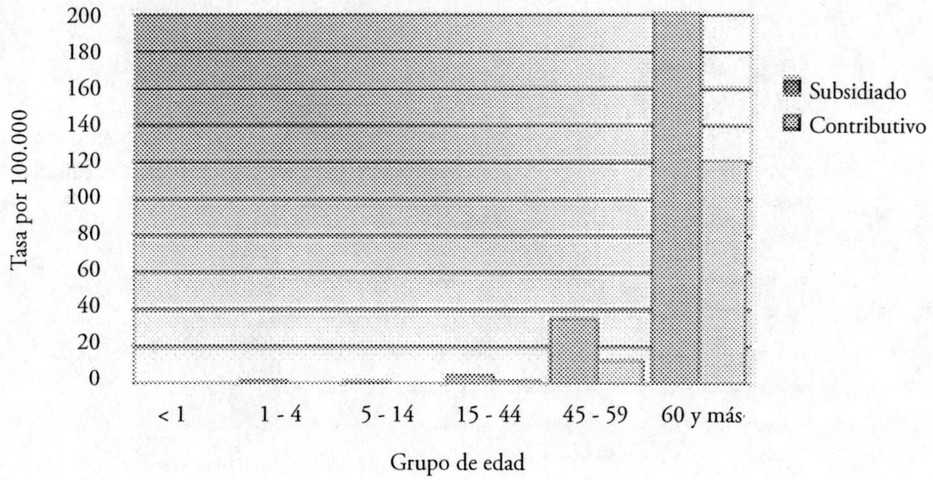

GRÁFICO 22

MORTALIDAD POR ENFERMEDADES CRÓNICAS DE LAS VÍAS RESPIRATORIAS INFERIORES. BOGOTÁ - 2001

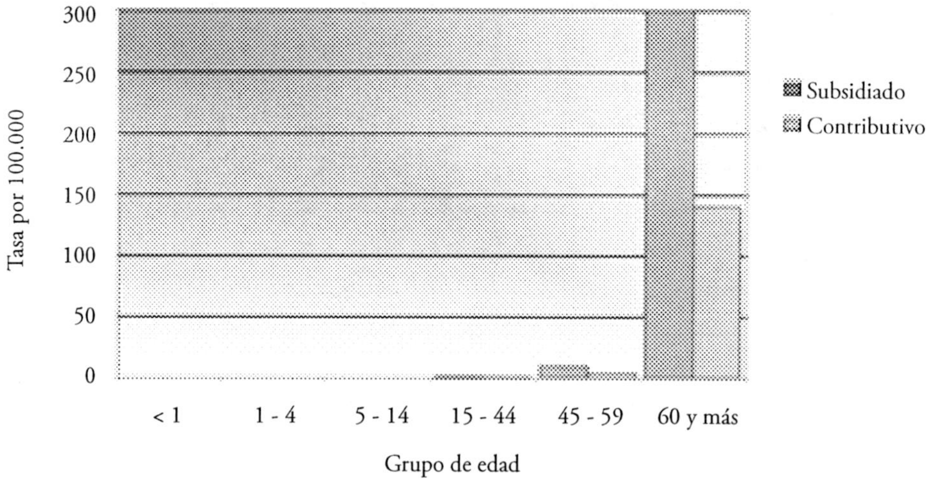

GRÁFICO 23

MORTALIDAD POR TUMOR MALIGNO DE LA PRÓSTATA. BOGOTÁ - 2001

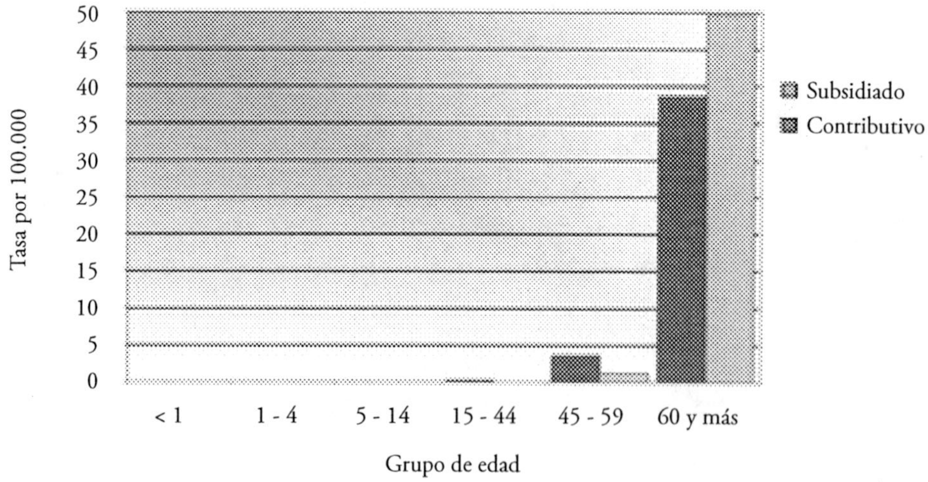

J. Mortalidad por grupo de edad y por causas en la población vinculada identificada

En las tablas 36 a 41 se encuentran las 20 primeras causas de muerte para el total de la población vinculada identificada en Bogotá, y en los anexos 22 a 28 todas las causas de muerte agrupadas en 103 causas.

Se identifican como 20 primeras causas de mortalidad, básicamente, las mismas causas identificadas para el régimen subsidiado, con excepción de resto de enfermedades del sistema nervioso y tumor de cuello uterino que no aparecen en el vinculado entre las 20 primeras causas de muerte. Llama la atención el nivel de mortalidad por enfermedades isquémicas del corazón, otras enfermedades del corazón, neumonía, tumor maligno del estómago y enfermedad por VIH, en donde la tasa de mortalidad registrada para el régimen subsidiado es mayor a la registrada para la población vinculada. Accidentes de transporte y todas las demás causas externas registra un nivel mayor de mortalidad en la población vinculada, y para las otras causas ubicadas en los 20 primeros puestos el nivel de mortalidad es muy similar en los dos regímenes.

En el grupo de menores de un año, tanto si se compara los resultados obtenidos con la población oficial de la Secretaría Distrital de Salud como si se comparan los obtenidos corrigiendo la población menor de un año subsidiada y vinculada, se observa una coincidencia del 85% en las 20 primeras causas de muerte entre el régimen subsidiado y la población vinculada. No aparecen dentro de las 20 primeras causas de muerte en la población vinculada: resto de ciertas enfermedades infecciosas y parasitarias, resto de tumores y agresiones, que sí se registran en el régimen subsidiado.

TABLA 36

CAUSAS DE MUERTE EN TODAS LAS EDADES. VINCULADO IDENTIFICADO. BOGOTÁ - 2001

AGRUPACIÓN EN 103 CAUSAS

Causa de muerte	Hombres			Mujeres			Total			
	Defunc.	N. O.	Porcent.	Defunc.	N. O.	Porcent.	Defunc.	N. O.	Tasa	Porcent.
Enfermedades isquémicas del corazón	180	2	9,7%	192	2	11,9%	372	1	34	10,7%
Enfermedades cerebrovasculares	116	3	6,2%	205	1	12,7%	321	2	29,4	9,3%
Agresiones	253	1	13,6%	17	23	1,1%	270	3	24,7	7,8%
Ciertas afecciones originadas en el periodo perinatal	105	4	5,7%	69	7	4,3%	174	4	15,9	5%
Enfermedades crónicas de las vías respiratorias inferiores	82	6	4,4%	74	6	4,6%	156	5	14,3	4,5%
Otras enfermedades del corazón	70	7	3,8%	85	4	5,3%	155	6	14,2	4,5%
Diabetes *mellitus*	53	12	2,9%	88	3	5,5%	141	7	12,9	4,1%
Resto de enfermedades del sistema digestivo	69	8	3,7%	64	8	4%	133	8	12,2	3,8%
Neumonía	62	9	3,3%	57	9	3,5%	119	9	10,9	3,4%
Enfermedades hipertensivas	35	19	1,9%	81	5	5%	116	10	10,6	3,3%
Accidentes de transporte	86	5	4,6%	30	15	1,9%	116	11	10,6	3,3%
Resto de tumores malignos	49	14	2,6%	55	10	3,3%	103	12	9,4	3%
Tumor maligno del estómago	54	11	2,9%	48	11	3%	102	13	9,3	2,9%
Todas las demás causas externas	59	10	3,2%	23	19	1,4%	82	14	7,5	2,4%
Resto de enfermedades del sistema genitourinario	39	18	2,1%	39	12	2,4%	78	15	7,1	2,2%
Síntomas, signos y hallazgos anormales clínicos y de laboratorio no clasificados	48	15	2,6%	21	22	1,3%	69	16	6,3	2%
Enfermedad por virus de inmunodeficiencia humana (VIH)	34	20	1,8%	31	13	1,9%	65	17	5,9	1,9%
Malformaciones congénitas, deformidades y anomalías cromosómicas	52	13	2,8%	8	39	0,5%	60	18	5,5	1,7%
Resto de enfermedades del sistema respiratorio	27	23	1,5%	27	16	1,7%	54	19	4,9	1,6%
Lesiones autoinfligidas intencionalmente	41	16	2,2%	10	36	0,6%	51	20	4,7	1,5%
Subtotal	1.514		81,5%	1.223		75,8%	2.737			78,9%
Total general	1.857		100%	1.613		100%	3.470		317,5	100%

Tasa por 100.000

TABLA 37

CAUSAS DE MUERTE EN MENORES DE 1 AÑO. VINCULADO IDENTIFICADO. BOGOTÁ - 2001

AGRUPACIÓN EN 103 CAUSAS

Causa de muerte	Hombres			Mujeres			Total			
	Defunc.	N. O.	Porcent.	Defunc.	N. O.	Porcent.	Defunc.	N. O.	Tasa	Porcent.
Ciertas afecciones originadas en el periodo perinatal	103	1	55,4%	69	1	46,3%	172	1	9.178,2	51,3%
Malformaciones congénitas, deformidades y anomalías cromosómicas	34	2	18,3%	38	2	25,5%	72	2	3.842	21,5%
Neumonía	20	3	10,8%	21	3	14,1%	41	3	2.187,8	12,2%
Diarrea y gastroenteritis de presunto origen infeccioso	5	4	2,7%	5	4	3,4%	10	4	533,6	3%
Todas las demás causas externas	4	5	2,2%	4	5	2,7%	8	5	426,9	2,4%
Septicemia	2	12	1,1%	3	6	2%	5	6	266,8	1,5%
Resto de enfermedades del sistema genitourinario	3	6	1,6%	1	7	0,7%	4	7	213,4	1,2%
Meningitis	2	9	1,1%	1	8	0,7%	3	8	160,1	0,9%
Otras enfermedades del corazón	2	10	1,1%	1	9	0,7%	3	9	160,1	0,9%
Síntomas, signos y hallazgos anormales clínicos y de laboratorio no clasificados	3	7	1,6%				3	10	160,1	0,9%
Resto de enfermedades del sistema digestivo	1	15	0,5%	1	10	0,7%	2	11	106,7	0,6%
Enfermedad por virus de inmunodeficiencia humana (VIH)	2	8	1,1%				2	12	106,7	0,6%
Resto de enfermedades del sistema nervioso	2	11	1,1%				2	13	106,7	0,6%
Desnutrición				1	11	0,7%	1	14	53,4	0,3%
Enfermedades cerebrovasculares				1	12	0,7%	1	15	53,4	0,3%
Enfermedades renales, glomerulares y tubulointestinales				1	13	0,7%	1	16	53,4	0,3%
Infecciones con un modo de tansmisión predominantemente sexual				1	14	0,7%	1	17	53,4	0,3%
Resto de enfermedades del sistema respiratorio				1	15	0,7%	1	18	53,4	0,3%
Enfermedades crónicas de las vías respiratorias inferiores	1	13	0,5%				1	19	53,4	0,3%
Otras infecciones agudas de las vías respiratorias inferiores	1	14	0,5%				1	20	53,4	0,3%
Subtotal	185		99,5%	149		100%	334			99,7%
Total general	186			149			335		17.876,2	100%

Tasa por 100.000

A cambio, aparecen como causa de muerte la infección por VIH, las infecciones con un modo de transmisión predominantemente sexual y las enfermedades renales, glomerulares y tubulointersticiales. Encontramos que en este grupo de edad el nivel de mortalidad es hasta cuatro veces más alto para la población vinculada con respecto al régimen subsidiado cuando se comparan las tablas obtenidas con la población oficial, pero si se comparan con las tablas obtenidas con los denominadores corregidos de acuerdo al promedio anual de afiliados reportado para el grupo de 1 a 4 años las diferencias entre el nivel de mortalidad de ambas poblaciones disminuye.

Por ejemplo, la mortalidad por diarrea y gastroenteritis de presunto origen infeccioso es 5,73 veces más alta en el régimen vinculado que en el subsidiado para el primer caso, y en el segundo caso es apenas dos veces superior.

Se encuentran con un nivel más bajo de mortalidad en la población vinculada: las enfermedades cerebrovasculares, la desnutrición, resto de enfermedades del sistema nervioso, resto de enfermedades del sistema digestivo, otras enfermedades agudas de vías respiratorias inferiores y todas las demás causas externas.

En el grupo de edad de 1 a 4 años se encuentra una coincidencia menor de las causas de muerte (60%), observándose un nivel de mortalidad por neumonía más alto en el régimen subsidiado, al igual que para la mortalidad por desnutrición y la diarrea y gastroenteritis de origen infeccioso. Al contrario, se observan niveles más altos de mortalidad para la población vinculada, por ejemplo, en las afecciones originadas en el periodo perinatal, y síntomas, signos y hallazgos anormales clínicos y de laboratorio, no clasificados en otra parte.

Igualmente, tanto para los menores de un año como para el grupo de edad de 1 a 4 años se encuentra un nivel de mortalidad más alto entre la población vinculada identificada que entre la población del régimen contributivo.

En los grupos de edad restantes no fue posible calcular las tasas de mortalidad por cuanto no se contaba con un denominador confiable por grupo de edad. Sin embargo, podemos observar que en el grupo de 5 a 14 años aparece para la población vinculada la desnutrición, que también se presenta como causa de mortalidad en el régimen subsidiado; así mismo, la diarrea aparece como causa de muerte en la población vinculada pero no se registra como causa de muerte en los regímenes subsidiado y contributivo.

TABLA 38

CAUSAS DE MUERTE DE 1 A 4 AÑOS. VINCULADO IDENTIFICADO. BOGOTÁ - 2001
AGRUPACIÓN EN 103 CAUSAS

Causa de muerte	Hombres			Mujeres			Total			
	Defunc.	N. O.	Porcent.	Defunc.	N. O.	Porcent.	Defunc.	N. O.	Tasa	Porcent.
Neumonía	2	5	12,5%	2	1	15,45	4	1	8,5	13,8%
Todas las demás causas externas	3	2	18,8%	1	4	7,7%	4	2	8,5	13,8%
Malformaciones congénitas, deformidades y anomalías cromosómicas	3	1	18,8%				3	3	6,4	10,3%
Desnutrición				2	2	15,4%	2	4	4,3	6,9%
Resto de enfermedades del sistema nervioso				2	3	15,4%	2	5	4,3	6,9%
Ciertas afecciones originadas en el periodo perinatal	2	3	12,5%				2	6	4,3	6,9%
Diarrea y gastroenteritis de presunto origen infeccioso	2	4	12,5%				2	7	4,3	6,9%
Enfermedades de la piel y del tejido subcutáneo				1	5	7,7%	1	8	2,1	3,4%
Otras enfermedades del corazón				1	6	7,7%	1	9	2,1	3,4%
Resto de enfermedades del sistema digestivo				1	7	7,7%	1	10	2,1	3,4%
Resto de enfermedades del sistema genitourinario				1	8	7,7%	1	11	2,1	3,4%
Resto de enfermedades del sistema respiratorio				1	9	7,7%	1	12	2,1	3,4%
Síntomas, signos y hallazgos anormales clínicos y de laboratorio no clasificados en otra parte				1	10	7,7%	1	13	2,1	3,4%
Caídas	1	6	6,3%				1	14	2,1	3,4%
Resto de enfermedades de la sangre y de los órganos hematopoyéticos	1	7	6,3%				1	15	2,1	3,4%
Septicemia	1	8	6,3%				1	16	2,1	3,4%
Tumor maligno delas meninges, del encéfalo y de otras partes del sistema nervioso	1	9	6,3%				1	17	2,1	3,4%
Subtotal	16		100%	13		100%	29			100%
Total general	16			13			29		61,9	100%

Tasa por 100.000

TABLA 39

CAUSAS DE MUERTE DE 5 A 14 AÑOS. VINCULADO IDENTIFICADO. BOGOTÁ - 2001

AGRUPACIÓN EN 103 CAUSAS

Causa de muerte	Hombres			Mujeres			Total			
	Defunc.	N. O.	Porcent.	Defunc.	N. O.	Porcent.	Defunc.	N. O.	Tasa	Porcent.
Anemias	1	2	20%	1	1	10%	2	1	13,3%	
Malformaciones congénitas, deformidades y anomalías cromosómicas	1	3	20%	1	2	10%	2	2	13,3%	
Accidentes de transporte				1	3	10%	1	3	6,7%	
Desnutrición				1	4	10%	1	4	6,7%	
Diarrea y gastroenteritis de presunto origen infeccioso				1	5	10%	1	5	6,7%	
Leucemia				1	6	10%	1	6	6,7%	
Enfermedades cerebrovasculares				1	7	10%	1	7	6,7%	
Resto de enfermedades del sistema digestivo				1	8	10%	1	9	16,7%	
Resto de enfermedades del sistema genitourinario				1	9	10%	1	9	6,7%	
Tumor maligno de las meninges, del encéfalo y de otras partes del sistema nervioso central				1	10	10%	1	10	6,7%	
Agresiones	1	1	20%				1	11	6,7%	
Resto de tumores malignos	1	4	20%				1	12	6,7%	
Todas las demás causas externas	1	5	20%				1	13	6,7%	
Subtotal	3		100%	10		100%	15		100%	
Total general	5			10			15%			

Tasa por 100.000

TABLA 40

CAUSAS DE MUERTE DE 15 A 44 AÑOS. VINCULADO IDENTIFICADO. BOGOTÁ - 2001

AGRUPACIÓN EN 103 CAUSAS

Causa de muerte	Hombres			Mujeres			Total		
	Defunc.	N. O.	Porcent.	Defunc.	N. O.	Porcent.	Defunc.	N. O.	Porcent.
Agresiones	218	1	43%	9	4	4,8%	227	1	32,7
Accidentes de transporte	46	2	9,1%	15	1	8%	61	2	8,8%
Enfermedades por virus de inmunodeficiencia humana (VIH)	43	3	8,5%	7	8	3,7%	50	3	7,2%
Todas las demás causas externas	33	4	6,5%	8	7	4,3%	41	4	5,9%
Lesiones autoinfligidas intencionalmente	29	5	5,7%	10	3	5,3%	39	5	5,6%
Síntomas, signos y hallazgos anormales clínicos y de laboratorio no clasificados	21	6	4,1%	9	5	4,8%	30	6	4,3%
Enfermedades cerebrovasculares	7	12	1,4%	9	6	4,8%	16	7	2,3%
Resto de enfermedades del sistema digestivo	9	8	1,8%	7	9	3,7%	16	8	2,3%
Neumonía	8	9	1,6%	7	10	3,7%	15	9	2,2%
Resto de enfermedades del sistema nervioso	8	10	1,6%	6	12	3,2%	14	10	2%
Resto de tumores malignos	8	11	1,6%	6	13	3,2%	14	11	2%
Otras muertes obstétricas directas				13	2	6,9%	13	12	1,9%
Enfermedades isquémicas del corazón	9	7	1,8%	4	17	2,1%	13	13	1,9%
Diabetes *mellitus*	4	13	0,8%	6	14	3,2%	10	14	1,4%
Tumor maligno del estómago	5	15	1%	5	15	2,7%	10	15	1,4%
Resto de enfermedades del sistema respiratorio	7	13	1,4%	1	32	0,5%	8	16	1,2%
Tumor maligno del cuello del útero				7	11	3,7%	7	17	1%
Resto de enfermedades del sistema circulatorio	3	24	0,6%	4	18	2,1%	7	18	1%
Enfermedades del sistema osteomuscular y del tejido conjuntivo	1	32	0,2%	5	16	2,7%	6	19	0,9%
Leucemia	2	27	0,4%	4	19	2,1%	6	20	0,9%
Subtotal	6		12,6%	75		39,9%	139		20%
Total general	507			188			695	56	100%

Tasa por 100.000

TABLA 41

CAUSAS DE MUERTE DE 45 A 59 AÑOS. VINCULADO IDENTIFICADO. BOGOTÁ - 2001

AGRUPACIÓN EN 103 CAUSAS

Causa de muerte	Hombres			Mujeres			Total		
	Defunc.	N. O.	Porcent.	Defunc.	N. O.	Porcent.	Defunc.	N. O.	Porcent.
Enfermedades cerebrovasculares	26	3	9,2%	43	1	21%	69	1	14,1%
Enfermedades isquémicas del corazón	32	2	11,3%	17	2	8,3%	49	2	10%
Agresiones	32	1	11,3%	6	11	2,9%	38	3	7,8%
Resto de enfermedades del sistema digestivo	17	5	6%	9	7	4,4%	26	4	5,3%
Otras enfermedades del corazón	12	8	4,2%	11	4	5,4%	23	5	4,7%
Accidentes de transporte	17	4	6%	6	12	6,9%	23	6	4,7%
Diabetes *mellitus*	14	6	4,9%	7	8	3,4%	21	7	4,3%
Resto de tumores malignos	6	17	2,1%	13	3	6,3%	19	8	3,9%
Tumor maligno del estómago	6	11	3,2%	10	6	4,9%	19	9	3,9%
Síntomas, signos y hallazgos anormales clínicos y de laboratorio no clasificados	13	7	4,6%	4	13	2%	17	10	3,5%
Enfermedades del hígado	11	9	3,9%	2	22	1%	13	11	2,7%
Tumor maligno de mama				11	5	5,4%	11	12	2,2%
Neumonía	6	15	2,1%	3	17	1,5%	9	13	1,8%
Enfermedades crónicas de las vías respiratorias inferiores	7	13	2,5%	2	23	1%	9	14	1,8%
Lesiones autoinfligidas intencionalmente	9	10	3,2%				9	15	1,8%
Tumor maligno del colon, del recto y del ano	4	18	1,4%	4	14	2%	8	16	1,6%
Resto de enfermedades del sistema circulatorio	6	16	2,1%	2	24	1%	8	1,7	1,6%
Tumor maligno del cuello del útero				7	9	3,4%	7	18	1,4%
Tumor maligno del ovario				7	10	3,4%	7	19	1,9%
Resto de tumores	3	25	1,1%	4	15	2%	7	20	1,4%
Subtotal	3		26,1%	69		33,7%	143		29,2%
Total general	284			205			489	56	100%

Tasa por 100.000

En el grupo de 15 a 44 años se encuentra una coincidencia del 90% en las 20 primeras causas de muerte con el régimen subsidiado y con el régimen contributivo, aunque con un mayor porcentaje de participación de la mortalidad por agresiones y por virus de la inmunodeficiencia humana.

Para el grupo de edad de 45 a 59 años se encuentran causas de mortalidad similares a las encontradas para el mismo grupo de edad en los regímenes contributivo y subsidiado, pero con un porcentaje mayor de participación en la estructura de la mortalidad de las enfermedades cerebrovasculares, las enfermedades isquémicas del corazón y las agresiones.

En los mayores de 60 años de la población vinculada se halla una coincidencia del 80% con las causas de muerte del régimen subsidiado y del 70% con las causas de muerte del régimen contributivo, con porcentajes de participación muy similares dentro de la estructura de la mortalidad específica para cada régimen. Se encuentra entre las 20 primeras causas de muerte, para la población vinculada mayor de 60 años, los accidentes de transporte; no así para los dos regímenes de aseguramiento.

TABLA 42

CAUSAS DE MUERTE EN MAYORES DE 60 AÑOS. VINCULADO IDENTIFICADO. BOGOTÁ - 2001

AGRUPACIÓN EN 103 CAUSAS

Causa de muerte	Hombres			Mujeres			Total		
	Defunc.	N. O.	Porcent.	Defunc.	N. O.	Porcent.	Defunc.	N. O.	Porcent.
Enfermedades isquémicas del corazón	139	1	16,2%	171	1	16,3%	310	1	16,3%
Enfermedades cerebrovasculares	82	3	9,7%	151	2	14,4%	234	2	12,3%
Enfermedades crónicas de las vías respiratorias inferiores	74	3	8,6%	71	5	6,8%	145	3	7,6%
Otras enfermedades del corazón	53	4	6,2%	70	6	6,7%	123	4	6,4%
Diabetes *mellitus*	35	8	4,1%	75	4	72%	110	5	5,8%
Enfermedades hipertensivas	30	10	3,5%	79	3	7,5%	109	6	5,7%
Resto de enfermedades del sistema digestivo	42	5	4,9%	45	7	4,3%	87	7	4,6%
Tumor maligno del estómago	40	6	4,7%	33	9	3,1%	7,3	8	3,8%
Resto de tumores malignos	39	9	4%	35	8	3,3%	69	9	3,6%
Neumonía	26	11	3%	24	10	2,3%	50	10	2,6%
Resto de enfermedades del sistema genitourinario	26	11	3%	22	11	2,1%	48	11	2,5%
Resto de enfermedades del sistema respiratorio	18	15	2,1%	22	12	2,1%	40	12	2,1%
Tumor maligno de la próstata	37	7	4,3%				37	13	1,9%
Resto de enfermedades del sistema circulatorio	18	14	2,1%	16	14	1,5%	34	14	1,8%
Tumor maligno del colon, del recto y del ano	11	20	1,1%	21	13	2%	32	15	1,7%
Accidentes de transporte	23	13	2,7%	8	25	0,8%	31	16	1,6%
Tumor maligno de la tráquea, de los bronquios y del pulmón	18	16	2,1%	9	22	0,9%	27	17	1,4%
Tumor maligno del hígado y de las vías biliares intrahepáticas	11	21	1,3%	12	19	1,1%	23	18	1,2%
Enfermedades del hígado	16	17	1,9%	6	28	0,6%	22	19	1,2%
Todas las demás causas externas	11	19	1,3%	10	20	1%	21	20	1,1%
Subtotal	38		33,6%	218		20,8%	507		26,6%
Total general	859			1.048			1.097	60	100%

Tasa por 100.000

K. Mortalidad en el grupo residual

La estructura de la mortalidad en el grupo residual tiene en general un comportamiento muy similar a la estructura de la mortalidad general para el total de la población y para casi todos los grupos de edad, excepto para el grupo de edad de 15 a 44 años en el cual el peso porcentual de las muertes por agresiones y muertes por accidentes de tránsito es muy alto (67.5% del total de las muertes en este grupo de edad).

Este mismo fenómeno, aunque en menor proporción, se observa en el grupo de 45 a 59 años, en donde estas dos causas de mortalidad representa el 30,6% del total de la mortalidad. Así mismo se observa en el grupo de edad de 1 a 4 años y el grupo de edad de 5 a 14 años la presencia de los accidentes de transporte y las agresiones entre las 20 primeras causas de muerte, con un porcentaje de participación del 19,9% en el primer caso y del 50,9% en el segundo; fenómeno que no se halla en los dos regímenes de aseguramiento.

Para los mayores de 60 años la estructura de la mortalidad es muy afín a la encontrada en los regímenes de aseguramiento y la población vinculada, con excepción hecha de la aparición entre las primeras 20 causas de muerte de los accidentes de transporte como responsables del 3,9% de las muertes y de las agresiones como responsables del 1,4% de las muertes en este grupo de edad.

Es claro entonces que es en el caso de la mortalidad causada por agresiones o accidentes de transporte en donde se encuentran mayores deficiencias en el diligenciamiento del certificado de defunción.

L. Sitio de defunción y asistencia médica

En el anexo 40 podemos observar la clasificación de las muertes según sitio de defunción y la recepción o no de asistencia médica para el evento que condujo a la defunción, para el total de las muertes, para cada régimen de aseguramiento y para la población vinculada y el grupo residual.

Vemos que el porcentaje de defunciones en hospital o clínica es igual para el régimen subsidiado y vinculado, con un porcentaje del 59%, mientras que es del 65,3% para el régimen contributivo. Para el caso de defunción en centro de salud el menor porcentaje es para el régimen contributivo, con un 0,3%, y el mayor porcentaje es para la población vinculada y el grupo residual, con un 0,7%; el régimen subsidiado está en un punto intermedio, con el 0,5%.

La muerte en el lugar de trabajo tiene un comportamiento similar para todos los grupos poblacionales, excepto para el grupo residual donde se encuentra un porcentaje tres veces más alto (1,2%) de muertes ocurridas en este sitio. Una situación similar se da para las defunciones ocurridas en la vía pública, en donde encontramos un porcentaje casi idéntico para el régimen subsidiado y la población vinculada (1,6 y 1,7%), un porcentaje del 1,1% para el régimen contributivo pero un porcentaje significativamente más alto (4,6%) para el grupo residual; esto asociado a que, como ya habíamos anotado, en este grupo se encuentra un número importante de muertes por agresiones y accidentes de tránsito, y como era de esperarse es también en este grupo donde se encuentra el mayor porcentaje de certificados de defunción sin información sobre el sitio de la defunción.

En cuanto a si se recibió o no asistencia médica en el momento del fallecimiento, podemos notar en el mismo anexo 40 que los sitios de defunción con menor porcentaje de asistencia médica en el momento del fallecimiento son, en su orden, el centro de salud, la casa y el lugar de trabajo. Sorprende el alto porcentaje de certificados sin información sobre el sitio de la defunción que sin embargo registran que sí hubo asistencia médica en el momento del deceso.

En cuanto al porcentaje total de los certificados de defunción diligenciados afirmativamente respecto a la asistencia médica en el momento de la defunción, el más alto corresponde al régimen contributivo, con un 89,2%; encontramos un porcentaje muy similar para el régimen subsidiado y la población vinculada, con el 83,1 y el 84,2%, respectivamente, y un porcentaje muy bajo para el grupo residual, con un 58,7%.

Conclusiones

A pesar de que para el año en estudio (2001) la Ley 100 (de 1993) tenía ya ocho años de haber sido expedida, y de ser Bogotá uno de los sitios del país declarados como de mayor porcentaje de cobertura en aseguramiento en salud y mayor desarrollo tecnológico que permite la identificación adecuada de usuarios y la sistematización de las bases de datos, se encontró en el presente trabajo que para el año 2001 existían aún muchas deficiencias e inconsistencias en las bases de datos en variables fundamentales como son el número de identificación del usuario, la fecha de nacimiento y el sexo al cual pertenece.

Con relación al régimen subsidiado y a la población vinculada identificada, se encuentra además gran dificultad para establecer el número de menores de un año debido a la falta de actualización continua de los datos de los recién nacidos y a la diferencia existente entre la población calculada para Bogotá a través de las proyecciones de población (145.048) y los certificados de nacido vivo registrados en la Secretaría Distrital de Salud (123.029) y el DANE (127.482 por ocurrencia y 119.044 por residencia) para el mismo año.

Sin embargo, también se puede observar que la calidad en el diligenciamiento de la mayoría de las variables analizadas es aceptable, y que ésta ha ido mejorando con el tiempo, mostrando que las estadísticas vitales son una fuente de información muy valiosa para el estudio de las condiciones sociales y de salud de la población, y en Bogotá principalmente, por su cobertura, son una fuente de información que debería utilizarse en mayor medida, por presentar mayores ventajas que otras fuentes de información.

Es así como en las variables trabajadas en esta investigación se observa que el porcentaje de diligenciamiento de variables como fecha de nacimiento y sexo es de casi el 100%. En la variable régimen de aseguramiento la calidad en el diligenciamiento del dato desciende, al igual que en lo correspondiente a causa de muerte a pesar de que el 100% de los certificados fueron diligenciados por médico.

En este sentido la proporción de certificados diligenciados por personal no médico dará un indicador grueso de la calidad de los certificados de defunción, principalmente sobre la calidad de la causa anotada[33].

Con la información suministrada a través de las bases de datos y el número de menores de un año programado por el área de vigilancia en salud pública de la Secretaría Distrital de Salud, para la planeación y ejecución de programas de promoción y prevención en salud, se estableció la estructura de la población por régimen de aseguramiento para Bogotá y se encontró que presenta algunas diferencias entre el régimen subsidiado y el régimen contributivo.

Estas diferencias encontradas en la estructura de edad de las poblaciones afiliadas a los regímenes de aseguramiento no afectan sin embargo en gran escala la estimación del nivel de mortalidad, como puede apreciarse en la tipificación de tasas realizada, en donde la tasa observada para cada régimen es prácticamente igual a la tipificada. Sin embargo, es de anotar que debido a que los seis grupos de edad tomados para todo el estudio son muy amplios (principalmente el grupo de edad que incluye adultos entre 15 y 44 años) pueden existir diferencias no ostensibles en el presente estudio.

33 L. Johanson y R. Westerling. "Comparing Swedish Hospital Discharge Records with Death Certificates: Implications for Mortality Statistics", en *International Journal of e*, 2000, pp. 495 a 502.

El número de defunciones es mayor en los menores de un año, el grupo de edad de 1 a 4 años y los adultos de 15 a 44 años en la mortalidad del régimen subsidiado con respecto al régimen contributivo y al total de la población.

Igualmente observamos una mayor participación porcentual en la mortalidad de los menores de un año y los adultos de 15 a 44 años entre la población vinculada con respecto al régimen contributivo y al total de la población, presentando cifras mayores a las encontradas en el régimen subsidiado.

En el régimen subsidiado se encontró una tasa de mortalidad más alta en los menores de un año que en los mayores de 60 años, lo cual corresponde a poblaciones de alta mortalidad, mientras que el régimen contributivo muestra una mayor mortalidad del grupo de mayores de 60 años, correspondiente a una población de mortalidad baja.

A lo largo de todas las estimaciones obtenidas por régimen de aseguramiento, por grupo de edad y por sexo encontramos, en términos generales, un mayor nivel de mortalidad del régimen subsidiado frente al régimen contributivo y aun frente al total de la población de Bogotá. Así, la tasa de mortalidad de 4,68 por 1.000 para el régimen subsidiado es 1,5 veces mayor que la encontrada para el régimen contributivo (3,05 por 1.000) y 1,24 veces mayor que la encontrada para el total de la población de Bogotá (3,77 por 1.000).

Aun cuando se hubiese podido imputar a un régimen de aseguramiento la totalidad de los certificados de defunción que finalmente se dejaron en el grupo residual, la tasa de mortalidad del régimen subsidiado sería siempre mayor que la del régimen contributivo, como lo muestran los resultados de ejercicios realizados con diferentes hipótesis registrados en la tabla 8.

La tasa de mortalidad hallada (3,7 por 1.000) es inferior a la reportada por el DANE (4,2 por 1.000) debido a que ésta última incluye dentro del numerador todas las defunciones de nacidos vivos ocurridas en Bogotá, independiente del sitio de residencia del fallecido, mientras que esta investigación excluyó todas las muertes que, aunque ocurridas en Bogotá, se registraron en personas cuya residencia habitual estaba fuera de Bogotá.

El nivel de mortalidad por grupo de edad también es mayor en el régimen subsidiado que en el régimen contributivo y que en el total de población para todos los grupos de edad, excepto en el grupo de 5 a 14 años en el cual se encuentra una tasa de mortalidad del régimen subsidiado más alta que para el régimen contributivo pero más baja que para el total de la población.

En términos generales encontramos que la estructura de la mortalidad y los niveles de mortalidad hallados en la población vinculada identificada se correlacionan en mayor proporción con lo encontrado en el régimen subsidiado que con lo encontrado en el régimen contributivo.

Se debe sin embargo notar que el nivel de mortalidad de la población vinculada identificada (en los grupos de edad en los cuales fue posible hallar tasas) es más alto que para el régimen subsidiado en algunas patologías, pero presenta diferencias muy leves o incluso es menor que la del régimen subsidiado para otras patologías. Si consideramos que desde el punto de vista sociodemográfico y cultural esta población es en términos generales igual a la población del régimen subsidiado, pero sin los beneficios del aseguramiento, se puede concluir que el sistema ha logrado mejorar la salud de la población de escasos recursos, pero sin lograr disminuir significativamente las diferencias entre el régimen contributivo y el régimen subsidiado, lo cual nos hace concluir que se necesitan evaluaciones constantes y profundas que permitan el mejoramiento del sistema.

Para el total de la población de Bogotá se halló una sobremortalidad masculina muy importante en el grupo de edad de 15 a 44 años (304.2); esta cifra corresponde al doble de lo encontrado para los demás grupos de edad.

La sobremortalidad masculina es mayor en los hombres de 1 a 4 años y de 15 a 44 años del régimen subsidiado que en estas mismas edades en el régimen contributivo. Es decir que los hombres del régimen subsidiado tienen más riesgo de morir que las mujeres de su misma edad y que sus pares del régimen contributivo. En los grupos de edad de 5 a 14 años, 45 a 59, y mayores de 60 años, la sobremortalidad masculina es mayor en el régimen contributivo frente al régimen subsidiado.

La estructura de mortalidad encontrada es muy similar a la reportada por el DANE y la Secretaría Distrital de Salud para el total de la población, concluyendo que la inclusión de muertes de personas residentes fuera de Bogotá afecta las tasas de mortalidad pero no la estructura de ésta.

Es importante anotar la presencia en el régimen subsidiado de niveles de mortalidad notablemente más altos que en el régimen contributivo, de enfermedades infecciosas como la neumonía y la diarrea entre la población infantil principalmente. Patologías éstas a las que se ha dedicado por parte del sector salud gran cantidad de recursos con el fin de disminuir su morbilidad y mortalidad.

También las causas externas, principalmente las agresiones, tienen una mayor participación como causa de muerte en el régimen subsidiado con respecto al régimen contributivo. Lo anterior corrobora, como ya se había dicho antes, lo encontrado en otros estudios con respecto a la mayor mortalidad por agresiones entre las poblaciones de menores recursos.

El cáncer de cuello uterino está entre las primeras causas de mortalidad de las mujeres mayores de 45 años, a pesar de los esfuerzos hechos para su prevención, detección temprana y control. Se encontró para el régimen subsidiado una tasa de mortalidad específica por esta causa casi cuatro veces mayor que la registrada en el régimen contributivo en el grupo de edad de 15 a 44 años, y 4,87 veces mayor en el grupo de edad de 45 a 59 años.

Las enfermedades crónicas y los tumores se presentan por igual en los dos regímenes entre las 20 primeras causas de muerte, con variaciones mínimas en el orden de importancia pero con niveles de mortalidad siempre más altos para el régimen subsidiado.

La muerte ocasionada por enfermedad por VIH hace parte de las 20 primeras causas de mortalidad en el grupo de 15 a 44 años de los dos regímenes, pero la tasa de mortalidad específica registrada para el régimen subsidiado es 2,5 veces la registrada para el régimen contributivo.

Todo lo descrito en los párrafos anteriores confirma lo referido por J. E. CÉSPEDES[34] respecto a que en países de medianos ingresos como Colombia, el fenómeno de transición epidemiológica no sigue la secuencia ordenada y homogénea descrita por OMRAN en su modelo clásico; en Colombia, particularmente, se observan en realidad los tres tipos de perfil epidemiológico simultáneamente. Esta heterogeneidad en el estado de salud encontrado dentro de una misma ciudad como Bogotá refleja marcadas desigualdades e inequidades en salud.

La estructura y los niveles de mortalidad del grupo residual se aproximan de forma importante a la mortalidad y la estructura de la mortalidad de la población vinculada identificada, excepto por el alto número de defunciones debidas a agresiones y accidentes de tránsito. Esto podría hacernos pensar que dichas defunciones corresponden en su mayoría a la población vinculada no identificada.

En cuanto a sitio de defunción encontramos un mayor porcentaje de fallecimientos registrados en hospital o clínica para el régimen contributivo, un mayor porcentaje de defunciones registradas en centro de salud para el régimen subsidiado y la población vinculada, y un mayor porcentaje en vía pública o sin información para el grupo residual.

La asistencia médica durante el proceso que condujo a la muerte tiene un mayor porcentaje afirmativo en el grupo de población afiliado al régimen contributivo.

---

34 J. E. CÉSPEDES. "Proceso de transición en salud en Colombia e implicaciones para el milenio", en *Cátedra abierta en población 2000-2001*, L. WARTENBERG (comp.), Bogotá, Universidad Externado de Colombia y Fondo de Población de las Naciones Unidas, julio de 2003.

La inequidad en salud es un hecho evidente en el presente estudio, y aun cuando la atención en salud y el acceso a los servicios de salud es tan sólo uno de los cuatro determinantes de la salud establecidos por varios autores, vale la pena recordar que la Ley 100 de 1993 pretendía, a través de su régimen de subsidios y la privatización del servicio, disminuir los efectos del nivel socioeconómico sobre la salud de las personas. Además es importante resaltar que si bien varios estudios muestran el aumento progresivo en las coberturas de aseguramiento en salud, este aumento de cobertura no está garantizando de forma inmediata, y mucho menos incondicional, el acceso al servicio ni su calidad.

La equidad en salud debe garantizar la asignación de recursos acorde con las necesidades de cada grupo de población, lo cual no puede significar, en una población tan diversa desde el punto de vista socioeconómico y cultural, los mismos recursos y las mismas oportunidades de atención para toda la población.

La equidad en salud implica las mismas respuestas a iguales necesidades en salud, y las necesidades en salud de la población colombiana son muy diferentes en el estrato 1 y en el estrato 6, e incluso entre poblaciones de los diversos estratos pertenecientes a diferentes entornos sociales, económicos, culturales o demográficos. Factores demográficos como el clima, la contaminación ambiental y la ubicación geográfica, factores sociales como la cobertura de servicios públicos, la violencia, el desplazamiento, y factores culturales como la educación, las costumbres y tradiciones, además de muchos otros factores, juegan un importante papel como determinantes de la salud, pero no deben ser tenidos en cuenta como determinantes aislados con soluciones aisladas, sino como influyentes de las necesidades en salud de cada grupo poblacional.

En el caso de Bogotá llama la atención la gran inequidad encontrada entre los dos regímenes de aseguramiento, si tenemos en cuenta que estos factores son muy similares para un buen porcentaje de ambas poblaciones: ya que, si bien el régimen subsidiado está atendiendo básicamente población de estratos 1 y 2, también es cierto que en el régimen contributivo se encuentran afiliadas de estos dos estratos. Otro factor a tener en cuenta es que por ley todos los menores de un año deberían recibir sin excepción la misma atención en salud, sin importar a qué régimen de aseguramiento estén afiliados, y que programas como la prevención de cáncer de cuello uterino son teóricamente de cubrimiento universal.

En el estudio nacional de salud realizado[35] en 1983 los investigadores identificaron para la población menor de un año un riesgo de morir a esta edad apenas 1,27

35 Ministerio de Salud, Instituto Nacional de Salud, Asociación Colombiana de Facultades de Medicina, Luis H. Ochoa, Myriam Ordóñez y Paúl Richardson. *La mortalidad en Colombia*, vol. IV, "Tablas de mortalidad 1963-1983", Bogotá, diciembre de 1983.

veces mayor para la población colombiana de menores recursos frente a la población de mayores recursos para el quinquenio 1963-1968, y un riesgo de morir 1.6 veces mayor para el quinquenio 1978-1983. De acuerdo con los datos encontrados en el presente estudio, un menor de un año de Bogotá en 2001, perteneciente al régimen subsidiado, tenía casi seis veces más riesgo de morir que su par en el régimen contributivo; por lo tanto, estaríamos evidenciando un incremento de más de tres veces en las diferencias de los niveles de salud de las poblaciones de mayores recursos frente a las poblaciones menos favorecidas en los últimos 20 años.

Igualmente, para la población de 1 a 4 años los investigadores identificaron un riesgo de morir a esta edad apenas 1,4 veces mayor para la población colombiana de menores recursos frente a la población de mayores recursos para el quinquenio 1963-1968, y un riesgo de morir 2,2 veces mayor para el quinquenio 1978-1983; en el presente estudio los menores de esta edad pertenecientes al régimen subsidiado tienen casi tres veces más riesgo de morir que sus pares en el régimen contributivo; lo cual denota un incremento en el riesgo, si bien menor que para la población menor de un año.

La mortalidad infantil hallada para Bogotá en 2001 es de 16,7 por 1.000 nacidos vivos (1.981 defunciones y 119.044 defunciones por residencia). No fue posible hallar la mortalidad infantil por régimen de aseguramiento debido a que cerca del 13% de los certificados de nacido vivo no tienen diligenciada la variable régimen de aseguramiento.

El Banco Mundial ha justificado intervenciones directas del gobierno en el campo de la salud en tres casos, y uno de éstos es para corregir las deficiencias del mercado en materia de equidad y eficiencia en las áreas de cuidados de la salud y seguros médicos, refiriéndose a problemas de selección adversa, riesgo moral y otras, tales como externalidades y competencia imperfecta entre los proveedores de servicios médicos, los pacientes y aseguradores.

Sabiendo de antemano que las políticas en salud merecen y necesitan una evaluación amplia, continua y permanente, con indicadores claros que incluyan la calidad de la atención y el impacto de ésta, y teniendo en cuenta todo lo expuesto anteriormente y lo ya encontrado en otros estudios respecto a diferencias importantes en la calidad de la atención brindada a los usuarios de los diferentes regímenes como ya se expuso, en el marco conceptual surgen varios interrogantes frente al funcionamiento del sistema actual de salud:

El POS-S es actualmente diferente al POS para el régimen contributivo pero la meta es igualarlo: ¿deben tener el POS y POS-S el mismo alcance en cuanto a cubrimiento en salud?

La Resolución 412, vigente actualmente como rectora de las actividades de promoción y prevención que deben realizarse, contempla las mismas actividades para la población del régimen subsidiado y para la población del régimen contributivo. ¿Las necesidades en cuanto a educación en salud, promoción de la salud y prevención de la enfermedad son las mismas para toda la población colombiana?

Los reportes oficiales del sector salud dan cuenta de una alta cobertura en actividades de promoción y prevención. El estudio "Salud sexual y reproductiva en zonas marginadas", hecho por Profamilia en el año 2001, registra que entre las mujeres de estratos bajos no desplazadas de Bogotá el 81,9% pertenece al Sistema General de Seguridad Social pero sólo el 36,3% conoce la Ley 100. De estas mujeres no desplazadas el 20,4% no saben a qué tienen derecho por estar afiliadas y el 79,6% restante tienen un conocimiento parcial de sus derechos; el 86% refieren no haber participado de ninguna charla sobre salud básica familiar (vacunas, diarrea, gripa, lactancia, nutrición, tabaquismo), el 91% refieren no haber participado de ninguna charla sobre salud sexual y reproductiva (ETS, citología/examen de seno, planificación familiar, cáncer de próstata, educación sexual)[36]. ¿Sería pertinente adaptar los planes y programas en salud a los perfiles epidemiológicos de cada grupo de población?

¿El fraccionamiento que se ha dado en la atención en salud y los sistemas que se han adoptado para ésta se están prestando para que la atención primaria no se esté dando de forma adecuada?

¿Cuál es el impacto real del Plan de Atención Básica y de todas las actividades de promoción y prevención incluidas en los planes obligatorios de salud? ¿Se están midiendo de forma correcta las coberturas, o son las actividades incluidas las que realmente necesita la población?

¿Porqué enfermedades crónicas como las hipertensivas, la diabetes *mellitus* y las enfermedades crónicas de las vías respiratorias, cuyo control depende en un alto porcentaje de un adecuado tratamiento médico (rehabilitación, medicación, educación en salud) y que en general son cubiertas por el primer nivel de atención, que no tiene diferencias entre los dos regímenes, muestran un mayor nivel de mortalidad en el régimen subsidiado?

¿Sería pertinente realizar estudios e intervenciones multisectoriales de mayor costo-efectividad que tengan en cuenta todos los determinantes de la salud?

Todas son preguntas que ameritarían análisis y estudios profundos que puedan generar respuestas adecuadas en pro de mejorar la calidad de la atención en salud y sobre todo la equidad en salud para toda la población.

---

36 Profamilia. *Colombia. Salud sexual y reproductiva en zonas marginadas*, Bogotá, 2001, pp. 73 a 77.

Bibliografía

Abad Gómez, Héctor. "Implicaciones para la planificación y administración de los Sistemas de Salud, 1987", *Revista Nacional de Salud Pública*, vol. 12, n.º 2, Universidad de Antioquia, 1995.

Agudelo, C. "Sistema de Salud y plan de Desarrollo", *Revista de Salud Pública*, 1(2), 1999.

Alcaldía de Bogotá D. C. *Revista Cómo vamos*, 6 y 7 de diciembre de 2001.

Alcaldía Mayor de Bogotá. *Información social básica de Bogotá*, Información para el Plan Local 2001, módulo 3.

Alvarado, E. *El Régimen subsidiado de salud*, Bogotá, Fundación Crecer, 1998

Anderson, N. B. "Solving the Puzzle of Socioeconomic Status and Health: the Need for Integrated, Multilevel, Interdisciplinary Research", en *Ann. N. Y. Acad. Sci.*, 896, 1999.

Ascofame. *Recurso humano en medicina*, Bogotá, 2000.

Banco Mundial. *Informe sobre el desarrollo mundial*, Washington, D. C.

Banco Mundial. *Informe sobre el desarrollo mundial*, Washington, D. C., 1993.

Bloom, G. y D. McIntyre. "Towards Equity in Health in an Unequal Society", en *Soc. Sci. Med.*, 47 (10), Brighton, U. K., University of Sussex, noviembre de 1998.

Camacho M., Manuel. "El proceso de construir una Bogotá Saludable", en *Revista Vía Salud*, Centro de Gestión Hospitalaria, tercer trimestre de 1999.

Castaño Convers, Sergio. "Amenazas y oportunidades. Un análisis desde las tendencias mundiales de salud", *Revista Vía Salud*, n.º 22, Centro de Gestión Hospitalaria.

Cendex, Pontificia Universidad Javeriana, Fundación Ford. *Entorno, aseguramiento y acceso en el régimen subsidiado, seis estudios de caso*, Bogotá, Javegraf, 1999.

Céspedes, J.E. "Proceso de transición en salud en Colombia e implicaciones para el nuevo milenio", en *Cátedra abierta en población, 2000-2001*.

Céspedes, J. E.; I. Jaramillo, R. Martínez, S. Olaya, J. Reynales, C. Uribe, R. A. Castaño, E. Garzón, C. Almeida, C. Travassos, F. Basto y J. Angarita. "Efectos de la reforma de la seguridad social en salud en Colombia sobre la equidad en el acceso y la utilización de servicios de salud", *Revista de Salud Pública*, 2 (2), 2000.

dane, ops. *La mortalidad en Colombia según condiciones de vida,* Estudios censales n.º 16, Bogotá, 2000.

dane. *Proyecciones departamentales de población por sexo y edad, para Colombia 1990-2015*, t. 12, Bogotá, dane, julio de 1998.

Ministerio de Salud, Instituto Nacional de Salud, Asociación Colombiana de Facultades de Medicina, Luis Ochoa, Myriam Ordóñez y Paul Richardson. *La mortalidad en Colombia*, vol. iv, "Tablas de mortalidad 1963-1983", Bogotá, diciembre de 1983.

Ministerio de Salud, Corporación Centro Regional de Población, Demographic and Health Surveys, Institute for Resource Development/ Westinghouse. *Encuesta de prevalencia demografía y salud*, 1986.

Ministerio de Salud. *La salud en Colombia. Diez años de información*, Bogotá, 1994.

Profamilia, Demographic and Health Surveys, Institute for Resource Development, Macro International Inc. *Encuesta de prevalencia, demografía y salud*, 1990.

Profamilia, Demographic and Health Surveys, Institute for Resource Development, Macro International Inc. *Encuesta de prevalencia, demografía y salud*, 1995.

Profamilia. *Salud sexual y reproductiva en Colombia, Encuesta nacional de demografía y salud*, 2000.

Profamilia. *Salud sexual y reproductiva en zonas marginadas*, Bogotá, 2001.

Conferencia mundial sobre atención primaria en salud (aps), Alma-Ata (urss), septiembre de 1978.

Costa, G.; E. Cadum, F. Faggiano, M. Cardano y M. Demaria. "Social Inequalities in the Mortality Due to Cardiovascular Diseases in Italy, Servizio di Riferimento Regionale per l'Epidemiologia di Grugliasco, usl 5 di Piemonte, to Centre for Epidemiology, National Board of Health and Welfare, Stockholm, Sweden", en *G. Ital. Cardio.*, 29 (6), junio de 1999.

DANE, Ministerio de Salud, Organización Panamericana de la Salud, Organización Mundial de la Salud, *Indicadores de pobreza-95*, serie 1998.

DARRAS, C. "Diferencias de mortalidad infantil dentro de Bolivia", en *Revista Panamericana de Salud Pública*, vol. 4, n.º 6, Washington, D. C., 1998.

ESLAVA C., J. C. "A la búsqueda de una transformación de la práctica médica que incorpore los recursos metodológicos de las ciencias sociales", *Revista Facultad de Medicina de la Universidad Nacional*, vol. 48, n.º 1, enero-marzo de 2000.

ESLAVA C., J. C. "Seguridad social en salud: reforma a la reforma", *Revista de Salud Pública*, 1 (2), 1999.

FAGGIANO, F.; R. ZANETTI, S. ROSSO y G. COSTA. "Social Differences in Cancer Incidence, Fatality, and Mortality in Turin Dipartimento di Sanità Pubblica-Università di Torino", en *Epidemiologic Prev.*, 23 (4), octubre-diciembre de 1999.

FERES, JUAN CARLOS y XAVIER MANCERO. *El método de las necesidades básicas insatisfechas NBI y sus aplicaciones en América Latina. División de estadística y proyecciones económicas*, Serie Estudios estadísticos y prospectivos, CEPAL-ACLAC, Santiago de Chile, febrero de 2001.

FLÓREZ, CARMEN E. *Las transformaciones sociodemográficas en Colombia*, Bogotá, 2001.

FLÓREZ, C. E.; T. M. TONO y O. A. NUPIA. *Medición y realidad de las inequidades en salud en Colombia 1990-2000*, Bogotá, CEDE, Universidad de los Andes y Centro de Gestión Hospitalaria, 2001.

FRANCO, A. "Seguridad social y salud en Colombia", *Revista de Salud Pública*, 2 (1), 2000.

FRANCO AGUDELO, S. "Violencia y salud en Colombia", *Revista Panamericana de Salud Pública*, vol. 1, n.º 2, Washington, D. C., febrero de 1997.

FRANCO GIRALDO, ÁLVARO. "La salud pública y la seguridad social en Colombia", *Revista de la Facultad Nacional de Salud Pública*, vol. 13, n.º 1, junio-diciembre de 1995.

FRENK, J.; M. A. GONZÁLEZ BLOCK, P. HERNÁNDEZ y R. LOZANO. *La reforma de los sistemas de salud y la superación de la pobreza en América Latina.*

Fundación Corona, FESCOL, FES, FRB e IVÁN JARAMILLO. *El futuro de la salud en Colombia, Ley 100 de 1993 cinco años después*, 4.ª ed., Bogotá, Fundación Corona, 1999.

Fundación Corona. *Situación actual y principales retos del sector salud*, noviembre de 2002.

Hernández, M. "El derecho a la salud en Colombia", *Revista de Salud Pública*, 2 (2), 2000.

Herrera, V. "Régimen subsidiado en salud: evolución y problemática", en *Revista de Salud Pública*, 1 (3), 1999.

Icontec. *Tesis y otros trabajos de grado. Compendio de normas técnicas*, Bogotá, Icontec, abril de 2002

Instituto de Salud en el Trópico, Instituto Nacional de Salud, Organización Panamericana de la Salud. *Situación de la salud en Colombia. Primer curso, memorias*, Bogotá, 1995.

Instituto Nacional de Salud. *La mortalidad en Colombia*, vol. v, "Niveles ajustados de mortalidad por secciones del país 1973-1985, y análisis de causas por sexo y edad 1979-1981".

Krasnik, A. "The Concept of Equity in Health Services Research", en *Scand. J. Soc. Med.*, 24, 1996.

Lazarsfeld, P. F.; W. H. Sewell y H. L. Wilensky. *Planificación sociológica de los problemas sociales.*

Londoño F., J. L. "La carga de la enfermedad, un nuevo indicador en el campo de la salud pública", *Revista de la Facultad Nacional de Salud Pública*, vol. 13, n.º 2, enero-junio de 1996.

Londoño, J. L.; H. Grisales, S. Fernández, B. Agudelo y J. Sánchez. *Años potenciales de vida perdidos por la población de Medellín 1994-1996*, Medellín, Facultad Nacional de Salud Pública "Héctor Abad Gómez", 1999.

Lynch, J. W.; G. D. Smith, G. A. Kaplan y J. S. House. "Income Inequality and Mortality: Importance to Health of Individual Income, Psychosocial Environment, or Material Conditions", *bmj*, 320, 2000.

Málaga, H.; M. C. Latorre, J. Cárdenas, H. Montiel, C. Sampson, María C. de Taborda, T. R. Granados y D. Pastor. "Equidad y reforma en salud en Colombia", *Revista de Salud Pública*, vol. 2, n.º 3, Memorias Club de Revistas, Las condiciones de Salud en las Américas, Washington, D. C., ops., 1994, publicación científica n.º 549.

Málaga, H.; M. Latorre, J. Cárdenas, H. Montiel, C. Sampson, M. C. de Taborda et ál. "Equidad y reforma en salud en Colombia", *Revista de Salud Pública*, 2 (3).

Martínez, Patricia; Luis A. Rodríguez, C. Agudelo y A. Carlos. "Equidad en la política de reforma del sistema de salud", *Revista de Salud Pública de la Universidad Nacional de Colombia*, vol. 3, n.º 1, 2001.

Ministerio de Salud, dane-ev. *Manual de principios y procedimientos. Sistema de registro civil y estadísticas vitales*, Bogotá, 1997.

Ministerio de Salud, Dirección Nacional de Planeacion y F. Yepes. *La salud en Colombia, Análisis socio-histórico*, 1990.

Ministerio de Salud, Instituto Nacional de Salud y F. J. Ortiz. "Transición epidemiológica: hacia la búsqueda de un modelo", en *Informe quincenal epidemiológico nacional*, vol. 4, n.º 24, diciembre de 1999.

Rodríguez, J. y H. M. Gallardo. "La transición epidemiológica en Colombia, 1985-1995", en *Informe quincenal epidemiológico nacional*, vol. 4, n.º 14, julio de 1999.

Salud y Desarrollo. *Informe quincenal epidemiológico nacional*, vol. 3, n.º 24, diciembre de 1998.

Morales, L. G. *El financiamiento del sistema de seguridad social en salud en Colombia*, cepal 55, Serie Financiamiento del Desarrollo, 1997.

Moss, N. "Socioeconomic Disparities in Health in the US: an Agenda for Action", en *Soc. Sci. Med.*, 51 (11), diciembre de 2000.

Navarro, V. y L. Shi. "The Political Context of Social Inequalities and Health", en *Soc. Sci. Med.*, 52 (3), Baltimore, Department of Health Policy and Management, School of Hygiene & Public Health, Johns Hopkins University, febrero de 2001.

Olivares Altuve, Régulo. *Las bases sociales de la práctica médica y la salud pública*, t. i, Universidad de Caracas, Venezuela.

ops, oms, Fundación Antonio Restrepo Barco, Fundación fes, Institute for Mental Health Initiatives y Asociación Colombiana de Actores, Directores y Dramaturgos. *Memorias: "Prevención de la violencia: una oportunidad para los medios"*, 1998.

Organización Mundial de la Salud, E. E. Gakidou, C. J. L. Murria, y J. Frenk. *Mejorar el desempeño de los sistemas de salud*, Ginebra, oms, 2000. *Defining and Measuring Health Inequality: an Approach Based on the Distribution of Health Expectancy*, who, 2000, 78 (1).

Organización Mundial de la Salud. *Informe sobre la salud en el mundo 2000. Mejorar el desempeño de los sistemas de salud*, 2001.

Organización Panamericana de la Salud, oms. *Programa de análisis de situación de Salud*, hdp pwr-Colombia, curso-taller de evaluación de servicios de salud, Materiales de lectura y trabajo, agosto de 1997.

Organización Panamericana de la Salud, Comisión Económica para América Latina y el Caribe. *Salud, equidad y transformación productiva en América Latina y el Caribe*, Washington, D. C., ops, cepal, 1997, Cuaderno Técnico n.º 46.

Organización Panamericana de la Salud. *La salud en las Américas*, Washington, D. C., ops, 1990.

Organización Panamericana de la Salud. *La salud en las américas*, publicación científica n.º 569, Washington, D. C., ops, 1998.

Organización Panamericana de la Salud. *Metodología para la evaluación y el seguimiento de la reforma del sector salud en América Latina y el Caribe*, Washington D. C., ops, 1998.

Organización Panamericana de la Salud. *Situación de salud en Colombia. Indicadores básicos 2001*, ops, 2001.

Restrepo, H. *La promoción de la salud y la nueva práctica de la salud pública*, 1997.

Rico Velasco, Jesús. *Demografía social y salud pública.*

Rodríguez, O. "Financiación y flexibilización laboral el plan de desarrollo 'Cambio para construir la paz'", *Revista Salud Pública*, 1 (2), 1999.

Roselli, D.; A. Otero, D. Séller, C. Calderón, I. Moreno y A. Pérez. *La medicina especializada en Colombia*, Bogotá, Centro Editorial Javeriano, 2000.

Rosen, M. "Data Needs in Studies on Equity in Health and Access to Care-ethical Considerations", en *Acta Oncol*, 38 (1), 1999.

Sánchez, F. y J. M. Núñez. "La Ley 100/93 sí llegó a las personas de menores ingresos", *Revista Vía Salud*, (9), tercer trimestre de 1999.

Sarmiento, A.; L. C. Delgado y C. A. Reyes. *Gasto público en servicios sociales básicos en Colombia*, Bogotá, Misión Social-dnp, undp, unicef, noviembre de 1998.

Secretaría Distrital de Salud de Bogotá. *Boletín epidemiológico distrital*, vol. 4, n.º 6

Secretaría Distrital de Salud de Bogotá. *Boletín epidemiológico distrital*, vol. 5, n.º 3.

Secretaría Distrital de Salud de Bogotá. *Boletín epidemiológico distrital*, vol. 5, n.os 1 a 7.

Secretaría Distrital de Salud de Bogotá. *Boletín epidemiológico distrital*, vol. 6, n.º 5

Secretaría Distrital de Salud de Bogotá. *Boletín epidemiológico distrital*, vol. 6, n.os 9 y 10 y 11.

Secretaría Distrital de Salud de Bogotá. *Investigaciones en seguridad social y salud*, n.º 2, enero-diciembre de 2000.

Secretaría Distrital de Salud de Bogotá. "Dirección de Aseguramiento. Afiliados al régimen subsidiado de salud en Bogotá, D. C. julio de 2002", *Revista Trimestral de la Secretaría Distrital de Salud de Bogotá, D. C.*, n.º 3.

Secretaría Distrital de Salud de Bogotá. *Dirección de Salud Pública. Protocolos de Vigilancia de la Salud Pública*, Bogotá, 2001.

Secretaría Distrital de Salud de Bogotá. *La carga de la enfermedad en Santafé de Bogotá. Indicadores años de vida ajustados por discapacidad (avisa) y mortalidad para la serie 1985-1996*, Bogotá, 2001.

Sen, A. y J. Dreze. *Hunger and Public Action*, Clarendon, Oxford, 1989.

Sen, A. y J. Dreze. *Poverty and Famines: an Essay on Entitlement and Deprivation*, Oxford, Oxford University Press, 1981.

Sen, A. y J. Dreze. *Resources, Values and Development*, Brazil, Blackwell, 1984.

Susser, M. "Health as a Human Right: an Epidemiologist's Perspective on the Public Health", *American Journal Public Health*, 83 (3), marzo de 1993.

Tono, M. T. "La evolución del acceso a la salud en Colombia, ¿Subsidios a la oferta o la demanda?", *Revista Vía Salud*, n.º 12, 2000.

Uga, A.; C. M. Almeida, C. Landmann Szwarcwald, C. Travassos, F. Viacava, J. Mendes Ribeiro, C. N. de Rosario, P. M. Buss y S. M. Porto. "Consideraciones sobre el informe de la oms-2000", *Revista de Salud Pública de la Universidad Nacional de Colombia*, vol. 3, n.º 1, 2001.

Vasco, Alberto. *Salud medicina y clases sociales.*

Veeduría Distrital. *Vivir en Bogotá*, 8.ª ed., noviembre de 2002; Vulnerabilidad social en Bogotá, 2002.

Vega Franco, L. "La salud en el contexto de la nueva salud pública", *Revista de la Facultad Nacional de Salud Pública de Antioquia*, enero-junio de 2000.

Vega Romero, R. *Evaluación de políticas de salud en relación con justicia social.*

Wartenberg, L. (comp.), Universidad Externado de Colombia, Fondo de Población de las Naciones Unidas, Bogotá, julio de 2003.

Whitehead, M. *The Concepts and Principles of Equity and Health*, Copenhague, who Regional Office for Europe (euro), 1990.

Wise, P. H.; M. Kotelchuck, M. L. Wilson y M. N. Mills. "Racial and Socioeconomic Disparities in Childhood Mortality in Boston", en *England Journal Medicine*, 8, 313 (6), agosto de 1985.

Yen, I. H. y S. L. Syme. "The Social Environment and Health: a Discussion of the Epidemiologic Literature", en *Ann. Rev. Public. Health*, 20, 1999.

Anexo 1. Defunciones Bogotá - 2001. Total

Agrupación en 103 causas. Distribución por causa y sexo

Causa de muerte	Hombres				Mujeres				Total			
	Defunc.	N. O.	Tasa	Porcen.	Defunc.	N. O.	Tasa	Porcen	Defunc.	N. O.	Tasa	Porcen.
Enfermedades isquémicas del corazón	1.620	2	52,97	12,10%	1.386	1	40,26	12,43%	3.006	1	46,24	12,25%
Enfermedades cerebrovasculares	734	3	24,00	5,48%	1.162	2	33,75	10,42%	1.896	2	29,16	7,73%
Agresiones	1.731	1	56,60	12,93%	156	22	4,53	1,40%	1.887	3	29,03	7,69%
Otras enfermedades del corazón	507	7	16,58	3,79%	681	3	19,78	6,11%	1.188	4	18,27	4,84%
Enfermedades crónicas de las vías respiratorias inferiores	566	4	18,51	4,23%	506	5	14,70	4,54%	1.072	5	16,49	4,37%
Diabetes *mellitus*	435	10	14,22	3,25%	545	4	15,83	4,89%	980	6	15,07	3,99%
Ciertas afecciones originadas en el periodo perinatal	564	5	18,44	4,21%	380	10	11,04	3,41%	944	7	14,52	3,85%
Resto de enfermedades del sistema digestivo	445	9	14,55	3,32%	441	6	12,81	3,96%	886	8	13,63	3,61%
Neumonía	448	8	14,65	3,35%	387	9	11,24	3,47%	835	9	12,84	3,40%
Resto de tumores malignos	384	13	12,56	2,87%	412	7	11,97	3,70%	796	10	12,24	3,24%
Accidentes de transporte	563	6	18,41	4,21%	187	18	5,43	1,68%	750	11	11,54	3,06%
Tumor maligno del estómago	427	11	13,96	3,19%	295	12	8,57	2,65%	722	12	11,11	2,94%
Enfermedades hipertensivas	253	18	8,27	1,89%	403	8	11,71	3,62%	656	13	10,09	2,67%
Todas las demás causas externas	401	12	13,11	3,00%	152	23	4,42	1,36%	553	14	8,51	2,25%
Síntomas, signos y hallazgos anormales clínicos y de laboratorio, no clasificados en otra parte	335	15	10,95	2,50%	183	19	5,32	1,64%	518	15	7,97	2,11%
Malformaciones congénitas, deformidades y anomalías cromosómicas	259	17	8,47	1,93%	230	13	6,68	2,06%	489	16	7,52	1,99%
Resto de enfermedades del sistema genitourinario	240	19	7,85	1,79%	229	14	6,65	2,05%	469	17	7,21	1,91%
Resto de enfermedades del sistema respiratorio	194	22	6,34	1,45%	213	16	6,19	1,91%	407	18	6,26	1,66%
Enfermedad por virus de la inmunodeficiencia humana (VIH)	338	14	11,05	2,52%	44	42	1,28	0,39%	382	19	5,88	1,56%
Resto de enfermedades del sistema circulatorio	210	21	6,87	1,57%	161	20	4,68	1,44%	371	20	5,71	1,51%
Resto de enfermedades del sistema nervioso	184	24	6,02	1,37%	149	24	4,33	1,34%	333	21	5,12	1,36%
Tumor maligno del colon, del recto y del ano	132	26	4,32	0,99%	195	17	5,66	1,75%	327	22	5,03	1,33%

Tasa por 100.000

Anexo 1. Defunciones Bogotá - 2001. Total (cont.)

Agrupación en 103 causas. Distribución por causa y sexo

Causa de muerte	Hombres				Mujeres				Total			
	Defunc.	N. O.	Tasa	Porcen.	Defunc.	N. O.	Tasa	Porcen	Defunc.	N. O.	Tasa	Porcen.
Tumor maligno de mama	2	65	0,07	0,02%	323	11	9,38	2,90%	325	23	5,00	1,32%
Tumor maligno de la tráquea, de los bronquios y del pulmón	186	23	6,08	1,39%	136	25	3,95	1,22%	322	24	4,95	1,31%
Enfermedades del hígado	184	25	6,02	1,37%	126	26	3,66	1,13%	310	25	4,77	1,26%
Lesiones autoinfligidas intencionalmente	240	20	7,85	1,79%	58	40	1,68	0,52%	298	26	4,58	1,21%
Tumor maligno de la próstata	284	16	9,29	2,12%		76			284	27	4,37	1,16%
Leucemia	120	28	3,92	0,90%	115	28	3,34	1,03%	235	28	3,61	0,96%
Tumor maligno del cuello del útero		71		0,00%	223	15	6,48	2,00%	223	29	3,43	0,91%
Enfermedades del sistema osteomuscular y del tejido conjuntivo	53	37	1,73	0,40%	158	21	4,59	1,42%	211	30	3,25	0,86%
Resto de tumores	87	30	2,84	0,65%	89	30	2,59	0,80%	176	31	2,71	0,72%
Tumor maligno de las meninges, del encéfalo y de otras partes del sistema nervioso central	103	29	3,37	0,77%	72	36	2,09	0,65%	175	32	2,69	0,71%
Tumor maligno del hígado y de las vías biliares intrahepáticas	76	32	2,48	0,57%	89	31	2,59	0,80%	165	33	2,54	0,67%
Tumor maligno del páncreas	62	36	2,03	0,46%	93	29	2,70	0,83%	155	34	2,38	0,63%
Caídas	122	27	3,99		31	46	0,90	0,28%	153	35	2,35	0,62%
Linfoma no Hodgkin	65	35	2,13	0,49%	84	32	2,44	0,75%	149	36	2,29	0,61%
Septicemia	67	34	2,19	0,50%	82	33	2,38	0,74%	149	37	2,29	0,61%
Úlcera gástrica y duodenal	79	31	2,58	0,59%	48	41	1,39	0,43%	127	38	1,95	0,52%
Tumor maligno del ovario		72	0,00	0,00%	124	27	3,60	1,11%	124	39	1,91	0,51%
Desnutrición	48	38	1,57	0,36%	69	37	2,00	0,62%	117	40	1,80	0,48%
Tumor maligno del esófago	75	33	2,45	0,56%	33	45	0,96	0,30%	108	41	1,66	0,44%
Enfermedades de la piel y del tejido subcutáneo	32	43	1,05	0,24%	73	35	2,12	0,65%	105	42	1,62	0,43%
Diarrea y gastroenteritis de presunto origen infeccioso	44	39	1,44	0,33%	59	39	1,71	0,53%	103	43	1,58	0,42%
Tumor maligno de otras partes y de las no especificadas del útero		73	0,00	0,00%	81	34	2,35	0,73%	81	44	1,25	0,33%

Tasa por 100.000

Anexo 1. Defunciones Bogotá - 2001. Total (cont.)												
Agrupación en 103 causas. Distribución por causa y sexo												
Causa de muerte	Hombres				Mujeres				Total			
	Defunc.	N. O.	Tasa	Porcen.	Defunc.	N. O.	Tasa	Porcen	Defunc.	N. O.	Tasa	Porcen.
Tumores malignos del labio, de la cavidad bucal y de la faringe	43	40	1,41	0,32%	19	54	0,55	0,17%	62	45	0,95	0,25%
Otras muertes obstétricas directas		74	0,00	0,00%	61	38	1,77	0,55%	61	46	0,94	0,25%
Resto de ciertas enfermedades infecciosas y parasitarias	41	41	1,34	0,31%	20	53	0,58	0,18%	61	47	0,94	0,25%
Fiebre reumática aguda y enfermedades cardíacas reumáticas crónicas	14	56	0,46	0,10%	43	43	1,25	0,39%	57	48	0,88	0,23%
Resto de enfermedades de la sangre y de los órganos hemato-poyéticos, y ciertos trastornos que afectan el mecanismo de la inmunidad	28	46	0,92	0,21%	29	47	0,84	0,26%	57	49	0,88	0,23%
Mieloma múltiple y tumores malignos de células plasmáticas	31	44	1,01	0,23%	25	49	0,73	0,22%	56	50	0,86	0,23%
Meningitis	30	45	0,98	0,22%	22	51	0,64	0,20%	52	51	0,80	0,21%
Tumor maligno de la vejiga urinaria	27	47	0,88	0,20%	24	50	0,70	0,22%	51	53	0,78	0,21%
Tuberculosis respiratoria	39	42	1,28	0,29%	12	59	0,35	0,11%	51	52	0,78	0,21%
Resto de enfermedades endocrinas, nutricionales y metabólicas	14	57	0,46	0,10%	35	44	1,02	0,31%	49	54	0,75	0,20%
Aterosclerosis	19	52	0,62	0,14%	29	48	0,84	0,26%	48	55	0,74	0,20%
Anemias	24	49	0,78	0,18%	19	55	0,55	0,17%	43	56	0,66	0,18%
Enfermedades renales, glomerulares y tubulointersticiales	15	55	0,49	0,11%	21	52	0,61	0,19%	36	57	0,55	0,15%
Melanoma maligno de la piel	20	51	0,65	0,15%	15	58	0,44	0,13%	35	58	0,54	0,14%
Tumor maligno de la laringe	26	48	0,85	0,19%	8	63	0,23	0,07%	34	59	0,52	0,14%
Otras infecciones agudas de las vías respiratorias inferiores	24	50	0,78	0,18%	9	61	0,26	0,08%	33	60	0,51	0,13%
Hepatitis viral	17	53	0,56	0,13%	11	60	0,32	0,01%	28	61	0,43	0,11%
Enfermedad de Alzheimer	6	63	0,20	0,04%	16	56	0,46	0,14%	22	62	0,34	0,09%
Exposición al humo, fuego y llamas	12	58	0,39	0,09%	9	62	0,26	0,08%	21	63	0,32	0,09%
Otras tuberculosis	17	54	0,56	0,13%	1	73	0,03	0,01%	18	64	0,28	0,07%
Muertes obstétricas indirectas		75	0,00	0,00%	16	57	0,46	0,14%	16	65	0,25	0,07%

Tasa por 100.000

Anexo 1. Defunciones Bogotá - 2001. Total (cont.)												
Agrupación en 103 causas. Distribución por causa y sexo												
Causa de muerte	Hombres				Mujeres				Total			
	Defunc.	N. O.	Tasa	Porcen.	Defunc.	N. O.	Tasa	Porcen	Defunc.	N. O.	Tasa	Porcen.
Ahogamiento y sumersión accidentales	9	59	0,29	0,07%	6	65	0,17	0,05%	15	66	0,23	0,06%
Tripanosomiasis	8	61	0,26	0,06%	6	66	0,17	0,05%	14	67	0,22	0,06%
Otras enfermedades infecciosas intestinales	7	62	0,23	0,05%	4	68	0,12	0,04%	11	69	0,17	0,04%
Envenenamiento accidental por, y exposición a sustancias nocivas	9	60	0,29	0,07%	2	70	0,06	0,02%	11	68	0,17	0,04%
Resto de embarazo, parto y puerperio		76	0,00	0,00%	8	64	0,23	0,07%	8	70	0,12	0,03%
Tos ferina	4	64	0,13	0,03%	3	69	0,09	0,03%	7	71	0,11	0,03%
Embarazo terminado en aborto		77	0,00	0,00%	6	67	0,17	0,05%	6	72	0,09	0,02%
Infecciones con un modo de transmisión predominantemente sexual	2	66	0,07	0,02%	2	71	0,06	0,02%	4	73	0,06	0,02%
Paludismo (malaria)	0	69	0,00	0,00%	2	72	0,06	0,02%	2	76	0,03	0,01%
Infección meningocócica	1	68	0,03	0,01%	1	74	0,03	0,01%	2	74	0,03	0,01%
Influenza (gripe)	2	67	0,07	0,02%		77			2	75	0,03	0,01%
Resto de trastornos mentales y del comportamiento	0	70	0,00	0,00%	1	75	0,03	0,01%	1	77	0,02	0,00%
Total general	13.388		437,73		1.1148		323,83		24.536		377,41	

Tasa por 100.000

Anexo 2. Defunciones Bogotá - 2001. Menores de 1 año

Agrupación en 103 causas. Distribución por causa y sexo

Causa de muerte	Hombres				Mujeres				Total			
	Defunc.	N. O.	Tasa	Porcen.	Defunc.	N. O.	Tasa	Porcen	Defunc.	N. O.	Tasa	Porcen.
Ciertas afecciones originadas en el periodo perinatal	561	1	765,34	48,95%	380	1	529,63	45,51%	941	1	648,8	47,50%
Malformaciones congénitas, deformidades y anomalías cromosómicas	226	2	308,32	19,72%	198	2	275,96	23,71%	424	2	292,3	21,40%
Neumonía	112	3	152,79	9,77%	72	3	100,35	8,62%	184	3	126,9	9,29%
Síntomas, signos y hallazgos anormales clínicos y de laboratorio, no clasificados en otra parte	41	4	55,93	3,58%	31	4	43,20	3,71%	72	4	49,6	3,63%
Todas las demás causas externas	33	5	45,02	2,88%	27	5	37,63	3,23%	60	5	41,4	3,03%
Resto de enfermedades del sistema respiratorio	20	7	27,28	1,75%	23	6	32,05	2,75%	43	6	29,6	2,17%
Diarrea y gastroenteritis de presunto origen infeccioso	20	6	27,28	1,75%	18	7	25,08	2,16%	38	7	26,2	1,92%
Resto de enfermedades del sistema nervioso	17	8	23,19	1,48%	8	9	11,15	0,96%	25	8	17,2	1,26%
Septicemia	11	11	15,00	0,96%	13	8	18,11	1,56%	24	9	16,5	1,21%
Otras infecciones agudas de las vías respiratorias inferiores	16	9	21,82	1,40%	6	13	8,36	0,72%	22	10	15,2	1,11%
Resto de enfermedades del sistema digestivo	13	10	17,73	1,13%	8	10	11,15	0,96%	21	11	14,5	1,06%
Meningitis	9	13	12,27	0,79%	8	11	11,15	0,96%	17	12	11,7	0,86%
Otras enfermedades del corazón	10	12	13,64	0,87%	7	12	9,75	0,84%	17	13	11,7	0,86%
Desnutrición	8	15	10,91	0,70%	4	14	5,57	0,48%	12	14	8,3	0,61%
Resto de ciertas enfermedades infecciosas y parasitarias	8	16	10,91	0,70%	4	15	5,57	0,48%	12	15	8,3	0,61%
Resto de enfermedades del sistema genitourinario	9	14	12,27	0,79%	3	16	4,18	0,36%	12	16	8,3	0,61%
Tos ferina	4	18	5,45	0,35%	3	17	4,18	0,36%	7	17	4,8	0,35%
Enfermedades crónicas de las vías respiratorias inferiores	4	17	5,45	0,35%	2	19	2,78	0,24%	6	18	4,1	0,30%
Otras enfermedades infecciosas intestinales	3	19	4,09	0,26%	2	20	2,78	0,24%	5	19	3,4	0,25%
Enfermedades cerebrovasculares	1	29	1,36	0,09%	3	18	4,18	0,36%	4	20	2,8	0,20%
Resto de tumores	3	20	4,09	0,26%	1	25	1,39	0,12%	4	21	2,8	0,20%
Agresiones	1	27	1,36	0,09%	2	21	2,78	0,24%	3	22	2,1	0,15%

Tasa por 100.000

Anexo 2. Defunciones Bogotá - 2001. Menores de 1 año (cont.)

Agrupación en 103 causas. Distribución por causa y sexo

Causa de muerte	Hombres				Mujeres				Total			
	Defunc.	N. O.	Tasa	Porcen.	Defunc.	N. O.	Tasa	Porcen	Defunc.	N. O.	Tasa	Porcen.
Resto de enfermedades endocrinas, nutricionales y metabólicas	1	32	1,36	0,09%	2	22	2,78	0,24%	3	23	2,1	0,15%
Enfermedades del hígado	2	23	2,72	0,17%	1	26	1,39	0,12%	3	24	2,1	0,15%
Infecciones con un modo de transmisión predominantemente sexual					2	23	2,78	0,24%	2	25	1,4	0,10%
Leucemia					2	24	2,78	0,24%	2	26	1,4	0,10%
Caídas	1	28	1,36	0,09%	1	27	1,39	0,12%	2	27	1,4	0,10%
Anemias	2	21	2,72	0,17%				0,00%	2	28	1,4	0,10%
Enfermedad por virus de la inmunodeficiencia humana (VIH)	2	22	2,72	0,17%				0,00%	2	29	1,4	0,10%
Resto de enfermedades de la sangre y de los órganos hematopoyéticos, y ciertos trastornos que afectan el mecanismo de la inmunidad	2	24	2,72	0,17%				0,00%	2	30	1,4	0,10%
Resto de tumores malignos	2	25	2,72	0,17%				0,00%	2	31	1,4	0,10%
Tumor maligno de las meninges, del encéfalo y de otras partes del sistema nervioso central	2	26	2,72	0,17%				0,00%	2	32	1,4	0,10%
Accidentes de transporte					1	28	1,39	0,12%	1	33	0,7	0,05%
Enfermedades renales, glomerulares y tubulointersticiales					1	29	1,39	0,12%	1	34	0,7	0,05%
Infección meningocócica					1	30	1,39	0,12%	1	35	0,7	0,05%
Úlcera gástrica y duodenal					1	31	1,39	0,12%	1	36	0,7	0,05%
Enfermedades isquémicas del corazón	1	30	1,36	0,09%				0,00%	1	37	0,7	0,05%
Resto de enfermedades del sistema circulatorio	1	31	1,36	0,09%				0,00%	1	38	0,7	0,05%
Total general	1.146		1.563,43		835		1.163,79		1.981		1.365,8	

Tasa por 100.000

Anexo 3. Defunciones Bogotá - 2001. 1 a 4 años

Agrupación en 103 causas. Distribución por causa y sexo

Causa de muerte	Hombres				Mujeres				Total			
	Defunc.	N. O.	Tasa	Porcen.	Defunc.	N. O.	Tasa	Porcen	Defunc.	N. O.	Tasa	Porcen.
Neumonía	21	1	7,6	12,00%	19	1	7,0	12,93%	40	1	7,3	12,42%
Malformaciones congénitas, deformidades y anomalías cromosómicas	15	3	5,4	8,57%	19	2	7,0	12,93%	34	2	6,2	10,56%
Todas las demás causas externas	21	2	7,6	12,00%	12	4	4,4	8,16%	33	3	6,1	10,25%
Síntomas, signos y hallazgos anormales clínicos y de laboratorio, no clasificados en otra parte	11	5	4,0	6,29%	17	3	6,3	11,56%	28	4	5,1	8,70%
Accidentes de transporte	11	4	4,0	6,29%	7	6	2,6	4,76%	18	5	3,3	5,59%
Diarrea y gastroenteritis de presunto origen infeccioso	7	6	2,5	4,00%	7	7	2,6	4,76%	14	6	2,6	4,35%
Resto de enfermedades del sistema nervioso	7	7	2,5	4,00%	7	8	2,6	4,76%	14	7	2,6	4,35%
Resto de enfermedades del sistema respiratorio	3	22	1,1	1,71%	9	5	3,3	6,12%	12	8	2,2	3,73%
Ahogamiento y sumersión accidentales	6	8	2,2	3,43%	6	9	2,2	4,08%	12	9	2,2	3,73%
Leucemia	6	9	2,2	3,43%	4	11	1,5	2,72%	10	10	1,8	3,11%
Resto de enfermedades del sistema digestivo	5	11	1,8	2,86%	4	12	1,5	2,72%	9	11	1,7	2,80%
Desnutrición	3	18	1,1	1,71%	5	10	1,9	3,40%	8	12	1,5	2,48%
Otras enfermedades del corazón	3	19	1,1	1,71%	4	13	1,5	2,72%	7	13	1,3	2,17%
Resto de tumores malignos	4	15	1,5	2,29%	3	14	1,1	2,04%	7	14	1,3	2,17%
Tumor maligno de las meninges, del encéfalo y de otras partes del sistema nervioso central	5	12	1,8	2,86%	2	16	0,7	1,36%	7	15	1,3	2,17%
Agresiones	3	16	1,1	1,71%	3	15	1,1	2,04%	6	16	1,1	1,86%
Resto de ciertas enfermedades infecciosas y parasitarias	3	20	1,1	1,71%	2	17	0,7	1,36%	5	17	0,9	1,55%
Resto de enfermedades del sistema genitourinario	3	21	1,1	1,71%	2	18	0,7	1,36%	5	18	0,9	1,55%
Septicemia	3	23	1,1	1,71%	2	19	0,7	1,36%	5	19	0,9	1,55%
Caídas	5	10	1,8	2,86%					5	20	0,9	1,55%
Exposición al humo, fuego y llamas	2	27	0,7	1,14%	2	20	0,7	1,36%	4	21	0,7	1,24%

Tasa por 100.000

Anexo 3. Defunciones Bogotá - 2001. 1 a 4 años (cont.)

Agrupación en 103 causas. Distribución por causa y sexo

Causa de muerte	Hombres				Mujeres				Total			
	Defunc.	N. O.	Tasa	Porcen.	Defunc.	N. O.	Tasa	Porcen	Defunc.	N. O.	Tasa	Porcen.
Otras infecciones agudas de las vías respiratorias inferiores	4	13	1,5	2,29%					4	22	0,7	1,24%
Resto de enfermedades de la sangre y de los órganos hematopoyéticos, y ciertos trastornos que afectan el mecanismo de la inmunidad	4	14	1,5	2,29%					4	23	0,7	1,24%
Enfermedades del hígado	2	25	0,7	1,14%	1	22	0,4	0,68%	3	24	0,6	0,93%
Envenenamiento accidental por, y exposición a sustancias nocivas	2	26	0,7	1,14%	1	23	0,4	0,68%	3	25	0,6	0,93%
Linfoma no Hodgkin	2	29	0,7	1,14%	1	24	0,4	0,68%	3	26	0,6	0,93%
Resto de enfermedades endocrinas, nutricionales y metabólicas	2	30	0,7	1,14%	1	25	0,4	0,68%	3	27	0,6	0,93%
Ciertas afecciones originadas en el periodo perinatal	3	17	1,1	1,71%					3	28	0,6	0,93%
Otras enfermedades infecciosas intestinales		40	0,0	0,00%	2	21	0,7	1,36%	2	29	0,4	0,62%
Anemias	1	31	0,4	0,57%	1	26	0,4	0,68%	2	30	0,4	0,62%
Enfermedades cerebrovasculares	2	24	0,7	1,14%					2	31	0,4	0,62%
Influenza (gripe)	2	28	0,7	1,14%					2	32	0,4	0,62%
Diabetes *mellitus*		36	0,0	0,00%	1	27	0,4	0,68%	1	33	0,2	0,31%
Enfermedades crónicas de las vías respiratorias inferiores		37	0,0	0,00%	1	28	0,4	0,68%	1	34	0,2	0,31%
Enfermedades de la piel y del tejido subcutáneo		38	0,0	0,00%	1	29	0,4	0,68%	1	35	0,2	0,31%
Meningitis		39	0,0	0,00%	1	30	0,4	0,68%	1	36	0,2	0,31%
Enfermedad por virus de la inmunodeficiencia humana (VIH)	1	32	0,4	0,57%					1	37	0,2	0,31%
Enfermedades isquémicas del corazón	1	33	0,4	0,57%					1	38	0,2	0,31%
Hepatitis viral	1	34	0,4	0,57%					1	39	0,2	0,31%
Resto de tumores	1	35	0,4	0,57%					1	40	0,2	0,31%
Total general	175		63,6		147		54,4		322		59,0	

Tasa por 100.000

Anexo 4. Defunciones Bogotá - 2001. 5 a 14 años

Agrupación en 103 causas. Distribución por causa y sexo

Causa de muerte	Hombres				Mujeres				Total			
	Defunc.	N. O.	Tasa	Porcen.	Defunc.	N. O.	Tasa	Porcen	Defunc.	N. O.	Tasa	Porcen.
Accidentes de transporte	34	1	5,8	20,61%	13	2	2,2	11,40%	47	1	4,0	16,85%
Leucemia	17	2	2,9	10,30%	14	1	2,4	12,28%	31	2	2,7	11,11%
Agresiones	15	3	2,6	9,09%	8	3	1,4	7,02%	23	3	2,0	8,24%
Malformaciones congénitas, deformidades y anomalías cromosómicas	12	4	2,1	7,27%	7	5	1,2	6,14%	19	4	1,6	6,81%
Todas las demás causas externas	10	6	1,7	6,06%	8	4	1,4	7,02%	18	5	1,5	6,45%
Resto de enfermedades del sistema nervioso	12	5	2,1	7,27%	4	10	0,7	3,51%	16	6	1,4	5,73%
Resto de tumores malignos	8	8	1,4	4,85%	5	8	0,9	4,39%	13	7	1,1	4,66%
Neumonía	9	7	1,5	5,45%	4	11	0,7	3,51%	13	8	1,1	4,66%
Resto de enfermedades del sistema digestivo	3	15	0,5	1,82%	6	6	1,0	5,26%	9	9	0,8	3,23%
Tumor maligno de las meninges, del encéfalo y de otras partes del sistema nervioso central	3	17	0,5	1,82%	6	7	1,0	5,26%	9	10	0,8	3,23%
Síntomas, signos y hallazgos anormales clínicos y de laboratorio, no clasificados en otra parte	3	16	0,5	1,82%	5	9	0,9	4,39%	8	11	0,7	2,87%
Otras enfermedades del corazón	4	11	0,7	2,42%	3	13	0,5	2,63%	7	12	0,6	2,51%
Enfermedades cerebrovasculares	2	19	0,3	1,21%	4	12	0,7	3,51%	6	13	0,5	2,15%
Lesiones autoinfligidas intencionalmente	5	9	0,9	3,03%	1	19	0,2	0,88%	6	14	0,5	2,15%
Enfermedades del sistema osteomuscular y del tejido conjuntivo	2	21	0,3	1,21%	3	14	0,5	2,63%	5	15	0,4	1,79%
Caídas	4	10	0,7	2,42%	1	20	0,2	0,88%	5	16	0,4	1,79%
Resto de enfermedades del sistema respiratorio	4	12	0,7	2,42%	1	21	0,2	0,88%	5	17	0,4	1,79%
Resto de tumores	1	26	0,2	0,61%	3	15	0,5	2,63%	4	18	0,3	1,43%
Desnutrición	2	18	0,3	1,21%	2	16	0,3	1,75%	4	19	0,3	1,43%
Resto de enfermedades del sistema genitourinario	1	25	0,2	0,61%	2	17	0,3	1,75%	3	20	0,3	1,08%
Meningitis	2	22	0,3	1,21%	1	22	0,2	0,88%	3	21	0,3	1,08%

Tasa por 100.000

Anexo 4. Defunciones Bogotá - 2001. 5 a 14 años (cont.)

Agrupación en 103 causas. Distribución por causa y sexo

Causa de muerte	Hombres				Mujeres				Total			
	Defunc.	N. O.	Tasa	Porcen.	Defunc.	N. O.	Tasa	Porcen	Defunc.	N. O.	Tasa	Porcen.
Exposición al humo, fuego y llamas	3	13	0,5	1,82%					3	22	0,3	1,08%
Linfoma no Hodgkin	3	14	0,5	1,82%					3	23	0,3	1,08%
Resto de ciertas enfermedades infecciosas y parasitarias					2	18	0,3	1,75%	2	24	0,2	0,72%
Anemias	1	23	0,2	0,61%	1	23	0,2	0,88%	2	25	0,2	0,72%
Envenenamiento accidental por, y exposición a sustancias nocivas	1	24	0,2	0,61%	1	24	0,2	0,88%	2	26	0,2	0,72%
Enfermedades del hígado	2	20	0,3	1,21%					2	27	0,2	0,72%
Diabetes *mellitus*					1	25	0,2	0,88%	1	28	0,1	0,36%
Diarrea y gastroenteritis de presunto origen infeccioso					1	26	0,2	0,88%	1	29	0,1	0,36%
Enfermedades crónicas de las vías respiratorias inferiores					1	27	0,2	0,88%	1	30	0,1	0,36%
Enfermedades de la piel y del tejido subcutáneo					1	28	0,2	0,88%	1	31	0,1	0,36%
Enfermedades hipertensivas					1	29	0,2	0,88%	1	32	0,1	0,36%
Fiebre reumática aguda y enfermedades cardíacas reumáticas crónicas					1	30	0,2	0,88%	1	33	0,1	0,36%
Otras infecciones agudas de las vías respiratorias inferiores					1	31	0,2	0,88%	1	34	0,1	0,36%
Resto de enfermedades de la sangre y de los órganos hematopoyéticos, y ciertos trastornos que afectan el mecanismo de la inmunidad					1	32	0,2	0,88%	1	35	0,1	0,36%
Resto de enfermedades endocrinas, nutricionales y metabólicas					1	33	0,2	0,88%	1	36	0,1	0,36%
Septicemia	1	27	0,2	0,61%					1	37	0,1	0,36%
Tumor maligno del páncreas	1	28	0,2	0,61%					1	38	0,1	0,36%
Total general	165		28,3		114		19,6		279		24,0	

Tasa por 100.000

Anexo 5 . Defunciones Bogotá - 2001. 15 a 44 años

Agrupación en 103 causas. Distribución por causa y sexo

Causa de muerte	Hombres				Mujeres				Total			
	Defunc.	N. O.	Tasa	Porcen.	Defunc.	N. O.	Tasa	Porcen	Defunc.	N. O.	Tasa	Porcen.
Agresiones	1.505	1	96,4	44,21%	105	1	5,8	8,12%	1.610	1	47,8	34,28%
Accidentes de transporte	320	2	20,5	9,40%	80	2	4,4	6,19%	400	2	11,9	8,52%
Enfermedad por virus de la inmunodeficiencia humana (VIH)	255	3	16,3	7,49%	36	14	2,0	2,78%	291	3	8,6	6,20%
Todas las demás causas externas	225	4	14,4	6,61%	40	12	2,2	3,09%	265	4	7,9	5,64%
Lesiones autoinfligidas intencionalmente	167	5	10,7	4,91%	48	9	2,7	3,71%	215	5	6,4	4,58%
Síntomas, signos y hallazgos anormales clínicos y de laboratorio, no clasificados en otra parte	128	6	8,2	3,76%	49	8	2,7	3,79%	177	6	5,3	3,77%
Resto de tumores malignos	70	7	4,5	2,06%	60	5	3,3	4,64%	130	7	3,9	2,77%
Enfermedades cerebrovasculares	46	11	2,9	1,35%	65	3	3,6	5,03%	111	8	3,3	2,36%
Resto de enfermedades del sistema nervioso	48	10	3,1	1,41%	44	10	2,4	3,40%	92	9	2,7	1,96%
Enfermedades isquémicas del corazón	57	8	3,7	1,67%	30	20	1,7	2,32%	87	10	2,6	1,85%
Resto de enfermedades del sistema digestivo	44	12	2,8	1,29%	40	13	2,2	3,09%	84	11	2,5	1,79%
Leucemia	39	13	2,5	1,15%	36	15	2,0	2,78%	75	12	2,2	1,60%
Otras enfermedades del corazón	37	14	2,4	1,09%	31	19	1,7	2,40%	68	13	2,0	1,45%
Neumonía	31	16	2,0	0,91%	36	16	2,0	2,78%	67	14	2,0	1,43%
Tumor maligno del estómago	36	15	2,3	1,06%	30	21	1,7	2,32%	66	15	2,0	1,41%
Otras muertes obstétricas directas					61	4	3,4	4,72%	61	16	1,8	1,30%
Caídas	55	9	3,5	1,62%	6	38	0,3	0,46%	61	17	1,8	1,30%
Diabetes *mellitus*	27	18	1,7	0,79%	32	17	1,8	2,47%	59	18	1,8	1,26%
Enfermedades del sistema osteomuscular y del tejido conjuntivo	14	23	0,9	0,41%	44	11	2,4	3,40%	58	19	1,7	1,23%
Resto de enfermedades del sistema genitourinario	20	20	1,3	0,59%	32	18	1,8	2,47%	52	20	1,5	1,11%
Tumor maligno de mama					50	6	2,8	3,87%	50	21	1,5	1,06%

Tasa por 100.000

Anexo 5 . Defunciones Bogotá - 2001. 15 a 44 años (cont.)

Agrupación en 103 causas. Distribución por causa y sexo

Causa de muerte	Hombres				Mujeres				Total			
	Defunc.	N. O.	Tasa	Porcen.	Defunc.	N. O.	Tasa	Porcen	Defunc.	N. O.	Tasa	Porcen.
Tumor maligno del cuello del útero					50	7	2,8	3,87%	50	22	1,5	1,06%
Tumor maligno de las meninges, del encéfalo y de otras partes del sistema nervioso central	28	17	1,8	0,82%	22	22	1,2	1,70%	50	23	1,5	1,06%
Resto de enfermedades del sistema respiratorio	26	19	1,7	0,76%	11	30	0,6	0,85%	37	24	1,1	0,79%
Tumor maligno del colon, del recto y del ano	14	26	0,9	0,41%	22	23	1,2	1,70%	36	25	1,1	0,77%
Linfoma no Hodgkin	14	24	0,9	0,41%	19	25	1,1	1,47%	33	26	1,0	0,70%
Resto de tumores	14	25	0,9	0,41%	14	28	0,8	1,08%	28	27	0,8	0,60%
Enfermedades del hígado	16	22	1,0	0,47%	12	29	0,7	0,93%	28	28	0,8	0,60%
Resto de enfermedades del sistema circulatorio	18	21	1,2	0,53%	8	33	0,4	0,62%	26	29	0,8	0,55%
Septicemia	8	33	0,5	0,24%	16	26	0,9	1,24%	24	30	0,7	0,51%
Tumor maligno del ovario					20	24	1,1	1,55%	20	31	0,6	0,43%
Enfermedades hipertensivas	10	29	0,6	0,29%	8	34	0,4	0,62%	18	32	0,5	0,38%
Tumor maligno de la tráquea, de los bronquios y del pulmón	12	28	0,8	0,35%	6	39	0,3	0,46%	18	33	0,5	0,38%
Muertes obstétricas indirectas					15	27	0,8	1,16%	15	34	0,4	0,32%
Meningitis	10	30	0,6	0,29%	5	44	0,3	0,39%	15	35	0,4	0,32%
Resto de ciertas enfermedades infecciosas y parasitarias	12	27	0,8	0,35%	3	49	0,2	0,23%	15	36	0,4	0,32%
Resto de enfermedades de la sangre y de los órganos hematopoyéticos, y ciertos trastornos que afectan el mecanismo de la inmunidad	8	32	0,5	0,24%	6	40	0,3	0,46%	14	37	0,4	0,30%
Enfermedades renales, glomerulares y tubulointersticiales	3	45	0,2	0,09%	10	31	0,6	0,77%	13	38	0,4	0,28%
Anemias	7	34	0,4	0,21%	6	41	0,3	0,46%	13	39	0,4	0,28%
Enfermedades crónicas de las vías respiratorias inferiores	4	40	0,3	0,12%	8	35	0,4	0,62%	12	40	0,4	0,26%
Fiebre reumática aguda y enfermedades cardíacas reumáticas crónicas	2	51	0,1	0,06%	9	32	0,5	0,70%	11	41	0,3	0,23%

Tasa por 100.000

Anexo 5 . Defunciones Bogotá - 2001. 15 a 44 años (cont.)

Agrupación en 103 causas. Distribución por causa y sexo

Causa de muerte	Hombres				Mujeres				Total			
	Defunc.	N. O.	Tasa	Porcen.	Defunc.	N. O.	Tasa	Porcen	Defunc.	N. O.	Tasa	Porcen.
Malformaciones congénitas, deformidades y anomalías cromosómicas	6	36	0,4	0,18%	5	45	0,3	0,39%	11	42	0,3	0,23%
Tumor maligno del páncreas	5	37	0,3	0,15%	5	46	0,3	0,39%	10	43	0,3	0,21%
Tumor maligno del hígado y de las vías biliares intra-hepáticas	3	47	0,2	0,09%	6	42	0,3	0,46%	9	44	0,3	0,19%
Tuberculosis respiratoria	9	31	0,6	0,26%					9	45	0,3	0,19%
Resto de embarazo, parto y puerperio					8	36	0,4	0,62%	8	46	0,2	0,17%
Diarrea y gastroenteritis de presunto origen infeccioso	4	39	0,3	0,12%	4	48	0,2	0,31%	8	47	0,2	0,17%
Tumor maligno de otras partes y de las no especificadas del útero					7	37	0,4	0,54%	7	48	0,2	0,15%
Melanoma maligno de la piel	2	52	0,1	0,06%	5	47	0,3	0,39%	7	49	0,2	0,15%
Desnutrición	4	38	0,3	0,12%	3	50	0,2	0,23%	7	50	0,2	0,15%
Exposición al humo, fuego y llamas	4	42	0,3	0,12%	3	51	0,2	0,23%	7	51	0,2	0,15%
Hepatitis viral	6	35	0,4	0,18%	1	57	0,1	0,08%	7	52	0,2	0,15%
Embarazo terminado en aborto					6	43	0,3	0,46%	6	53	0,2	0,13%
Enfermedades de la piel y del tejido subcutáneo	3	44	0,2	0,09%	3	52	0,2	0,23%	6	54	0,2	0,13%
Tumores malignos del labio, de la cavidad bucal y de la faringe	3	48	0,2	0,09%	3	53	0,2	0,23%	6	55	0,2	0,13%
Úlcera gástrica y duodenal	4	43	0,3	0,12%	2	55	0,1	0,15%	6	56	0,2	0,13%
Resto de enfermedades endocrinas, nutricionales y metabólicas	1	59	0,1	0,03%	3	54	0,2	0,23%	4	57	0,1	0,09%
Envenenamiento accidental por, y exposición a sustancias nocivas	4	41	0,3	0,12%					4	58	0,1	0,09%
Mieloma múltiple y tumores malignos de células plasmáticas	1	57	0,1	0,03%	2	56	0,1	0,15%	3	59	0,1	0,06%

Tasa por 100.000

Anexo 5 . Defunciones Bogotá - 2001. 15 a 44 años (cont.)

Agrupación en 103 causas. Distribución por causa y sexo

Causa de muerte	Hombres				Mujeres				Total			
	Defunc.	N. O.	Tasa	Porcen.	Defunc.	N. O.	Tasa	Porcen	Defunc.	N. O.	Tasa	Porcen.
Otras tuberculosis	3	46	0,2	0,09%					3	60	0,1	0,06%
Ahogamiento y sumersión accidentales	2	49	0,1	0,06%					2	61	0,1	0,04%
Aterosclerosis	2	50	0,1	0,06%					2	62	0,1	0,04%
Otras enfermedades infecciosas intestinales	2	53	0,1	0,06%					2	63	0,1	0,04%
Tumor maligno de la próstata	2	54	0,1	0,06%					2	64	0,1	0,04%
Tumor maligno del esófago	2	55	0,1	0,06%					2	65	0,1	0,04%
Paludismo (malaria)					1	58	0,1	0,08%	1	66	0,0	0,02%
Tripanosomiasis					1	59	0,1	0,08%	1	67	0,0	0,02%
Infecciones con un modo de transmisión predominante-mente sexual	1	56	0,1	0,03%					1	68	0,0	0,02%
Otras infecciones agudas de las vías respiratorias inferiores	1	58	0,1	0,03%					1	69	0,0	0,02%
Total general	3.404		218		1.293		71,7		4.697		139,6	

Tasa por 100.000

Anexo 6. Defunciones Bogotá - 2001. 45 a 59 años

Agrupación en 103 causas. Distribución por causa y sexo

Causa de muerte	Hombres				Mujeres				Total			
	Defunc.	N. O.	Tasa	Porcen.	Defunc.	N. O.	Tasa	Porcen	Defunc.	N. O.	Tasa	Porcen.
Enfermedades isquémicas del corazón	280	1	73,3	14,99%	109	3	23,9	7,39%	389	1	46,4	11,64%
Enfermedades cerebrovasculares	113	3	29,6	6,05%	175	1	38,4	11,86%	288	2	34,4	8,62%
Agresiones	175	2	45,8	9,37%	27	16	5,9	1,83%	202	3	24,1	6,04%
Resto de tumores malignos	83	6	21,7	4,44%	83	6	18,2	5,63%	166	4	19,8	4,97%
Tumor maligno del estómago	104	4	27,2	5,57%	52	8	11,4	3,53%	156	5	18,6	4,67%
Otras enfermedades del corazón	54	11	14,1	2,89%	90	4	19,8	6,10%	144	6	17,2	4,31%
Diabetes *mellitus*	79	7	20,7	4,23%	59	7	13,0	4,00%	138	7	16,5	4,13%
Accidentes de transporte	93	5	24,3	4,98%	33	12	7,2	2,24%	126	8	15,1	3,77%
Tumor maligno de mama					122	2	26,8	8,27%	122	9	14,6	3,65%
Resto de enfermedades del sistema digestivo	60	10	15,7	3,21%	47	9	10,3	3,19%	107	10	12,8	3,20%
Síntomas, signos y hallazgos anormales clínicos y de laboratorio, no clasificados en otra parte	71	8	18,6	3,80%	27	17	5,9	1,83%	98	11	11,7	2,93%
Tumor maligno del cuello del útero					86	5	18,9	5,83%	86	12	10,3	2,57%
Enfermedades del hígado	49	12	12,8	2,62%	26	18	5,7	1,76%	75	13	9,0	2,24%
Enfermedad por virus de la inmunodeficiencia humana (VIH)	69	9	18,1	3,69%	6	38	1,3	0,41%	75	14	9,0	2,24%
Tumor maligno del colon, del recto y del ano	34	18	8,9	1,82%	40	11	8,8	2,71%	74	15	8,8	2,21%
Resto de enfermedades del sistema circulatorio	42	14	11,0	2,25%	29	14	6,4	1,97%	71	16	8,5	2,12%
Tumor maligno de la tráquea, de los bronquios y del pulmón	34	17	8,9	1,82%	29	15	6,4	1,97%	63	17	7,5	1,88%
Neumonía	37	16	9,7	1,98%	21	23	4,6	1,42%	58	18	6,9	1,74%
Enfermedades hipertensivas	32	19	8,4	1,71%	25	19	5,5	1,70%	57	19	6,8	1,71%
Todas las demás causas externas	46	13	12,0	2,46%	9	33	2,0	0,61%	55	20	6,6	1,65%
Resto de enfermedades del sistema genitourinario	19	25	5,0	1,02%	31	13	6,8	2,10%	50	21	6,0	1,50%
Resto de enfermedades del sistema nervioso	26	22	6,8	1,39%	22	20	4,8	1,49%	48	22	5,7	1,44%

Tasa por 100.000

Anexo 6. Defunciones Bogotá - 2001. 45 a 59 años (cont.)

Agrupación en 103 causas. Distribución por causa y sexo

Causa de muerte	Hombres				Mujeres				Total			
	Defunc.	N. O.	Tasa	Porcen.	Defunc.	N. O.	Tasa	Porcen	Defunc.	N. O.	Tasa	Porcen.
Enfermedades crónicas de las vías respiratorias inferiores	26	21	6,8	1,39%	21	24	4,6	1,42%	47	23	5,6	1,41%
Lesiones autoinfligidas intencionalmente	39	15	10,2	2,09%	7	36	1,5	0,47%	46	24	5,5	1,38%
Tumor maligno del ovario					43	10	9,4	2,92%	43	25	5,1	1,29%
Tumor maligno de las meninges, del encéfalo y de otras partes del sistema nervioso central	27	20	7,1	1,45%	15	30	3,3	1,02%	42	26	5,0	1,26%
Resto de tumores	22	23	5,8	1,18%	19	26	4,2	1,29%	41	27	4,9	1,23%
Tumor maligno del páncreas	15	29	3,9	0,80%	22	21	4,8	1,49%	37	28	4,4	1,11%
Leucemia	17	27	4,5	0,91%	20	25	4,4	1,36%	37	29	4,4	1,11%
Resto de enfermedades del sistema respiratorio	14	30	3,7	0,75%	22	22	4,8	1,49%	36	30	4,3	1,08%
Linfoma no Hodgkin	18	26	4,7	0,96%	16	28	3,5	1,08%	34	31	4,1	1,02%
Tumor maligno del hígado y de las vías biliares intrahepáticas	15	28	3,9	0,80%	11	32	2,4	0,75%	26	32	3,1	0,78%
Caídas	21	24	5,5	1,12%	3	48	0,7	0,20%	24	33	2,9	0,72%
Enfermedades del sistema osteomuscular y del tejido conjuntivo	6	40	1,6	0,32%	16	29	3,5	1,08%	22	34	2,6	0,66%
Mieloma múltiple y tumores malignos de células plasmáticas	10	34	2,6	0,54%	8	34	1,8	0,54%	18	35	2,2	0,54%
Tumor maligno de otras partes y de las no especificadas del útero					17	27	3,7	1,15%	17	36	2,0	0,51%
Fiebre reumática aguda y enfermedades cardíacas reumáticas crónicas	4	47	1,1	0,21%	13	31	2,9	0,88%	17	37	2,0	0,51%
Úlcera gástrica y duodenal	13	32	3,4	0,70%	4	42	0,9	0,27%	17	38	2,0	0,51%
Septicemia	11	33	2,9	0,59%	5	39	1,1	0,34%	16	39	1,9	0,48%
Resto de enfermedades de la sangre y de los órganos hematopoyéticos, y ciertos trastornos que afectan el mecanismo de la inmunidad	7	39	1,8	0,37%	8	35	1,8	0,54%	15	40	1,8	0,45%

Tasa por 100.000

Anexo 6. Defunciones Bogotá - 2001. 45 a 59 años (cont.)

Agrupación en 103 causas. Distribución por causa y sexo

Causa de muerte	Hombres				Mujeres				Total			
	Defunc.	N. O.	Tasa	Porcen.	Defunc.	N. O.	Tasa	Porcen	Defunc.	N. O.	Tasa	Porcen.
Tumor maligno de la próstata	14	31	3,7	0,75%					14	41	1,7	0,42%
Tumores malignos del labio, de la cavidad bucal y de la faringe	8	38	2,1	0,43%	4	43	0,9	0,27%	12	42	1,4	0,36%
Tumor maligno del esófago	10	35	2,6	0,54%	2	52	0,4	0,14%	12	43	1,4	0,36%
Enfermedades de la piel y del tejido subcutáneo	4	46	1,1	0,21%	7	37	1,5	0,47%	11	44	1,3	0,33%
Resto de ciertas enfermedades infecciosas y parasitarias	9	36	2,4	0,48%	2	53	0,4	0,14%	11	45	1,3	0,33%
Melanoma maligno de la piel	6	42	1,6	0,32%	4	44	0,9	0,27%	10	46	1,2	0,30%
Tuberculosis respiratoria	6	43	1,6	0,32%	4	45	0,9	0,27%	10	47	1,2	0,30%
Hepatitis viral	6	41	1,6	0,32%	3	49	0,7	0,20%	9	48	1,1	0,27%
Desnutrición	3	50	0,8	0,16%	5	40	1,1	0,34%	8	49	1,0	0,24%
Resto de enfermedades endocrinas, nutricionales y metabólicas	3	52	0,8	0,16%	5	41	1,1	0,34%	8	50	1,0	0,24%
Tumor maligno de la vejiga urinaria	5	45	1,3	0,27%	3	50	0,7	0,20%	8	51	1,0	0,24%
Tumor maligno de la laringe	8	37	2,1	0,43%					8	52	1,0	0,24%
Anemias	3	49	0,8	0,16%	4	46	0,9	0,27%	7	53	0,8	0,21%
Meningitis	4	48	1,1	0,21%	3	51	0,7	0,20%	7	54	0,8	0,21%
Otras tuberculosis	5	44	1,3	0,27%	1	56	0,2	0,07%	6	55	0,7	0,18%
Diarrea y gastroenteritis de presunto origen infeccioso	1	54	0,3	0,05%	4	47	0,9	0,27%	5	56	0,6	0,15%
Enfermedades renales, glomerulares y tubulointersticiales	3	51	0,8	0,16%	2	54	0,4	0,14%	5	57	0,6	0,15%
Exposición al humo, fuego y llamas					2	55	0,4	0,14%	2	58	0,2	0,06%
Malformaciones congénitas, deformidades y anomalías cromosómicas					1	57	0,2	0,07%	1	59	0,1	0,03%
Muertes obstétricas indirectas					1	58	0,2	0,07%	1	60	0,1	0,03%
Aterosclerosis	1	53	0,3	0,05%					1	61	0,1	0,03%

Tasa por 100.000

Anexo 6. Defunciones Bogotá - 2001. 45 a 59 años (cont.)

Agrupación en 103 causas. Distribución por causa y sexo

Causa de muerte	Hombres				Mujeres				Total			
	Defunc.	N. O.	Tasa	Porcen.	Defunc.	N. O.	Tasa	Porcen	Defunc.	N. O.	Tasa	Porcen.
Enfermedad de Alzheimer	1	55	0,3	0,05%					1	62	0,1	0,03%
Envenenamiento accidental por, y exposición a sustancias nocivas	1	56	0,3	0,05%					1	63	0,1	0,03%
Infecciones con un modo de transmisión predominantemente sexual	1	57	0,3	0,05%					1	64	0,1	0,03%
Tripanosomiasis	1	58	0,3	0,05%					1	65	0,1	0,03%
Total general	1.868		488,9		1.475		323,9		3.343		3.99,2	

Tasa por 100.000

Anexo 7. Defunciones Bogotá - 2001. Mayores de 60 años

Agrupación en 103 causas. Distribución por causa y sexo

Causa de muerte	Hombres				Mujeres				Total			
	Defunc.	N. O.	Tasa	Porcen.	Defunc.	N. O.	Tasa	Porcen	Defunc.	N. O.	Tasa	Porcen.
Enfermedades isquémicas del corazón	1.281	1	696,2	19,32%	1.247	1	481,7	17,12%	2.528	1	570,8	18,17%
Enfermedades cerebrovasculares	570	2	309,8	8,60%	915	2	353,4	12,56%	1.485	2	335,3	10,67%
Enfermedades crónicas de las vías respiratorias inferiores	532	3	289,1	8,02%	473	4	182,7	6,49%	1.005	3	226,9	7,22%
Otras enfermedades del corazón	399	4	216,9	6,02%	546	3	210,9	7,50%	945	4	213,4	6,79%
Diabetes *mellitus*	329	5	178,8	4,96%	452	5	174,6	6,21%	781	5	176,3	5,61%
Resto de enfermedades del sistema digestivo	320	6	173,9	4,83%	336	7	129,8	4,61%	656	6	148,1	4,71%
Enfermedades hipertensivas	211	11	114,7	3,18%	369	6	142,5	5,07%	580	7	131,0	4,17%
Tumor maligno del estómago	287	7	156,0	4,33%	213	10	82,3	2,92%	500	8	112,9	3,59%
Resto de tumores malignos	217	10	117,9	3,27%	261	8	100,8	3,58%	478	9	107,9	3,44%
Neumonía	238	9	129,4	3,59%	235	9	90,8	3,23%	473	10	106,8	3,40%
Resto de enfermedades del sistema genitourinario	188	12	102,2	2,84%	159	11	61,4	2,18%	347	11	78,4	2,49%
Resto de enfermedades del sistema respiratorio	127	15	69,0	1,92%	147	13	56,8	2,02%	274	12	61,9	1,97%
Resto de enfermedades del sistema circulatorio	149	13	81,0	2,25%	124	15	47,9	1,70%	273	13	61,6	1,96%
Tumor maligno de la próstata	268	8	145,7	4,04%					268	14	60,5	1,93%
Tumor maligno de la tráquea, de los bronquios y del pulmón	140	14	76,1	2,11%	101	16	39,0	1,39%	241	15	54,4	1,73%
Tumor maligno del colon, del recto y del ano	84	18	45,7	1,27%	133	14	51,4	1,83%	217	16	49,0	1,56%
Enfermedades del hígado	113	16	61,4	1,70%	86	19	33,2	1,18%	199	17	44,9	1,43%
Accidentes de transporte	105	17	57,1	1,58%	53	28	20,5	0,73%	158	18	35,7	1,14%
Tumor maligno de mama	2	60	1,1	0,03%	151	12	58,3	2,07%	153	19	34,5	1,10%
Resto de enfermedades del sistema nervioso	74	20	40,2	1,12%	64	22	24,7	0,88%	138	20	31,2	0,99%
Síntomas, signos y hallazgos anormales clínicos y de laboratorio, no clasificados en otra parte	81	19	44,0	1,22%	54	27	20,9	0,74%	135	21	30,5	0,97%
Tumor maligno del hígado y de las vías biliares intra-hepáticas	58	24	31,5	0,87%	72	20	27,8	0,99%	130	22	29,4	0,93%

Tasa por 100.000

Anexo 7. Defunciones Bogotá - 2001. Mayores de 60 años (cont.)

Agrupación en 103 causas. Distribución por causa y sexo

Causa de muerte	Hombres				Mujeres				Total			
	Defunc.	N. O.	Tasa	Porcen.	Defunc.	N. O.	Tasa	Porcen	Defunc.	N. O.	Tasa	Porcen.
Enfermedades del sistema osteomuscular y del tejido conjuntivo	31	33	16,8	0,47%	95	17	36,7	1,30%	126	23	28,5	0,91%
Todas las demás causas externas	66	21	35,9	1,00%	56	26	21,6	0,77%	122	24	27,5	0,88%
Tumor maligno del páncreas	41	27	22,3	0,62%	66	21	25,5	0,91%	107	25	24,2	0,77%
Úlcera gástrica y duodenal	62	23	33,7	0,94%	41	33	15,8	0,56%	103	26	23,3	0,74%
Resto de tumores	46	25	25,0	0,69%	52	29	20,1	0,71%	98	27	22,1	0,70%
Tumor maligno del esófago	63	22	34,2	0,95%	31	35	12,0	0,43%	94	28	21,2	0,68%
Tumor maligno del cuello del útero					87	18	33,6	1,19%	87	29	19,6	0,63%
Enfermedades de la piel y del tejido subcutáneo	25	37	13,6	0,38%	61	23	23,6	0,84%	86	30	19,4	0,62%
Leucemia	41	26	22,3	0,62%	39	34	15,1	0,54%	80	31	18,1	0,58%
Septicemia	33	30	17,9	0,50%	46	32	17,8	0,63%	79	32	17,8	0,57%
Desnutrición	28	35	15,2	0,42%	50	30	19,3	0,69%	78	33	17,6	0,56%
Linfoma no Hodgkin	28	36	15,2	0,42%	48	31	18,5	0,66%	76	34	17,2	0,55%
Tumor maligno de las meninges, del encéfalo y de otras partes del sistema nervioso central	38	28	20,7	0,57%	27	37	10,4	0,37%	65	35	14,7	0,47%
Tumor maligno del ovario					61	24	23,6	0,84%	61	36	13,8	0,44%
Tumor maligno de otras partes y de las no especificadas del útero					57	25	22,0	0,78%	57	37	12,9	0,41%
Caídas	36	29	19,6	0,54%	20	41	7,7	0,27%	56	38	12,6	0,40%
Aterosclerosis	16	42	8,7	0,24%	29	36	11,2	0,40%	45	39	10,2	0,32%
Tumores malignos del labio, de la cavidad bucal y de la faringe	32	32	17,4	0,48%	12	46	4,6	0,16%	44	40	9,9	0,32%
Tumor maligno de la vejiga urinaria	22	39	12,0	0,33%	21	40	8,1	0,29%	43	41	9,7	0,31%
Agresiones	32	31	17,4	0,48%	11	47	4,2	0,15%	43	42	9,7	0,31%
Diarrea y gastroenteritis de presunto origen infeccioso	12	43	6,5	0,18%	25	38	9,7	0,34%	37	43	8,4	0,27%

Tasa por 100.000

Anexo 7. Defunciones Bogotá - 2001. Mayores de 60 años (cont.)

Agrupación en 103 causas. Distribución por causa y sexo

Causa de muerte	Hombres				Mujeres				Total			
	Defunc.	N. O.	Tasa	Porcen.	Defunc.	N. O.	Tasa	Porcen	Defunc.	N. O.	Tasa	Porcen.
Mieloma múltiple y tumores malignos de células plasmáticas	20	40	10,9	0,30%	15	44	5,8	0,21%	35	44	7,9	0,25%
Tuberculosis respiratoria	24	38	13,0	0,36%	8	48	3,1	0,11%	32	45	7,2	0,23%
Lesiones autoinfligidas intencionalmente	29	34	15,8	0,44%	2	57	0,8	0,03%	31	46	7,0	0,22%
Resto de enfermedades endocrinas, nutricionales y metabólicas	7	52	3,8	0,11%	23	39	8,9	0,32%	30	47	6,8	0,22%
Fiebre reumática aguda y enfermedades cardíacas reumáticas crónicas	8	50	4,3	0,12%	20	42	7,7	0,27%	28	48	6,3	0,20%
Tumor maligno de la laringe	18	41	9,8	0,27%	8	49	3,1	0,11%	26	49	5,9	0,19%
Enfermedad de Alzheimer	5	54	2,7	0,08%	16	43	6,2	0,22%	21	50	4,7	0,15%
Resto de enfermedades de la sangre y de los órganos hematopoyéticos, y ciertos trastornos que afectan el mecanismo de la inmunidad	7	51	3,8	0,11%	14	45	5,4	0,19%	21	51	4,7	0,15%
Melanoma maligno de la piel	12	44	6,5	0,18%	6	54	2,3	0,08%	18	52	4,1	0,13%
Enfermedades renales, glomerulares y tubulointersticiales	9	47	4,9	0,14%	8	50	3,1	0,11%	17	53	3,8	0,12%
Anemias	10	46	5,4	0,15%	7	51	2,7	0,01%	17	54	3,8	0,12%
Resto de ciertas enfermedades infecciosas y parasitarias	9	49	4,9	0,14%	7	52	2,7	0,01%	16	55	3,6	0,12%
Enfermedad por virus de la inmunodeficiencia humana (VIH)	11	45	6,0	0,17%	2	58	0,8	0,03%	13	56	2,9	0,09%
Tripanosomiasis	7	53	3,8	0,11%	5	55	1,9	0,07%	12	57	2,7	0,09%
Hepatitis viral	4	56	2,2	0,06%	7	53	2,7	0,01%	11	58	2,5	0,08%
Meningitis	5	55	2,7	0,08%	4	56	1,5	0,06%	9	59	2,0	0,06%
Otras tuberculosis	9	48	4,9	0,14%					9	60	2,0	0,06%
Exposición al humo, fuego y llamas	3	57	1,6	0,05%	2	59	0,8	0,03%	5	61	1,1	0,04%
Otras infecciones agudas de las vías respiratorias inferiores	3	58	1,6	0,05%	2	60	0,8	0,03%	5	62	1,1	0,04%

Tasa por 100.000

Anexo 7. Defunciones Bogotá - 2001. Mayores de 60 años (cont.)

Agrupación en 103 causas. Distribución por causa y sexo

Causa de muerte	Hombres				Mujeres				Total			
	Defunc.	N. O.	Tasa	Porcen.	Defunc.	N. O.	Tasa	Porcen	Defunc.	N. O.	Tasa	Porcen.
Otras enfermedades infecciosas intestinales	2	59	1,1	0,03%					2	63	0,5	0,01%
Paludismo (malaria)					1	61	0,4	0,01%	1	64	0,2	0,01%
Resto de trastornos mentales y del comportamiento					1	62	0,4	0,01%	1	65	0,2	0,01%
Ahogamiento y sumersión accidentales	1	61	0,5	0,02%					1	66	0,2	0,01%
Envenenamiento accidental por, y exposición a sustancias nocivas	1	62	0,5	0,02%					1	67	0,2	0,01%
Infección meningocócica	1	63	0,5	0,02%					1	68	0,2	0,01%
Total general	6.630		3.603,3		7284		2.813,6		13.914		3.141,7	

Tasa por 100.000

Anexo 8. Defunciones Bogotá - 2001. Régimen contributivo

Agrupación en 103 causas. Distribución por causa y sexo

Causa de muerte	Hombres				Mujeres				Total			
	Defunc.	N. O.	Tasa	Porcen.	Defunc.	N. O.	Tasa	Porcen	Defunc.	N. O.	Tasa	Porcen.
Enfermedades isquémicas del corazón	969	1	51,5	14,73%	678	1	31,7	11,93%	1.647	1	41,00	13,44%
Enfermedades cerebrovasculares	411	2	21,9	6,25%	570	2	26,7	10,03%	981	2	24,42	8,00%
Otras enfermedades del corazón	292	5	15,5	4,44%	371	3	17,4	6,53%	663	3	16,50	5,41%
Enfermedades crónicas de las vías respiratorias inferiores	316	4	16,8	4,80%	259	5	12,1	4,56%	575	4	14,31	4,69%
Diabetes *mellitus*	277	6	14,7	4,21%	281	4	13,2	4,95%	558	5	13,89	4,55%
Resto de enfermedades del sistema digestivo	261	7	13,9	3,97%	239	7	11,2	4,21%	500	6	12,45	4,08%
Resto de tumores malignos	227	9	12,1	3,45%	249	6	11,7	4,38%	476	7	11,85	3,88%
Agresiones	394	3	20,9	5,99%	39	35	1,8	0,69%	433	8	10,78	3,53%
Tumor maligno del estómago	254	8	13,5	3,86%	161	11	7,5	2,83%	415	9	10,33	3,39%
Neumonía	215	11	11,4	3,27%	179	10	8,4	3,15%	394	10	9,81	3,21%
Ciertas afecciones originadas en el periodo perinatal	224	10	11,9	3,41%	156	12	7,3	2,75%	380	11	9,46	3,10%
Enfermedades hipertensivas	125	17	6,6	1,90%	190	9	8,9	3,34%	315	12	7,84	2,57%
Accidentes de transporte	211	12	11,2	3,21%	65	26	3,0	1,14%	276	13	6,87	2,25%
Resto de enfermedades del sistema genitourinario	146	15	7,8	2,22%	129	13	6,0	2,27%	275	14	6,85	2,24%
Malformaciones congénitas, deformidades y anomalías cromosómicas	115	19	6,1	1,75%	106	16	5,0	1,87%	221	15	5,50	1,80%
Resto de enfermedades del sistema circulatorio	122	18	6,5	1,86%	89	19	4,2	1,57%	211	16	5,25	1,72%
Tumor maligno de mama					207	8	9,7	3,64%	207	17	5,15	1,69%
Resto de enfermedades del sistema respiratorio	100	23	5,3	1,52%	107	15	5,0	1,88%	207	18	5,15	1,69%
Tumor maligno del colon, del recto y del ano	89	26	4,7	1,35%	116	14	5,4	2,04%	205	19	5,10	1,67%
Tumor maligno de la tráquea, de los bronquios y del pulmón	112	20	6,0	1,70%	87	20	4,1	1,53%	199	20	4,95	1,62%
Tumor maligno de la próstata	198	13	10,5	3,01%					198	21	4,93	1,62%

Tasa por 100.000

Anexo 8. Defunciones Bogotá - 2001. Régimen contributivo (cont.)

Agrupación en 103 causas. Distribución por causa y sexo

Causa de muerte	Hombres				Mujeres				Total			
	Defunc.	N. O.	Tasa	Porcen.	Defunc.	N. O.	Tasa	Porcen	Defunc.	N. O.	Tasa	Porcen.
Todas las demás causas externas	135	16	7,2	2,05%	51	31	2,4	0,90%	186	22	4,63	1,52%
Enfermedades del hígado	101	22	5,4	1,54%	79	21	3,7	1,39%	180	23	4,48	1,47%
Enfermedad por virus de la inmunodeficiencia humana (VIH)	150	14	8,0	2,28%	16	47	0,8	0,28%	166	24	4,13	1,35%
Resto de enfermedades del sistema nervioso	95	25	5,1	1,44%	70	23	3,3	1,23%	165	25	4,11	1,35%
Síntomas, signos y hallazgos anormales clínicos y de laboratorio, no clasificados en otra parte	105	21	5,6	1,60%	55	29	2,6	0,97%	160	26	3,98	1,31%
Leucemia	65	28	3,5	0,99%	69	24	3,2	1,21%	134	27	3,34	1,09%
Enfermedades del sistema osteomuscular y del tejido conjuntivo	34	37	1,8	0,52%	97	17	4,5	1,71%	131	28	3,26	1,07%
Tumor maligno del páncreas	46	32	2,4	0,70%	67	25	3,1	1,18%	113	29	2,81	0,92%
Tumor maligno de las meninges, del encéfalo y de otras partes del sistema nervioso central	69	27	3,7	1,05%	44	34	2,1	0,77%	113	30	2,81	0,92%
Lesiones autoinfligidas intencionalmente	96	24	5,1	1,46%	16	48	0,8	0,28%	112	31	2,79	0,91%
Resto de tumores	52	30	2,8	0,79%	56	28	2,6	0,99%	108	32	2,69	0,88%
Tumor maligno del hígado y de las vías biliares intrahepáticas	48	31	2,6	0,73%	52	30	2,4	0,92%	100	33	2,49	0,82%
Linfoma no Hodgkin	42	34	2,2	0,64%	57	27	2,7	1,00%	99	34	2,46	0,81%
Tumor maligno del cuello del útero					93	18	4,4	1,64%	93	35	2,32	0,76%
Septicemia	35	36	1,9	0,53%	50	32	2,3	0,88%	85	36	2,12	0,69%
Tumor maligno del ovario					78	22	3,7	1,37%	78	37	1,94	0,64%
Caídas	60	29	3,2	0,91%	17	45	0,8	0,30%	77	38	1,92	0,63%
Úlcera gástrica y duodenal	42	35	2,2	0,64%	24	40	1,1	0,42%	66	39	1,64	0,54%
Tumor maligno del esófago	43	33	2,3	0,65%	9	56	0,4	0,16%	52	40	1,29	0,42%
Tumor maligno de otras partes y de las no especificadas del útero					49	33	2,3	0,86%	49	41	1,22	0,40%

Tasa por 100.000

Anexo 8. Defunciones Bogotá - 2001. Régimen contributivo (cont.)

Agrupación en 103 causas. Distribución por causa y sexo

Causa de muerte	Hombres				Mujeres				Total			
	Defunc.	N. O.	Tasa	Porcen.	Defunc.	N. O.	Tasa	Porcen	Defunc.	N. O.	Tasa	Porcen.
Desnutrición	18	41	1,0	0,27%	28	36	1,3	0,49%	46	42	1,15	0,38%
Enfermedades de la piel y del tejido subcutáneo	17	43	0,9	0,26%	27	38	1,3	0,48%	44	43	1,01	0,36%
Mieloma múltiple y tumores malignos de células plasmáticas	23	39	1,2	0,35%	19	43	0,9	0,33%	42	44	1,05	0,34%
Resto de enfermedades de la sangre y de los órganos hemato-poyéticos, y ciertos trastornos que afectan el mecanismo de la inmunidad	21	40	1,1	0,32%	19	44	0,9	0,33%	40	45	1,00	0,33%
Tumores malignos del labio, de la cavidad bucal y de la faringe	26	38	1,4	0,40%	13	51	0,6	0,23%	39	46	0,97	0,32%
Fiebre reumática aguda y enfermedades cardíacas reumáticas crónicas	11	50	0,6	0,17%	26	39	1,2	0,46%	37	47	0,92	0,30%
Diarrea y gastroenteritis de presunto origen infeccioso	12	49	0,6	0,18%	22	41	1,0	0,39%	34	48	0,85	0,28%
Tumor maligno de la vejiga urinaria	16	45	0,9	0,24%	16	49	0,8	0,28%	32	49	0,80	0,26%
Otras muertes obstétricas directas					28	37	1,3	0,49%	28	50	0,70	0,23%
Resto de ciertas enfermedades infecciosas y parasitarias	18	42	1,0	0,27%	10	53	0,5	0,18%	28	51	0,70	0,23%
Aterosclerosis	10	53	0,5	0,15%	17	46	0,8	0,30%	27	52	0,67	0,22%
Resto de enfermedades endocrinas, nutricionales y metabólicas	6	57	0,3	0,09%	20	42	0,9	0,35%	26	53	0,65	0,21%
Anemias	13	48	0,7	0,20%	10	54	0,5	0,18%	23	54	0,57	0,19%
Hepatitis viral	14	47	0,7	0,21%	9	57	0,4	0,16%	23	55	0,57	0,19%
Tumor maligno de la laringe	17	44	0,9	0,26%	6	61	0,3	0,11%	23	56	0,57	0,19%
Enfermedades renales, glomerulares y tubulointersticiales	7	56	0,4	0,11%	14	50	0,7	0,25%	21	57	0,52	0,17%
Tuberculosis respiratoria	15	46	0,8	0,23%	6	62	0,3	0,11%	21	58	0,52	0,17%
Melanoma maligno de la piel	11	51	0,6	0,17%	9	58	0,4	0,16%	20	59	0,50	0,16%
Meningitis	9	54	0,5	0,14%	10	55	0,5	0,18%	19	60	0,47	0,16%
Otras infecciones agudas de las vías respiratorias inferiores	11	52	0,6	0,17%	8	59	0,4	0,14%	19	61	0,47	0,16%

Tasa por 100.000

Anexo 8. Defunciones Bogotá - 2001. Régimen contributivo (cont.)

Agrupación en 103 causas. Distribución por causa y sexo

Causa de muerte	Hombres				Mujeres				Total			
	Defunc.	N. O.	Tasa	Porcen.	Defunc.	N. O.	Tasa	Porcen	Defunc.	N. O.	Tasa	Porcen.
Muertes obstétricas indirectas					11	52	0,5	0,19%	11	62	0,27	0,09%
Enfermedad de Alzheimer	3	59	0,2	0,05%	7	60	0,3	0,12%	10	63	0,25	0,08%
Tripanosomiasis	5	58	0,3	0,08%	5	63	0,2	0,09%	10	64	0,25	0,08%
Otras tuberculosis	8	55	0,4	0,12%					8	65	0,20	0,07%
Ahogamiento y sumersión accidentales	2	60	0,1	0,03%	2	64	0,1	0,04%	4	66	0,10	0,03%
Exposición al humo, fuego y llamas	2	61	0,1	0,03%	2	65	0,1	0,04%	4	67	0,10	0,03%
Otras enfermedades infecciosas intestinales	2	62	0,1	0,03%	2	66	0,1	0,04%	4	68	0,10	0,03%
Tos ferina	1	66	0,1	0,02%	2	67	0,1	0,04%	3	69	0,07	0,02%
Paludismo (malaria)					2	68	0,1	0,04%	2	70	0,05	0,02%
Resto de embarazo, parto y puerperio					2	69	0,1	0,04%	2	71	0,05	0,02%
Envenenamiento accidental por, y exposición a sustancias nocivas	1	63	0,1	0,02%	1	70	0,1	0,02%	2	72	0,05	0,02%
Embarazo terminado en aborto					1	71	0,1	0,02%	1	73	0,02	0,01%
Resto de trastornos mentales y del comportamiento					1	72	0,1	0,02%	1	74	0,02	0,01%
Infecciones con un modo de transmisión predominantemente sexual	1	64	0,1	0,02%					1	75	0,02	0,01%
Influenza (gripe)	1	65	0,1	0,02%					1	76	0,02	0,01%
Total general	6.577		349,6		5.682		266,0		12.259		305,17	

Tasa por 100.000

Anexo 9. Defunciones Bogotá - 2001. Régimen contributivo. Menores de 1 año

Agrupación en 103 causas. Distribución por causa y sexo

Causa de muerte	Hombres				Mujeres				Total			
	Defunc.	N. O.	Tasa	Porcen.	Defunc.	N. O.	Tasa	Porcen	Defunc.	N. O.	Tasa	Porcen.
Ciertas afecciones originadas en el periodo perinatal	224	1	582,0	52,96%	156	1	414,1	49,37%	380	1	498,9	51,42%
Malformaciones congénitas, deformidades y anomalías cromosómicas	101	2	262,4	23,88%	93	2	246,8	29,43%	194	2	254,7	26,25%
Neumonía	27	3	70,2	6,38%	18	3	47,8	5,70%	45	3	59,1	6,09%
Otras infecciones agudas de las vías respiratorias inferiores	8	5	20,8	1,89%	5	6	13,3	1,58%	13	4	17,1	1,76%
Todas las demás causas externas	8	6	20,8	1,89%	5	7	13,3	1,58%	13	5	17,1	1,76%
Resto de enfermedades del sistema nervioso	9	4	23,4	2,13%	3	10	8,0	0,95%	12	6	15,8	1,62%
Resto de enfermedades del sistema respiratorio	4	9	10,4	0,95%	7	4	18,6	2,22%	11	7	14,4	1,49%
Septicemia	4	10	10,4	0,95%	6	5	15,9	1,90%	10	8	13,1	1,35%
Diarrea y gastroenteritis de presunto origen infeccioso	5	8	13,0	1,18%	5	8	13,3	1,58%	10	9	13,1	1,35%
Resto de enfermedades del sistema digestivo	7	7	18,2	1,65%	1	15	2,7	0,32%	8	10	10,5	1,08%
Meningitis	2	16	5,2	0,47%	4	9	10,6	1,27%	6	11	7,9	0,81%
Otras enfermedades del corazón	3	11	7,8	0,71%	3	11	8,0	0,95%	6	12	7,9	0,81%
Resto de enfermedades del sistema genitourinario	2	17	5,2	0,47%	2	12	5,3	0,63%	4	13	5,3	0,54%
Tos ferina	1	25	2,6	0,24%	2	13	5,3	0,63%	3	14	3,9	0,41%
Enfermedades crónicas de las vías respiratorias inferiores	2	15	5,2	0,47%	1	16	2,7	0,32%	3	15	3,9	0,41%
Resto de ciertas enfermedades infecciosas y parasitarias	3	12	7,8	0,71%					3	16	3,9	0,41%
Síntomas, signos y hallazgos anormales clínicos y de laboratorio, no clasificados en otra parte	3	13	7,8	0,71%					3	17	3,9	0,41%
Leucemia					2	14	5,3	0,63%	2	18	2,6	0,27%
Otras enfermedades infecciosas intestinales	1	21	2,6	0,24%	1	17	2,7	0,32%	2	19	2,6	0,27%
Anemias	2	14	5,2	0,47%					2	20	2,6	0,27%
Enfermedades del hígado					1	18	2,7	0,32%	1	21	1,3	0,14%

Tasa por 100.000

Anexo 9. Defunciones Bogotá - 2001. Régimen contributivo. Menores de 1 año (cont.)												
Agrupación en 103 causas. Distribución por causa y sexo												
Causa de muerte	Hombres				Mujeres				Total			
	Defunc.	N. O.	Tasa	Porcen.	Defunc.	N. O.	Tasa	Porcen	Defunc.	N. O.	Tasa	Porcen.
Resto de enfermedades endocrinas, nutricionales y metabólicas					1	19	2,7	0,32%	1	22	1,3	0,14%
Caídas	1	18	2,6	0,24%					1	23	1,3	0,14%
Desnutrición	1	19	2,6	0,24%					1	24	1,3	0,14%
Enfermedades cerebrovasculares	1	20	2,6	0,24%					1	25	1,3	0,14%
Resto de enfermedades de la sangre y de los órganos hematopoyéticos, y ciertos trastornos que afectan el mecanismo de la inmunidad	1	22	2,6	0,24%					1	26	1,3	0,14%
Resto de enfermedades del sistema circulatorio	1	23	2,6	0,24%					1	27	1,3	0,14%
Resto de tumores malignos	1	24	2,6	0,24%					1	28	1,3	0,14%
Tumor maligno de las meninges, del encéfalo y de otras partes del sistema nervioso central	1	26	2,6	0,24%					1	29	1,3	0,14%
Total general	423		1.099,0		316		838,8		739		9.70,3	

Tasa por 100.000

Anexo 10. Defunciones Bogotá - 2001. Régimen contributivo. 1 a 4 años

Agrupación en 103 causas. Distribución por causa y sexo

Causa de muerte	Hombres				Mujeres				Total			
	Defunc.	N. O.	Tasa	Porcen.	Defunc.	N. O.	Tasa	Porcen	Defunc.	N. O.	Tasa	Porcen.
Neumonía	10	1	6,83	21,28%	6	2	4,18	12,00%	16	1	5,52	16,49%
Malformaciones congénitas, deformidades y anomalías cromosómicas	4	3	2,73	8,51%	10	1	6,96	20,00%	14	2	4,83	14,43%
Resto de enfermedades del sistema nervioso	5	2	3,42	10,64%	3	4	2,09	6,00%	8	3	2,76	8,25%
Leucemia	3	4	2,05	6,38%	3	5	2,09	6,00%	6	4	2,07	6,19%
Todas las demás causas externas	2	10	1,37	4,26%	3	6	2,09	6,00%	5	5	1,72	5,15%
Tumor maligno de las meninges, del encéfalo y de otras partes del sistema nervioso central	3	5	2,05	6,38%	2	7	1,39	4,00%	5	6	1,72	5,15%
Resto de enfermedades del sistema respiratorio					4	3	2,79	8,00%	4	7	1,38	4,12%
Ahogamiento y sumersión accidentales	2	6	1,37	4,26%	2	8	1,39	4,00%	4	8	1,38	4,12%
Resto de tumores malignos	2	9	1,37	4,26%	2	9	1,39	4,00%	4	9	1,38	4,12%
Septicemia	1	22	0,68	2,13%	2	10	1,39	4,00%	3	10	1,03	3,09%
Otras enfermedades del corazón					2	11	1,39	4,00%	2	11	0,69	2,06%
Resto de ciertas enfermedades infecciosas y parasitarias					2	12	1,39	4,00%	2	12	0,69	2,06%
Síntomas, signos y hallazgos anormales clínicos y de laboratorio, no clasificados en otra parte					2	13	1,39	4,00%	2	13	0,69	2,06%
Anemias	1	12	0,68	2,13%	1	14	0,70	2,00%	2	14	0,69	2,06%
Linfoma no Hodgkin	1	19	0,68	2,13%	1	15	0,70	2,00%	2	15	0,69	2,06%
Resto de enfermedades del sistema digestivo	2	7	1,37	4,26%					2	16	0,69	2,06%
Resto de enfermedades del sistema genitourinario	2	8	1,37	4,26%					2	17	0,69	2,06%
Enfermedades crónicas de las vías respiratorias inferiores					1	16	0,70	2,00%	1	18	0,35	1,03%
Envenenamiento accidental por, y exposición a sustancias nocivas					1	17	0,70	2,00%	1	19	0,35	1,03%
Meningitis					1	18	0,70	2,00%	1	20	0,35	1,03%

Tasa por 100.000

Anexo 10. Defunciones Bogotá - 2001. Régimen contributivo. 1 a 4 años (cont.)

Agrupación en 103 causas. Distribución por causa y sexo

Causa de muerte	Hombres				Mujeres				Total			
	Defunc.	N. O.	Tasa	Porcen.	Defunc.	N. O.	Tasa	Porcen	Defunc.	N. O.	Tasa	Porcen.
Otras enfermedades infecciosas intestinales					1	19	0,70	2,00%	1	21	0,35	1,03%
Resto de enfermedades endocrinas, nutricionales y metabólicas					1	20	0,70	2,00%	1	22	0,35	1,03%
Accidentes de transporte	1	11	0,68	2,13%					1	23	0,35	1,03%
Desnutrición	1	13	0,68	2,13%					1	24	0,35	1,03%
Diarrea y gastroenteritis de presunto origen infeccioso	1	14	0,68	2,13%					1	25	0,35	1,03%
Enfermedad por virus de la inmunodeficiencia humana (vih)	1	15	0,68	2,13%					1	26	0,35	1,03%
Enfermedades cerebrovasculares	1	16	0,68	2,13%					1	27	0,35	1,03%
Hepatitis viral	1	17	0,68	2,13%					1	28	0,35	1,03%
Influenza (gripe)	1	18	0,68	2,13%					1	29	0,35	1,03%
Otras infecciones agudas de las vías respiratorias inferiores	1	20	0,68	2,13%					1	30	0,35	1,03%
Resto de enfermedades de la sangre y de los órganos hematopoyéticos, y ciertos trastornos que afectan el mecanismo de la inmunidad	1	21	0,68	2,13%					1	31	0,35	1,03%
Total general	47		32,12		50		34,82		97		33,46	

Tasa por 100.000

Anexo 11. Defunciones Bogotá - 2001. Régimen contributivo. 5 a 14 años

Agrupación en 103 causas. Distribución por causa y sexo

Causa de muerte	Hombres				Mujeres				Total			
	Defunc.	N. O.	Tasa	Porcen.	Defunc.	N. O.	Tasa	Porcen	Defunc.	N. O.	Tasa	Porcen.
Leucemia	9	1	2,58	19,15%	7	1	2,03	20,00%	16	1	2,31	19,51%
Malformaciones congénitas, deformidades y anomalías cromosómicas	7	2	2,00	14,89%	2	3	0,58	5,71%	9	2	1,30	10,98%
Resto de enfermedades del sistema nervioso	6	3	1,72	12,77%	2	4	0,58	5,71%	8	3	1,15	9,76%
Neumonía	4	4	1,15	8,51%	2	5	0,58	5,71%	6	4	0,87	7,32%
Tumor maligno de las meninges, del encéfalo y de otras partes del sistema nervioso central	2	9	0,57	4,26%	3	2	0,87	8,57%	5	5	0,72	6,01%
Resto de tumores malignos	2	8	0,57	4,26%	2	6	0,58	5,71%	4	6	0,58	4,88%
Resto de enfermedades del sistema digestivo	1	16	0,29	2,13%	2	7	0,58	5,71%	3	7	0,43	3,66%
Enfermedades cerebrovasculares	2	6	0,57	4,26%	1	10	0,29	2,86%	3	8	0,43	3,66%
Accidentes de transporte	3	5	0,86	6,38%					3	9	0,43	3,66%
Enfermedades del sistema osteomuscular y del tejido conjuntivo					2	8	0,58	5,71%	2	10	0,29	2,44%
Resto de ciertas enfermedades infecciosas y parasitarias					2	9	0,58	5,71%	2	11	0,29	2,44%
Agresiones	1	10	0,29	2,13%	1	11	0,29	2,86%	2	12	0,29	2,44%
Otras enfermedades del corazón	1	15	0,29	2,13%	1	12	0,29	2,86%	2	13	0,29	2,44%
Resto de tumores	1	17	0,29	2,13%	1	13	0,29	2,86%	2	14	0,29	2,44%
Síntomas, signos y hallazgos anormales clínicos y de laboratorio, no clasificados en otra parte	1	18	0,29	2,13%	1	14	0,29	2,86%	2	15	0,29	2,44%
Todas las demás causas externas	1	19	0,29	2,13%	1	15	0,29	2,86%	2	16	0,29	2,44%
Resto de enfermedades del sistema respiratorio	2	7	0,57	4,26%					2	17	0,29	2,44%
Caídas					1	16	0,29	2,86%	1	18	0,14	1,22%
Enfermedades hipertensivas					1	17	0,29	2,86%	1	19	0,14	1,22%
Otras infecciones agudas de las vías respiratorias inferiores					1	18	0,29	2,86%	1	20	0,14	1,22%

Tasa por 100.000

Anexo 11. Defunciones Bogotá - 2001. Régimen contributivo. 5 a 14 años (cont.)

Agrupación en 103 causas. Distribución por causa y sexo

Causa de muerte	Hombres				Mujeres				Total			
	Defunc.	N. O.	Tasa	Porcen.	Defunc.	N. O.	Tasa	Porcen	Defunc.	N. O.	Tasa	Porcen.
Resto de enfermedades de la sangre y de los órganos hematopoyéticos, y ciertos trastornos que afectan el mecanismo de la inmunidad					1	19	0,29	2,86%	1	21	0,14	1,22%
Resto de enfermedades endocrinas, nutricionales y metabólicas					1	20	0,29	2,86%	1	22	0,14	1,22%
Enfermedades del hígado	1	11	0,29	2,13%					1	23	0,14	1,22%
Lesiones autoinfligidas intencionalmente	1	12	0,29	2,13%					1	24	0,14	1,22%
Linfoma no Hodgkin	1	13	0,29	2,13%					1	25	0,14	1,22%
Meningitis	1	14	0,29	2,13%					1	26	0,14	1,22%
Total general	47		13,45		35		10,16		82		11,82	

Tasa por 100.000

Anexo 12. Defunciones Bogotá - 2001. Régimen contributivo. 15 a 44 años

Agrupación en 103 causas. Distribución por causa y sexo

Causa de muerte	Hombres				Mujeres				Total			
	Defunc.	N. O.	Tasa	Porcen.	Defunc.	N. O.	Tasa	Porcen	Defunc.	N. O.	Tasa	Porcen.
Agresiones	314	1	33,90	29,07%	27	7	2,50	4,58%	341	1	16,98	20,43%
Accidentes de transporte	132	2	14,25	12,22%	28	5	2,59	4,75%	160	2	7,97	9,59%
Enfermedad por virus de la inmunodeficiencia humana (VIH)	100	3	10,80	9,26%	14	16	1,29	2,38%	114	3	5,68	6,83%
Lesiones autoinfligidas intencionalmente	63	5	6,80	5,83%	13	18	1,20	2,21%	76	4	3,78	4,55%
Todas las demás causas externas	67	4	7,23	6,20%	9	26	0,83	1,53%	76	5	3,78	4,55%
Resto de tumores malignos	38	6	4,10	3,52%	37	1	3,42	6,28%	75	6	3,74	4,49%
Enfermedades cerebrovasculares	23	10	2,48	2,13%	37	2	3,42	6,28%	60	7	2,99	3,60%
Síntomas, signos y hallazgos anormales clínicos y de laboratorio, no clasificados en otra parte	35	7	3,78	3,24%	16	12	1,48	2,72%	51	8	2,54	3,06%
Enfermedades del sistema osteomuscular y del tejido conjuntivo	9	19	0,97	0,83%	34	3	3,14	5,77%	43	9	2,14	2,58%
Enfermedades isquémicas del corazón	30	9	3,24	2,78%	13	19	1,20	2,21%	43	10	2,14	2,58%
Resto de enfermedades del sistema digestivo	19	12	2,05	1,76%	20	8	1,85	3,40%	39	11	1,94	2,34%
Leucemia	17	14	1,84	1,57%	20	9	1,85	3,40%	37	12	1,84	2,22%
Otras enfermedades del corazón	21	11	2,27	1,94%	15	13	1,39	2,55%	36	13	1,79	2,16%
Tumor maligno del estómago	17	15	1,84	1,57%	18	10	1,66	3,06%	35	14	1,74	2,01%
Caídas	30	8	3,24	2,78%	3	35	0,28	0,51%	33	15	1,64	1,98%
Tumor maligno de mama					31	4	2,87	5,26%	31	16	1,54	1,86%
Tumor maligno de las meninges, del encéfalo y de otras partes del sistema nervioso central	18	13	1,94	1,67%	13	20	1,20	2,21%	31	17	1,54	1,86%
Otras muertes obstétricas directas					28	6	2,59	4,75%	28	18	1,39	1,68%
Resto de enfermedades del sistema genitourinario	11	18	1,19	1,02%	15	14	1,39	2,55%	26	19	1,29	1,56%
Neumonía	9	20	0,97	0,83%	14	17	1,29	2,38%	23	20	1,15	1,38%

Tasa por 100.000

Anexo 12. Defunciones Bogotá - 2001. Régimen contributivo. 15 a 44 años (cont.)

Agrupación en 103 causas. Distribución por causa y sexo

Causa de muerte	Hombres				Mujeres				Total			
	Defunc.	N. O.	Tasa	Porcen.	Defunc.	N. O.	Tasa	Porcen	Defunc.	N. O.	Tasa	Porcen.
Resto de enfermedades del sistema nervioso	12	17	1,30	1,11%	11	24	1,02	1,87%	23	21	1,15	1,38%
Diabetes *mellitus*	13	16	1,40	1,20%	9	27	0,83	1,53%	22	22	1,01	1,32%
Linfoma no Hodgkin	6	22	0,65	0,56%	12	22	1,11	2,04%	18	23	0,90	1,08%
Tumor maligno del colon, del recto y del ano	6	24	0,65	0,56%	12	23	1,11	2,04%	18	24	0,90	1,08%
Tumor maligno del ovario					17	11	1,57	2,89%	17	25	0,85	1,02%
Resto de tumores	4	31	0,43	0,37%	13	21	1,20	2,21%	17	26	0,85	1,02%
Tumor maligno del cuello del útero					15	15	1,39	2,55%	15	27	0,75	0,90%
Resto de enfermedades del sistema respiratorio	9	21	0,97	0,83%	6	29	0,55	1,02%	15	28	0,75	0,90%
Septicemia	3	35	0,32	0,28%	9	28	0,83	1,53%	12	29	0,60	0,72%
Muertes obstétricas indirectas					11	25	1,02	1,87%	11	30	0,55	0,66%
Tumor maligno de la tráquea, de los bronquios y del pulmón	5	30	0,54	0,46%	4	32	0,37	0,68%	9	31	0,45	0,54%
Tumor maligno del páncreas	4	32	0,43	0,37%	4	33	0,37	0,68%	8	32	0,40	0,48%
Enfermedades del hígado	5	25	0,54	0,46%	3	36	0,28	0,51%	8	33	0,40	0,48%
Enfermedades hipertensivas	5	26	0,54	0,46%	3	37	0,28	0,51%	8	34	0,40	0,48%
Resto de ciertas enfermedades infecciosas y parasitarias	5	28	0,54	0,46%	3	38	0,28	0,51%	8	35	0,40	0,48%
Resto de enfermedades del sistema circulatorio	5	29	0,54	0,46%	3	39	0,28	0,51%	8	36	0,40	0,48%
Resto de enfermedades de la sangre y de los órganos hematopoyéticos, y ciertos trastornos que afectan el mecanismo de la inmunidad	6	23	0,65	0,56%	2	44	0,18	0,34%	8	37	0,40	0,48%
Enfermedades renales, glomerulares y tubulointersticiales	1	49	0,11	0,09%	6	30	0,55	1,02%	7	38	0,35	0,42%
Enfermedades crónicas de las vías respiratorias inferiores	2	36	0,22	0,19%	5	31	0,46	0,85%	7	39	0,35	0,42%
Anemias	3	33	0,32	0,28%	3	40	0,28	0,51%	6	40	0,30	0,36%
Hepatitis viral	5	27	0,54	0,46%	1	51	0,09	0,17%	6	41	0,30	0,36%

Tasa por 100.000

Anexo 12. Defunciones Bogotá - 2001. Régimen contributivo. 15 a 44 años (cont.)

Agrupación en 103 causas. Distribución por causa y sexo

Causa de muerte	Hombres				Mujeres				Total			
	Defunc.	N. O.	Tasa	Porcen.	Defunc.	N. O.	Tasa	Porcen	Defunc.	N. O.	Tasa	Porcen.
Fiebre reumática aguda y enfermedades cardíacas reumáticas crónicas	2	38	0,22	0,19%	3	41	0,28	0,51%	5	42	0,25	0,30%
Tumor maligno del hígado y de las vías biliares intra-hepáticas	2	43	0,22	0,19%	3	42	0,28	0,51%	5	43	0,25	0,30%
Tumor maligno de otras partes y de las no especificadas del útero					4	34	0,37	0,68%	4	44	0,20	0,24%
Diarrea y gastroenteritis de presunto origen infeccioso	1	47	0,11	0,09%	3	43	0,28	0,51%	4	45	0,20	0,24%
Meningitis	2	40	0,22	0,19%	2	45	0,18	0,34%	4	46	0,20	0,24%
Tumores malignos del labio, de la cavidad bucal y de la faringe	2	44	0,22	0,19%	2	46	0,18	0,34%	4	47	0,20	0,24%
Malformaciones congénitas, deformidades y anomalías cromosómicas	3	34	0,32	0,28%	1	52	0,09	0,17%	4	48	0,20	0,24%
Desnutrición	1	46	0,11	0,09%	2	47	0,18	0,34%	3	49	0,15	0,18%
Mieloma múltiple y tumores malignos de células plasmáticas	1	52	0,11	0,09%	2	48	0,18	0,34%	3	50	0,15	0,18%
Exposición al humo, fuego y llamas	2	37	0,22	0,19%	1	53	0,09	0,17%	3	51	0,15	0,18%
Melanoma maligno de la piel	2	39	0,22	0,19%	1	54	0,09	0,17%	3	52	0,15	0,18%
Resto de embarazo, parto y puerperio					2	49	0,18	0,34%	2	53	0,10	0,12%
Resto de enfermedades endocrinas, nutricionales y metabólicas					2	50	0,18	0,34%	2	54	0,10	0,12%
Úlcera gástrica y duodenal	1	54	0,11	0,09%	1	55	0,09	0,17%	2	55	0,10	0,12%
Otras tuberculosis	2	41	0,22	0,19%					2	56	0,10	0,12%
Tuberculosis respiratoria	2	42	0,22	0,19%					2	57	0,10	0,12%
Embarazo terminado en aborto					1	56	0,09	0,17%	1	58	0,05	0,06%
Paludismo (malaria)					1	57	0,09	0,17%	1	59	0,05	0,06%

Tasa por 100.000

Anexo 12. Defunciones Bogotá - 2001. Régimen contributivo. 15 a 44 años (cont.)

Agrupación en 103 causas. Distribución por causa y sexo

Causa de muerte	Hombres				Mujeres				Total			
	Defunc.	N. O.	Tasa	Porcen.	Defunc.	N. O.	Tasa	Porcen	Defunc.	N. O.	Tasa	Porcen.
Tripanosomiasis					1	58	0,09	0,17%	1	60	0,05	0,06%
Aterosclerosis	1	45	0,11	0,09%					1	61	0,05	0,06%
Enfermedades de la piel y del tejido subcutáneo	1	48	0,11	0,09%					1	62	0,05	0,06%
Envenenamiento accidental por, y exposición a sustancias nocivas	1	50	0,11	0,09%					1	63	0,05	0,06%
Infecciones con un modo de transmisión predominantemente sexual	1	51	0,11	0,09%					1	64	0,05	0,06%
Otras enfermedades infecciosas intestinales	1	53	0,11	0,09%					1	65	0,05	0,06%
Total general	1080		116,60		589		54,45		1669		83,12	

Tasa por 100.000

Anexo 13. Defunciones Bogotá - 2001. Régimen contributivo. 45 a 59 años

Agrupación en 103 causas. Distribución por causa y sexo

Causa de muerte	Hombres				Mujeres				Total			
	Defunc.	N. O.	Tasa	Porcen.	Defunc.	N. O.	Tasa	Porcen	Defunc.	N. O.	Tasa	Porcen.
Enfermedades isquémicas del corazón	169	1	68,69	17,49%	57	3	18,03	6,83%	226	1	40,20	12,56%
Enfermedades cerebrovasculares	53	4	21,54	5,49%	88	1	27,83	10,55%	141	2	25,08	7,83%
Resto de tumores malignos	52	5	21,14	5,38%	47	5	14,86	5,64%	99	3	17,61	5,50%
Tumor maligno del estómago	62	3	25,20	6,42%	28	7	8,85	3,36%	90	4	16,01	5,00%
Otras enfermedades del corazón	27	11	10,97	2,80%	54	4	17,08	6,47%	81	5	14,41	4,50%
Tumor maligno de mama					78	2	24,67	9,35%	78	6	13,87	4,33%
Agresiones	66	2	26,83	6,83%	7	32	2,21	0,84%	73	7	12,98	4,06%
Diabetes *mellitus*	43	6	17,48	4,45%	26	11	8,22	3,12%	69	8	12,27	3,83%
Resto de enfermedades del sistema digestivo	28	9	11,38	2,90%	28	8	8,85	3,36%	56	9	9,96	3,11%
Accidentes de transporte	33	8	13,41	3,42%	18	14	5,69	2,16%	51	10	9,07	2,83%
Tumor maligno del colon, del recto y del ano	23	15	9,35	2,38%	27	10	8,54	3,24%	50	11	8,89	2,78%
Tumor maligno de la tráquea, de los bronquios y del pulmón	24	14	9,75	2,48%	22	12	6,96	2,64%	46	12	8,18	2,56%
Enfermedades del hígado	27	10	10,97	2,80%	18	15	5,69	2,16%	45	13	8,00	2,50%
Resto de enfermedades del sistema circulatorio	24	13	9,75	2,48%	19	13	6,01	2,28%	43	14	7,65	2,39%
Enfermedad por virus de la inmunodeficiencia humana (VIH)	41	7	16,66	4,24%	2	43	0,63	0,24%	43	15	7,65	2,39%
Síntomas, signos y hallazgos anormales clínicos y de laboratorio, no clasificados en otra parte	26	12	10,57	2,69%	13	20	4,11	1,56%	39	16	6,94	2,17%
Tumor maligno del cuello del útero					38	6	12,02	4,56%	38	17	6,76	2,11%
Neumonía	19	17	7,72	1,97%	15	17	4,74	1,80%	34	18	6,05	1,89%
Tumor maligno del ovario			0,00		28	9	8,85	3,36%	28	19	4,98	1,56%
Resto de enfermedades del sistema nervioso	15	20	6,01	1,55%	13	21	4,11	1,56%	28	20	4,98	1,56%
Tumor maligno de las meninges, del encéfalo y de otras partes del sistema nervioso central	19	18	7,72	1,97%	9	30	2,85	1,08%	28	21	4,98	1,56%

Tasa por 100.000

Anexo 13. Defunciones Bogotá - 2001. Régimen contributivo. 45 a 59 años (cont.)

Agrupación en 103 causas. Distribución por causa y sexo

Causa de muerte	Hombres				Mujeres				Total			
	Defunc.	N. O.	Tasa	Porcen.	Defunc.	N. O.	Tasa	Porcen	Defunc.	N. O.	Tasa	Porcen.
Resto de enfermedades del sistema genitourinario	8	28	3,25	0,83%	18	16	5,69	2,16%	26	22	4,62	1,44%
Todas las demás causas externas	20	16	8,13	2,07%	6	33	1,90	0,72%	26	23	4,62	1,44%
Tumor maligno del páncreas	10	25	4,06	1,04%	15	18	4,74	1,80%	25	24	4,45	1,39%
Enfermedades crónicas de las vías respiratorias inferiores	11	24	4,47	1,14%	12	23	3,79	1,44%	23	25	4,09	1,28%
Resto de tumores	12	23	4,88	1,24%	11	25	3,48	1,32%	23	26	4,09	1,28%
Enfermedades hipertensivas	13	21	5,28	1,35%	10	28	3,16	1,20%	23	27	4,09	1,28%
Linfoma no Hodgkin	12	22	4,88	1,24%	10	29	3,16	1,20%	22	28	3,91	1,22%
Leucemia	8	27	3,25	0,83%	13	22	4,11	1,56%	21	29	3,74	1,17%
Resto de enfermedades del sistema respiratorio	6	33	2,44	0,62%	14	19	4,43	1,68%	20	30	3,56	1,11%
Lesiones autoinfligidas intencionalmente	16	19	6,50	1,66%	2	44	0,63	0,24%	18	31	3,20	1,00%
Enfermedades del sistema osteomuscular y del tejido conjuntivo	5	37	2,03	0,52%	12	24	3,79	1,44%	17	32	3,02	0,94%
Tumor maligno del hígado y de las vías biliares intrahepáticas	7	32	2,85	0,72%	9	31	2,85	1,08%	16	33	2,85	0,89%
Fiebre reumática aguda y enfermedades cardíacas reumáticas crónicas	3	42	1,22	0,31%	11	26	3,48	1,32%	14	34	2,49	0,78%
Mieloma múltiple y tumores malignos de células plasmáticas	7	29	2,85	0,72%	5	34	1,58	0,60%	12	35	2,13	0,67%
Tumor maligno de otras partes y de las no especificadas del útero					11	27	3,48	1,32%	11	36	1,96	0,61%
Resto de enfermedades de la sangre y de los órganos hematopoyéticos, y ciertos trastornos que afectan el mecanismo de la inmunidad	7	30	2,85	0,72%	4	35	1,27	0,48%	11	37	1,96	0,61%
Caídas	9	26	3,66	0,93%	1	50	0,32	0,12%	10	38	1,78	0,56%
Tumores malignos del labio, de la cavidad bucal y de la faringe	6	36	2,44	0,62%	3	37	0,95	0,36%	9	39	1,60	0,50%

Tasa por 100.000

Anexo 13. Defunciones Bogotá - 2001. Régimen contributivo. 45 a 59 años (cont.)

Agrupación en 103 causas. Distribución por causa y sexo

Causa de muerte	Hombres				Mujeres				Total			
	Defunc.	N. O.	Tasa	Porcen.	Defunc.	N. O.	Tasa	Porcen	Defunc.	N. O.	Tasa	Porcen.
Hepatitis viral	5	38	2,03	0,52%	3	38	0,95	0,36%	8	40	1,42	0,44%
Septicemia	6	34	2,44	0,62%	1	51	0,32	0,12%	7	41	1,25	0,39%
Tumor maligno de la próstata	7	31	2,85	0,72%					7	42	1,25	0,39%
Melanoma maligno de la piel	3	43	1,22	0,31%	3	39	0,95	0,36%	6	43	1,07	0,33%
Tumor maligno de la vejiga urinaria	4	40	1,63	0,41%	2	45	0,63	0,24%	6	44	1,07	0,33%
Úlcera gástrica y duodenal	4	41	1,63	0,41%	2	46	0,63	0,24%	6	45	1,07	0,33%
Tumor maligno del esófago	6	35	2,44	0,62%					6	46	1,07	0,33%
Enfermedades de la piel y del tejido subcutáneo	1	51	0,41	0,10%	4	36	1,27	0,48%	5	47	0,89	0,28%
Resto de enfermedades endocrinas, nutricionales y metabólicas	2	47	0,81	0,21%	3	40	0,95	0,36%	5	48	0,89	0,28%
Meningitis	3	44	1,22	0,31%	2	47	0,63	0,24%	5	49	0,89	0,28%
Tumor maligno de la laringe	5	39	2,03	0,52%					5	50	0,89	0,28%
Anemias	1	48	0,41	0,10%	3	41	0,95	0,36%	4	51	0,71	0,22%
Enfermedades renales, glomerulares y tubulointersticiales	2	46	0,81	0,21%	2	48	0,63	0,24%	4	52	0,71	0,22%
Desnutrición					3	42	0,95	0,36%	3	53	0,53	0,17%
Tuberculosis respiratoria	1	52	0,41	0,10%	2	49	0,63	0,24%	3	54	0,53	0,17%
Resto de ciertas enfermedades infecciosas y parasitarias	3	45	1,22	0,31%					3	55	0,53	0,17%
Diarrea y gastroenteritis de presunto origen infeccioso	1	49	0,41	0,10%	1	52	0,32	0,12%	2	56	0,36	0,11%
Exposición al humo, fuego y llamas					1	53	0,32	0,12%	1	57	0,18	0,06%
Enfermedad de Alzheimer	1	50	0,41	0,10%					1	58	0,18	0,06%
Total general	966		392,63		834		263,74		1800		320,14	

Tasa por 100.000

Anexo 14. Defunciones Bogotá - 2001. Régimen contributivo. Mayores de 60 años

Agrupación en 103 causas. Distribución por causa y sexo												
Causa de muerte	Hombres				Mujeres				Total			
	Defunc.	N. O.	Tasa	Porcen.	Defunc.	N. O.	Tasa	Porcen	Defunc.	N. O.	Tasa	Porcen.
Enfermedades isquémicas del corazón	770	1	440,9	19,18%	608	1	286,3		1378	1	356,1	17,51%
Enfermedades cerebrovasculares	331	2	189,5	8,25%	444	2	209,1		775	2	200,3	9,85%
Enfermedades crónicas de las vías respiratorias inferiores	301	3	172,3	7,50%	240	5	113,0	6,22%	541	3	139,8	6,87%
Otras enfermedades del corazón	240	4	137,4	5,98%	296	3	139,4	7,67%	536	4	138,5	6,81%
Diabetes *mellitus*	221	5	126,5	5,51%	246	4	115,8	6,38%	467	5	120,7	5,93%
Resto de enfermedades del sistema digestivo	204	6	116,8	5,08%	188	6	88,5	4,87%	392	6	101,3	4,98%
Resto de tumores malignos	132	10	75,6	3,29%	161	8	75,8	4,17%	293	7	75,7	3,72%
Tumor maligno del estómago	175	8	100,2	4,36%	115	10	54,2	2,98%	290	8	74,9	3,68%
Enfermedades hipertensivas	107	12	61,3	2,67%	176	7	82,9	4,56%	283	9	73,1	3,60%
Neumonía	146	9	83,6	3,64%	124	9	58,4	3,21%	270	10	69,8	3,43%
Resto de enfermedades del sistema genitourinario	123	11	70,4	3,06%	94	12	44,3	2,44%	217	11	56,1	2,76%
Tumor maligno de la próstata	191	7	109,4	4,76%					191	12	49,4	2,43%
Resto de enfermedades del sistema circulatorio	92	13	52,7	2,29%	67	15	31,6	1,74%	159	13	41,1	2,02%
Resto de enfermedades del sistema respiratorio	79	15	45,2	1,97%	76	14	35,8	1,97%	155	14	40,1	1,97%
Tumor maligno de la tráquea, de los bronquios y del pulmón	83	14	47,5	2,07%	61	16	28,7	1,58%	144	15	37,2	1,83%
Tumor maligno del colon, del recto y del ano	60	17	34,4	1,49%	77	13	36,3	2,00%	137	16	35,4	1,74%
Enfermedades del hígado	68	16	38,9	1,69%	57	17	26,8	1,48%	125	17	32,3	1,59%
Tumor maligno de mama					98	11	46,1	2,54%	98	18	25,3	1,25%
Resto de enfermedades del sistema nervioso	48	18	27,5	1,20%	38	22	17,9	0,99%	86	19	22,2	1,09%
Tumor maligno del páncreas	32	26	18,3	0,80%	48	19	22,6	1,24%	80	20	20,7	1,02%
Tumor maligno del hígado y de las vías biliares intrahepáticas	39	21	22,3	0,97%	40	20	18,8	1,04%	79	21	20,4	1,00%

Tasa por 100.000

Anexo 14. Defunciones Bogotá - 2001. Régimen contributivo. Mayores de 60 años (cont.)

Agrupación en 103 causas. Distribución por causa y sexo

Causa de muerte	Hombres				Mujeres				Total			
	Defunc.	N. O.	Tasa	Porcen.	Defunc.	N. O.	Tasa	Porcen	Defunc.	N. O.	Tasa	Porcen.
Enfermedades del sistema osteomuscular y del tejido conjuntivo	20	32	11,5	0,50%	49	18	23,1	1,27%	69	22	17,8	0,88%
Resto de tumores	35	25	20,0	0,87%	31	27	14,6	0,80%	66	23	17,1	0,84%
Todas las demás causas externas	37	22	21,2	0,92%	27	28	12,7	0,70%	64	24	16,5	0,81%
Síntomas, signos y hallazgos anormales clínicos y de laboratorio, no clasificados en otra parte	40	20	22,9	1,00%	23	30	10,8	0,60%	63	25	16,3	0,80%
Accidentes de transporte	42	19	24,1	1,05%	19	34	8,9	0,49%	61	26	15,8	0,77%
Úlcera gástrica y duodenal	37	24	21,2	0,92%	21	33	9,9	0,54%	58	27	15,0	0,74%
Linfoma no Hodgkin	22	29	12,6	0,55%	34	23	16,0	0,88%	56	28	14,5	0,71%
Septicemia	21	30	12,0	0,52%	32	26	15,1	0,83%	53	29	13,7	0,67%
Leucemia	28	27	16,0	0,70%	24	29	11,3	0,62%	52	30	13,4	0,66%
Tumor maligno del esófago	37	23	21,2	0,92%	9	44	4,2	0,23%	46	31	11,9	0,58%
Tumor maligno de las meninges, del encéfalo y de otras partes del sistema nervioso central	26	28	14,9	0,65%	17	35	8,0	0,44%	43	32	11,1	0,55%
Tumor maligno del cuello del útero					40	21	18,8	1,04%	40	33	10,3	0,51%
Desnutrición	15	35	8,6	0,37%	23	31	10,8	0,60%	38	34	9,8	0,48%
Enfermedades de la piel y del tejido subcutáneo	15	36	8,6	0,37%	23	32	10,8	0,60%	38	35	9,8	0,48%
Tumor maligno de otras partes y de las no especificadas del útero					34	24	16,0	0,88%	34	36	8,8	0,43%
Tumor maligno del ovario					33	25	15,5	0,86%	33	37	8,5	0,42%
Caídas	20	31	11,5	0,50%	12	39	5,7	0,31%	32	38	8,3	0,41%
Mieloma múltiple y tumores malignos de células plasmáticas	15	37	8,6	0,37%	12	40	5,7	0,31%	27	39	7,0	0,34%
Aterosclerosis	9	42	5,2	0,22%	17	36	8,0	0,44%	26	40	6,7	0,33%
Tumor maligno de la vejiga urinaria	12	41	6,9	0,30%	14	37	6,6	0,36%	26	41	6,7	0,33%

Tasa por 100.000

Anexo 14. Defunciones Bogotá - 2001. Régimen contributivo. Mayores de 60 años (cont.)

Agrupación en 103 causas. Distribución por causa y sexo

Causa de muerte	Hombres				Mujeres				Total			
	Defunc.	N. O.	Tasa	Porcen.	Defunc.	N. O.	Tasa	Porcen.	Defunc.	N. O.	Tasa	Porcen.
Tumores malignos del labio, de la cavidad bucal y de la faringe	18	33	10,3	0,45%	8	45	3,8	0,21%	26	42	6,7	0,33%
Fiebre reumática aguda y enfermedades cardíacas reumáticas crónicas	6	46	3,4	0,15%	12	41	5,7	0,31%	18	43	4,7	0,23%
Resto de enfermedades de la sangre y de los órganos hematopoyéticos, y ciertos trastornos que afectan el mecanismo de la inmunidad	6	49	3,4	0,15%	12	42	5,7	0,31%	18	44	4,7	0,23%
Tumor maligno de la laringe	12	40	6,9	0,30%	6	47	2,8	0,16%	18	45	4,7	0,23%
Diarrea y gastroenteritis de presunto origen infeccioso	4	51	2,3	0,10%	13	38	6,1	0,34%	17	46	4,4	0,22%
Agresiones	13	38	7,4	0,32%	4	51	1,9	0,10%	17	47	4,4	0,22%
Lesiones autoinfligidas intencionalmente	16	34	9,2	0,40%	1	57	0,5	0,03%	17	48	4,4	0,22%
Resto de enfermedades endocrinas, nutricionales y metabólicas	4	53	2,3	0,10%	12	43	5,7	0,31%	16	49	4,1	0,20%
Tuberculosis respiratoria	12	39	6,9	0,30%	4	52	1,9	0,10%	16	50	4,1	0,20%
Melanoma maligno de la piel	6	47	3,4	0,15%	5	49	2,4	0,13%	11	51	2,8	0,14%
Enfermedades renales, glomerulares y tubulointersticiales	4	52	2,3	0,10%	6	48	2,8	0,16%	10	52	2,6	0,13%
Resto de ciertas enfermedades infecciosas y parasitarias	7	44	4,0	0,17%	3	54	1,4	0,08%	10	53	2,6	0,13%
Enfermedad de Alzheimer	2	55	1,1	0,05%	7	46	3,3	0,18%	9	54	2,3	0,11%
Tripanosomiasis	5	50	2,9	0,12%	4	53	1,9	0,10%	9	55	2,3	0,11%
Anemias	6	45	3,4	0,15%	3	55	1,4	0,08%	9	56	2,3	0,11%
Hepatitis viral	3	54	1,7	0,07%	5	50	2,4	0,13%	8	57	2,1	0,10%
Enfermedad por virus de la inmunodeficiencia humana (VIH)	8	43	4,6	0,20%					8	58	2,1	0,10%
Otras tuberculosis	6	48	3,4	0,15%					6	59	1,6	0,08%
Otras infecciones agudas de las vías respiratorias inferiores	2	56	1,1	0,05%	2	56	0,9	0,05%	4	60	1,0	0,05%
Meningitis	1	57	0,6	0,03%	1	58	0,5	0,03%	2	61	0,5	0,03%
Paludismo (malaria)					1	59	0,5	0,03%	1	62	0,3	0,01%
Resto de trastornos mentales y del comportamiento					1	60	0,5	0,03%	1	63	0,3	0,01%
Total general	4.014		2298,4		3.858		1816,7		7.872		2034,1	

Tasa por 100.000

Anexo 15. Defunciones Bogotá - 2001. Régimen subsidiado

Agrupación en 103 causas. Distribución por causa y sexo

Causa de muerte	Hombres				Mujeres				Total			
	Defunc.	N. O.	Tasa	Porcen.	Defunc.	N. O.	Tasa	Porcen	Defunc.	N. O.	Tasa	Porcen.
Enfermedades isquémicas del corazón	369	1	63,3	12,7%	393	1	61,9	14,0%	762	1	62,6	13,4%
Enfermedades cerebrovasculares	167	3	28,7	5,8%	315	2	49,6	11,2%	482	2	39,6	8,5%
Agresiones	301	2	51,7	10,4%	28	24	4,4	1,0%	329	3	27,0	5,8%
Otras enfermedades del corazón	115	8	19,7	4,0%	180	3	28,4	6,4%	295	4	24,2	5,2%
Enfermedades crónicas de las vías respiratorias inferiores	133	5	22,8	4,6%	130	5	20,5	4,6%	263	5	21,6	4,6%
Ciertas afecciones originadas en el periodo perinatal	153	4	26,3	5,3%	100	9	15,8	3,6%	253	6	20,8	4,4%
Neumonía	133	6	22,8	4,6%	106	6	16,7	3,8%	239	7	19,6	4,2%
Diabetes *mellitus*	92	11	15,8	3,2%	140	4	22,1	5,0%	232	8	19,1	4,1%
Resto de enfermedades del sistema digestivo	89	12	15,3	3,1%	106	7	16,7	3,8%	195	9	16,0	3,4%
Resto de tumores malignos	94	10	16,1	3,2%	94	11	14,8	3,4%	188	10	15,4	3,3%
Tumor maligno del estómago	108	9	18,5	3,7%	73	13	11,5	2,6%	181	11	14,9	3,2%
Enfermedades hipertensivas	78	13	13,4	2,7%	102	8	16,1	3,6%	180	12	14,8	3,2%
Enfermedad por virus de la inmunodeficiencia humana (VIH)	115	7	19,7	4,0%	16	37	2,5	0,6%	131	13	10,8	2,3%
Malformaciones congénitas, deformidades y anomalías cromosómicas	67	14	11,5	2,3%	57	16	9,0	2,0%	124	14	10,2	2,2%
Resto de enfermedades del sistema genitourinario	48	18	8,2	1,7%	65	14	10,2	2,3%	113	15	9,3	2,0%
Resto de enfermedades del sistema respiratorio	47	19	8,1	1,6%	65	15	10,2	2,3%	112	16	9,2	2,0%
Resto de enfermedades del sistema nervioso	52	17	8,9	1,8%	50	17	7,9	1,8%	102	17	8,4	1,8%
Tumor maligno del cuello del útero					99	10	15,6	3,5%	99	18	8,1	1,7%
Todas las demás causas externas	65	16	11,2	2,2%	31	21	4,9	1,1%	96	19	7,9	1,7%
Accidentes de transporte	65	15	11,2	2,2%	26	26	4,1	0,9%	91	20	7,5	1,6%
Tumor maligno de mama	2	60	0,3	0,1%	75	12	11,8	2,7%	77	21	6,3	1,4%
Enfermedades del hígado	40	22	6,9	1,4%	33	20	5,2	1,2%	73	22	6,0	1,3%

Tasa por 100.000

Anexo 15. Defunciones Bogotá - 2001. Régimen subsidiado (cont.)

Agrupación en 103 causas. Distribución por causa y sexo

Causa de muerte	Hombres				Mujeres				Total			
	Defunc.	N. O.	Tasa	Porcen.	Defunc.	N. O.	Tasa	Porcen	Defunc.	N. O.	Tasa	Porcen.
Tumor maligno de la tráquea, de los bronquios y del pulmón	42	21	7,2	1,5%	31	22	4,9	1,1%	73	23	6,0	1,3%
Resto de enfermedades del sistema circulatorio	38	24	6,5	1,3%	34	19	5,4	1,2%	72	24	5,9	1,3%
Síntomas, signos y hallazgos anormales clínicos y de laboratorio, no clasificados en otra parte	47	20	8,1	1,6%	22	28	3,5	0,8%	69	25	5,7	1,2%
Leucemia	38	23	6,5	1,3%	27	25	4,3	1,0%	65	26	5,3	1,1%
Tumor maligno del colon, del recto y del ano	22	28	3,8	0,8%	41	18	6,5	1,5%	63	27	5,2	1,1%
Tumor maligno del esófago	26	27	4,5	0,9%	15	39	2,4	0,5%	41	28	3,4	0,7%
Enfermedades del sistema osteomuscular y del tejido conjuntivo	10	40	1,7	0,3%	30	23	4,7	1,1%	40	29	3,3	0,7%
Lesiones autoinfligidas intencionalmente	30	26	5,2	1,0%	9	44	1,4	0,3%	39	30	3,2	0,7%
Tumor maligno de las meninges, del encéfalo y de otras partes del sistema nervioso central	20	29	3,4	0,7%	18	31	2,8	0,6%	38	31	3,1	0,7%
Tumor maligno de la próstata	37	25	6,4	1,3%					37	32	3,0	0,7%
Desnutrición	19	30	3,3	0,7%	17	33	2,7	0,6%	36	33	3,0	0,6%
Enfermedades de la piel y del tejido subcutáneo	9	41	1,5	0,3%	26	27	4,1	0,9%	35	34	2,9	0,6%
Linfoma no Hodgkin	17	31	2,9	0,6%	17	34	2,7	0,6%	34	35	2,8	0,6%
Septicemia	15	34	2,6	0,5%	18	32	2,8	0,6%	33	36	2,7	0,6%
Úlcera gástrica y duodenal	17	32	2,9	0,6%	15	40	2,4	0,5%	32	37	2,6	0,6%
Resto de tumores	12	36	2,1	0,4%	19	30	3,0	0,7%	31	38	2,5	0,5%
Tumor maligno del hígado y de las vías biliares intrahepáticas	12	37	2,1	0,4%	17	35	2,7	0,6%	29	39	2,4	0,5%
Diarrea y gastroenteritis de presunto origen infeccioso	11	38	1,9	0,4%	15	41	2,4	0,5%	26	40	2,1	0,5%
Resto de ciertas enfermedades infecciosas y parasitarias	15	33	2,6	0,5%	6	47	0,9	0,2%	21	41	1,7	0,4%
Tumor maligno del ovario					20	29	3,2	0,7%	20	42	1,6	0,4%

Tasa por 100.000

Anexo 15. Defunciones Bogotá - 2001. Régimen subsidiado (cont.)												
Agrupación en 103 causas. Distribución por causa y sexo												
Causa de muerte	Hombres				Mujeres				Total			
	Defunc.	N. O.	Tasa	Porcen.	Defunc.	N. O.	Tasa	Porcen	Defunc.	N. O.	Tasa	Porcen.
Tumor maligno del páncreas	8	47	1,4	0,3%	11	42	1,7	0,4%	19	43	1,6	0,3%
Caídas	14	35	2,4	0,5%	5	48	0,8	0,2%	19	44	1,6	0,3%
Otras muertes obstétricas directas					17	36	2,7	0,6%	17	45	1,4	0,3%
Tumor maligno de otras partes y de las no especificadas del útero					16	38	2,5	0,6%	16	46	1,3	0,3%
Meningitis	8	45	1,4	0,3%	8	45	1,3	0,3%	16	47	1,3	0,3%
Tuberculosis respiratoria	11	39	1,9	0,4%	4	53	0,6	0,1%	15	48	1,2	0,3%
Aterosclerosis	8	44	1,4	0,3%	5	49	0,8	0,2%	13	49	1,1	0,2%
Tumores malignos del labio, de la cavidad bucal y de la faringe	9	43	1,5	0,3%	4	54	0,6	0,1%	13	50	1,1	0,2%
Resto de enfermedades de la sangre y de los órganos hematopoyéticos, y ciertos trastornos que afectan el mecanismo de la inmunidad	5	49	0,9	0,2%	7	46	1,1	0,3%	12	51	1,0	0,2%
Fiebre reumática aguda y enfermedades cardíacas reumáticas crónicas	1	64	0,2	0,0%	10	43	1,6	0,4%	11	52	0,9	0,2%
Tumor maligno de la vejiga urinaria	8	46	1,4	0,3%	2	56	0,3	0,1%	10	53	0,8	0,2%
Otras infecciones agudas de las vías respiratorias inferiores	9	42	1,5	0,3%	1	59	0,2	0,0%	10	54	0,8	0,2%
Mieloma múltiple y tumores malignos de células plasmáticas	4	52	0,7	0,1%	5	50	0,8	0,2%	9	55	0,7	0,2%
Resto de enfermedades endocrinas, nutricionales y metabólicas	4	54	0,7	0,1%	5	51	0,8	0,2%	9	56	0,7	0,2%
Enfermedades renales, glomerulares y tubulointersticiales	4	51	0,7	0,1%	4	55	0,6	0,1%	8	57	0,7	0,1%
Anemias	5	48	0,9	0,2%	2	57	0,3	0,1%	7	58	0,6	0,1%
Enfermedad de Alzheimer	1	62	0,2	0,0%	5	52	0,8	0,2%	6	59	0,5	0,1%

Tasa por 100.000

Anexo 15. Defunciones Bogotá - 2001. Régimen subsidiado (cont.)

Agrupación en 103 causas. Distribución por causa y sexo

Causa de muerte	Hombres				Mujeres				Total			
	Defunc.	N. O.	Tasa	Porcen.	Defunc.	N. O.	Tasa	Porcen	Defunc.	N. O.	Tasa	Porcen.
Otras tuberculosis	4	53	0,7	0,1%	1	60	0,2	0,0%	5	60	0,4	0,1%
Tumor maligno de la laringe	5	50	0,9	0,2%					5	61	0,4	0,1%
Tos ferina	3	55	0,5	0,1%	1	61	0,2	0,0%	4	62	0,3	0,1%
Tripanosomiasis	3	56	0,5	0,1%	1	62	0,2	0,0%	4	63	0,3	0,1%
Hepatitis viral	2	57	0,3	0,1%	1	63	0,2	0,0%	3	64	0,2	0,1%
Melanoma maligno de la piel	2	58	0,3	0,1%	1	64	0,2	0,0%	3	65	0,2	0,1%
Otras enfermedades infecciosas intestinales	2	59	0,3	0,1%	1	65	0,2	0,0%	3	66	0,2	0,1%
Resto de embarazo, parto y puerperio					2	58	0,3	0,1%	2	67	0,2	0,0%
Infección meningocócica	1	65	0,2	0,0%	1	66	0,2	0,0%	2	68	0,2	0,0%
Embarazo terminado en aborto					1	67	0,2	0,0%	1	69	0,1	0,0%
Exposición al humo, fuego y llamas					1	68	0,2	0,0%	1	70	0,1	0,0%
Muertes obstétricas indirectas					1	69	0,2	0,0%	1	71	0,1	0,0%
Ahogamiento y sumersión accidentales	1	61	0,2	0,0%					1	72	0,1	0,0%
Envenenamiento accidental por, y exposición a sustancias nocivas	1	63	0,2	0,0%					1	73	0,1	0,0%
Infecciones con un modo de transmisión predominantemente sexual	1	66	0,2	0,0%					1	74	0,1	0,0%
Influenza (gripe)	1	67	0,2	0,0%					1	75	0,1	0,0%
(vacías)	1	68	0,2	0,0%					1	76	0,1	0,0%
Total general	2.896		497,2		2.804		441,9		5700		468,4	

Tasa por 100.000

Anexo 16. Defunciones Bogotá - 2001. Régimen subsidiado. Menores de 1 año

Agrupación en 103 causas. Distribución por causa y sexo

Causa de muerte	Hombres				Mujeres				Total			
	Defunc.	N. O.	Tasa	Porcen.	Defunc.	N. O.	Tasa	Porcen	Defunc.	N. O.	Tasa	Porcen.
Ciertas afecciones originadas en el periodo perinatal	152	1	3011.7	46.34%	100	1	2158.9	43.67%	252	1	2603.6	45.24%
Malformaciones congénitas, deformidades y anomalías cromosómicas	57	2	1129.4	17.38%	47	2	1014.7	20.52%	104	2	1074.5	18.67%
Neumonía	47	3	931.2	14.33%	23	3	496.5	10.04%	70	3	723.2	12.57%
Todas las demás causas externas	8	5	158.5	2.44%	11	4	237.5	4.80%	19	4	196.3	3.41%
Resto de enfermedades del sistema respiratorio	8	4	158.5	2.44%	10	5	215.9	4.37%	18	5	186.0	3.23%
Resto de enfermedades del sistema nervioso	6	6	118.9	1.83%	5	6	107.9	2.18%	11	6	113.6	1.97%
Síntomas, signos y hallazgos anormales clínicos y de laboratorio, no clasificados en otra parte	5	10	99.1	1.52%	5	7	107.9	2.18%	10	7	103.3	1.80%
Diarrea y gastroenteritis de presunto origen infeccioso	5	7	99.1	1.52%	4	8	86.4	1.75%	9	8	93.0	1.62%
Resto de ciertas enfermedades infecciosas y parasitarias	5	8	99.1	1.52%	4	9	86.4	1.75%	9	9	93.0	1.62%
Resto de enfermedades del sistema digestivo	5	9	99.1	1.52%	4	10	86.4	1.75%	9	10	93.0	1.62%
Desnutrición	4	11	79.3	1.22%	2	11	43.2	0.87%	6	11	62.0	1.08%
Septicemia	4	14	79.3	1.22%	2	12	43.2	0.87%	6	12	62.0	1.08%
Otras enfermedades del corazón	4	12	79.3	1.22%	1	14	21.6	0.44%	5	13	51.7	0.90%
Otras infecciones agudas de las vías respiratorias inferiores	4	13	79.3	1.22%	1	15	21.6	0.44%	5	14	51.7	0.90%
Meningitis	3	15	59.4	0.91%	1	16	21.6	0.44%	4	15	41.3	0.72%
Tos ferina	3	16	59.4	0.91%	1	17	21.6	0.44%	4	16	41.3	0.72%
Enfermedades cerebrovasculares					2	13	43.2	0.87%	2	17	20.7	0.36%
Resto de tumores	1	21	19.8	0.30%	1	18	21.6	0.44%	2	18	20.7	0.36%
Resto de enfermedades del sistema genitourinario	2	17	39.6	0.61%					2	19	20.7	0.36%
Agresiones					1	19	21.6	0.44%	1	20	10.3	0.18%
Enfermedades crónicas de las vías respiratorias inferiores					1	20	21.6	0.44%	1	21	10.3	0.18%

Tasa por 100.000

Anexo 16. Defunciones Bogotá - 2001. Régimen subsidiado. Menores de 1 año (cont.)

Agrupación en 103 causas. Distribución por causa y sexo

Causa de muerte	Hombres				Mujeres				Total			
	Defunc.	N. O.	Tasa	Porcen.	Defunc.	N. O.	Tasa	Porcen	Defunc.	N. O.	Tasa	Porcen.
Infección meningocócica					1	21	21.6	0.44%	1	22	10.3	0.18%
Otras enfermedades infecciosas intestinales					1	22	21.6	0.44%	1	23	10.3	0.18%
Úlcera gástrica y duodenal					1	23	21.6	0.44%	1	24	10.3	0.18%
Enfermedades del hígado	1	18	19.8	0.30%					1	25	10.3	0.18%
Enfermedades isquémicas del corazón	1	19	19.8	0.30%					1	26	10.3	0.18%
Resto de enfermedades de la sangre y de los órganos hematopoyéticos, y ciertos trastornos que afectan el mecanismo de la inmunidad	1	20	19.8	0.30%					1	27	10.3	0.18%
Resto de tumores malignos	1	22	19.8	0.30%					1	28	10.3	0.18%
Tumor maligno de las meninges, del encéfalo y de otras partes del sistema nervioso central	1	23	19.8	0.30%					1	29	10.3	0.18%
Total general	328		6.498.9		229		4.943.9		557		5.754.7	

Tasa por 100.000

Anexo 17. Defunciones Bogotá - 2001. Régimen subsidiado. 1 a 4 años

Agrupación en 103 causas. Distribución por causa y sexo

Causa de muerte	Hombres				Mujeres				Total			
	Defunc.	N. O.	Tasa	Porcen.	Defunc.	N. O.	Tasa	Porcen	Defunc.	N. O.	Tasa	Porcen.
Neumonía	9	1	20,1	17,65%	4	2	9,1	13,79%	13	1	14,6	16,25%
Malformaciones congénitas, deformidades y anomalías cromosómicas	5	2	11,2	9,80%	5	1	11,3	17,24%	10	2	11,2	12,50%
Resto de enfermedades del sistema respiratorio	3	6	6,7	5,88%	3	4	6,8	10,34%	6	3	6,7	7,50%
Todas las demás causas externas	3	7	6,7	5,88%	3	5	6,8	10,34%	6	4	6,7	7,50%
Diarrea y gastroenteritis de presunto origen infeccioso	1	15	2,2	1,96%	4	3	9,1	13,79%	5	5	5,6	6,25%
Desnutrición	1	14	2,2	1,96%	3	6	6,8	10,34%	4	6	4,5	5,00%
Leucemia	3	3	6,7	5,88%	1	7	2,3	3,45%	4	7	4,5	5,00%
Resto de enfermedades del sistema digestivo	3	5	6,7	5,88%	1	8	2,3	3,45%	4	8	4,5	5,00%
Otras enfermedades del corazón	2	8	4,5	3,92%	1	9	2,3	3,45%	3	9	3,4	3,75%
Resto de tumores malignos	2	12	4,5	3,92%	1	10	2,3	3,45%	3	10	3,4	3,75%
Otras infecciones agudas de las vías respiratorias inferiores	3	4	6,7	5,88%					3	11	3,4	3,75%
Enfermedades del hígado	1	17	2,2	1,96%	1	11	2,3	3,45%	2	12	2,3	2,50%
Resto de enfermedades de la sangre y de los órganos hematopoyéticos, y ciertos trastornos que afectan el mecanismo de la inmunidad	2	9	4,5	3,92%					2	13	2,3	2,50%
Resto de enfermedades del sistema nervioso	2	10	4,5	3,92%					2	14	2,3	2,50%
Resto de enfermedades endocrinas, nutricionales y metabólicas	2	11	4,5	3,92%					2	15	2,3	2,50%
Diabetes *mellitus*					1	12	2,3	3,45%	1	16	1,1	1,25%
Síntomas, signos y hallazgos anormales clínicos y de laboratorio, no clasificados en otra parte					1	13	2,3	3,45%	1	17	1,1	1,25%
Ciertas afecciones originadas en el periodo perinatal	1	13	2,2	1,96%					1	18	1,1	1,25%
Enfermedades cerebrovasculares	1	16	2,2	1,96%					1	19	1,1	1,25%

Tasa por 100.000

Anexo 17. Defunciones Bogotá - 2001. Régimen subsidiado. 1 a 4 años (cont.)

Agrupación en 103 causas. Distribución por causa y sexo

Causa de muerte	Hombres				Mujeres				Total			
	Defunc.	N. O.	Tasa	Porcen.	Defunc.	N. O.	Tasa	Porcen	Defunc.	N. O.	Tasa	Porcen.
Enfermedades isquémicas del corazón	1	18	2,2	1,96%					1	20	1,1	1,25%
Envenenamiento accidental por, y exposición a sustancias nocivas	1	19	2,2	1,96%					1	21	1,1	1,25%
Influenza (gripe)	1	20	2,2	1,96%					1	22	1,1	1,25%
Linfoma no Hodgkin	1	21	2,2	1,96%					1	23	1,1	1,25%
Resto de tumores	1	22	2,2	1,96%					1	24	1,1	1,25%
Septicemia	1	23	2,2	1,96%					1	25	1,1	1,25%
Tumor maligno de las meninges, del encéfalo y de otras partes del sistema nervioso central	1	24	2,2	1,96%					1	26	1,1	1,25%
Total general	51		113,7		29		65,8		80		90,0	

Tasa por 100.000

Anexo 18. Defunciones Bogotá - 2001. Régimen subsidiado. 5 a 14 años

Agrupación en 103 causas. Distribución por causa y sexo

Causa de muerte	Hombres				Mujeres				Total			
	Defunc.	N. O.	Tasa	Porcen.	Defunc.	N. O.	Tasa	Porcen	Defunc.	N. O.	Tasa	Porcen.
Leucemia	5	1	2,8	13,51%	5	1	2,9	16,13%	10	1	2,8	14,71%
Malformaciones congénitas, deformidades y anomalías cromosómicas	4	2	2,2	10,81%	3	2	1,7	9,68%	7	2	2,0	10,29%
Resto de tumores malignos	3	6	1,7	8,11%	3	3	1,7	9,68%	6	3	1,7	8,82%
Resto de enfermedades del sistema nervioso	4	3	2,2	10,81%	1	7	0,6	3,23%	5	4	1,4	7,35%
Resto de enfermedades del sistema digestivo	2	9	1,1	5,41%	2	4	1,2	6,45%	4	5	1,1	5,88%
Neumonía	3	4	1,7	8,11%	1	8	0,6	3,23%	4	6	1,1	5,88%
Otras enfermedades del corazón	3	5	1,7	8,11%	1	9	0,6	3,23%	4	7	1,1	5,88%
Tumor maligno de las meninges, del encéfalo y de otras partes del sistema nervioso central	1	17	0,6	2,70%	2	5	1,2	6,45%	3	8	0,9	4,41%
Agresiones	2	7	1,1	5,41%	1	10	0,6	3,23%	3	9	0,9	4,41%
Desnutrición	2	8	1,1	5,41%	1	11	0,6	3,23%	3	10	0,9	4,41%
Enfermedades cerebrovasculares					2	6	1,2	6,45%	2	11	0,6	2,94%
Accidentes de transporte	1	10	0,6	2,70%	1	12	0,6	3,23%	2	12	0,6	2,94%
Enfermedades del sistema osteomuscular y del tejido conjuntivo	1	13	0,6	2,70%	1	13	0,6	3,23%	2	13	0,6	2,94%
Meningitis	1	15	0,6	2,70%	1	14	0,6	3,23%	2	14	0,6	2,94%
Diabetes *mellitus*					1	15	0,6	3,23%	1	15	0,3	1,47%
Enfermedades de la piel y del tejido subcutáneo					1	16	0,6	3,23%	1	16	0,3	1,47%
Fiebre reumática aguda y enfermedades cardíacas reumáticas crónicas					1	17	0,6	3,23%	1	17	0,3	1,47%
Resto de enfermedades del sistema genitourinario					1	18	0,6	3,23%	1	18	0,3	1,47%
Resto de enfermedades del sistema respiratorio					1	19	0,6	3,23%	1	19	0,3	1,47%
Resto de tumores					1	20	0,6	3,23%	1	20	0,3	1,47%
Caídas	1	11	0,6	2,70%					1	21	0,3	1,47%

Tasa por 100.000

Anexo 18. Defunciones Bogotá - 2001. Régimen subsidiado. 5 a 14 años (cont.)												
Agrupación en 103 causas. Distribución por causa y sexo												
Causa de muerte	Hombres				Mujeres				Total			
	Defunc.	N. O.	Tasa	Porcen.	Defunc.	N. O.	Tasa	Porcen	Defunc.	N. O.	Tasa	Porcen.
Enfermedades del hígado	1	12	0,6	2,70%					1	22	0,3	1,47%
Linfoma no Hodgkin	1	14	0,6	2,70%					1	23	0,3	1,47%
Septicemia	1	16	0,6	2,70%					1	24	0,3	1,47%
Tumor maligno del páncreas	1	18	0,6	2,70%					1	25	0,3	1,47%
Total general	37		20,6		31		18,1		68		19,3	

Tasa por 100.000

Anexo 19. Defunciones Bogotá - 2001. Régimen subsidiado. 15 a 44 años

Agrupación en 103 causas. Distribución por causa y sexo

Causa de muerte	Hombres				Mujeres				Total			
	Defunc.	N. O.	Tasa	Porcen.	Defunc.	N. O.	Tasa	Porcen	Defunc.	N. O.	Tasa	Porcen.
Agresiones	260	1	98,5	38,63%	20	3	6,6	6,29%	280	1	49,3	28,25%
Enfermedad por virus de la inmunodeficiencia humana (VIH)	95	2	36,0	14,12%	12	10	3,9	3,77%	107	2	18,8	10,80%
Resto de enfermedades del sistema nervioso	19	8	7,2	2,82%	21	2	6,9	6,60%	40	3	7,0	4,04%
Todas las demás causas externas	36	3	13,6	5,35%	4	22	1,3	1,26%	40	4	7,0	4,04%
Accidentes de transporte	31	4	11,7	4,61%	6	19	2,0	1,89%	37	5	6,5	3,73%
Resto de tumores malignos	21	5	8,0	3,12%	14	8	4,6	4,40%	35	6	6,2	3,53%
Leucemia	19	7	7,2	2,82%	9	14	3,0	2,83%	28	7	4,9	2,83%
Tumor maligno del cuello del útero					27	1	8,9	8,49%	27	8	4,8	2,72%
Enfermedades cerebrovasculares	10	14	3,8	1,49%	17	4	5,6	5,35%	27	9	4,8	2,72%
Lesiones autoinfligidas intencionalmente	20	6	7,6	2,97%	6	20	2,0	1,89%	26	10	4,6	2,62%
Diabetes *mellitus*	9	15	3,4	1,34%	15	6	4,9	4,72%	24	11	4,2	2,42%
Resto de enfermedades del sistema digestivo	11	13	4,2	1,63%	12	11	3,9	3,77%	23	12	4,1	2,32%
Neumonía	11	12	4,2	1,63%	11	12	3,6	3,46%	22	13	3,9	2,22%
Resto de enfermedades del sistema genitourinario	6	20	2,3	0,89%	14	9	4,6	4,40%	20	14	3,5	2,02%
Enfermedades isquémicas del corazón	12	10	4,5	1,78%	8	15	2,6	2,52%	20	15	3,5	2,02%
Otras enfermedades del corazón	9	16	3,4	1,34%	10	13	3,3	3,14%	19	16	3,3	1,92%
Tumor maligno del estómago	12	11	4,5	1,78%	7	16	2,3	2,20%	19	17	3,3	1,92%
Síntomas, signos y hallazgos anormales clínicos y de laboratorio, no clasificados en otra parte	15	9	5,7	2,23%	4	23	1,3	1,26%	19	18	3,3	1,92%
Otras muertes obstétricas directas					17	5	5,6	5,35%	17	19	3,0	1,72%
Tumor maligno de mama					15	7	4,9	4,72%	15	20	2,6	1,51%
Enfermedades del hígado	6	18	2,3	0,89%	7	17	2,3	2,20%	13	21	2,3	1,31%
Tumor maligno del colon, del recto y del ano	6	22	2,3	0,89%	7	18	2,3	2,20%	13	22	2,3	1,31%

Tasa por 100.000

Anexo 19. Defunciones Bogotá - 2001. Régimen subsidiado. 15 a 44 años (cont.)

Agrupación en 103 causas. Distribución por causa y sexo

Causa de muerte	Hombres				Mujeres				Total			
	Defunc.	N. O.	Tasa	Porcen.	Defunc.	N. O.	Tasa	Porcen	Defunc.	N. O.	Tasa	Porcen.
Linfoma no Hodgkin	5	24	1,9	0,74%	6	21	2,0	1,89%	11	23	1,9	1,11%
Tumor maligno de las meninges, del encéfalo y de otras partes del sistema nervioso central	6	21	2,3	0,89%	4	24	1,3	1,26%	10	24	1,8	1,01%
Resto de enfermedades del sistema respiratorio	7	17	2,7	1,04%	3	26	1,0	0,94%	10	25	1,8	1,01%
Enfermedades del sistema osteomuscular y del tejido conjuntivo	4	25	1,5	0,59%	4	25	1,3	1,26%	8	26	1,4	0,81%
Resto de enfermedades del sistema circulatorio	6	19	2,3	0,89%	1	38	0,3	0,31%	7	27	1,2	0,71%
Caídas	5	23	1,9	0,74%	1	39	0,3	0,31%	6	28	1,1	0,61%
Tumor maligno de la tráquea, de los bronquios y del pulmón	4	26	1,5	0,59%	1	40	0,3	0,31%	5	29	0,9	0,50%
Enfermedades hipertensivas	1	37	0,4	0,15%	3	27	1,0	0,94%	4	30	0,7	0,40%
Enfermedades renales, glomerulares y tubulointersticiales	1	38	0,4	0,15%	3	28	1,0	0,94%	4	31	0,7	0,40%
Resto de enfermedades de la sangre y de los órganos hematopoyéticos, y ciertos trastornos que afectan el mecanismo de la inmunidad	1	43	0,4	0,15%	3	29	1,0	0,94%	4	32	0,7	0,40%
Fiebre reumática aguda y enfermedades cardíacas reumáticas crónicas					3	30	1,0	0,94%	3	33	0,5	0,30%
Septicemia					3	31	1,0	0,94%	3	34	0,5	0,30%
Enfermedades crónicas de las vías respiratorias inferiores	1	35	0,4	0,15%	2	32	0,7	0,63%	3	35	0,5	0,30%
Enfermedades de la piel y del tejido subcutáneo	1	36	0,4	0,15%	2	33	0,7	0,63%	3	36	0,5	0,30%
Malformaciones congénitas, deformidades y anomalías cromosómicas	1	40	0,4	0,15%	2	34	0,7	0,63%	3	37	0,5	0,30%
Meningitis	1	41	0,4	0,15%	2	35	0,7	0,63%	3	38	0,5	0,30%
Anemias	2	28	0,8	0,30%	1	41	0,3	0,31%	3	39	0,5	0,30%

Tasa por 100.000

Anexo 19. Defunciones Bogotá - 2001. Régimen subsidiado. 15 a 44 años (cont.)

Agrupación en 103 causas. Distribución por causa y sexo

Causa de muerte	Hombres				Mujeres				Total			
	Defunc.	N. O.	Tasa	Porcen.	Defunc.	N. O.	Tasa	Porcen	Defunc.	N. O.	Tasa	Porcen.
Resto de ciertas enfermedades infecciosas y parasitarias	3	27	1,1	0,45%					3	40	0,5	0,30%
Resto de embarazo, parto y puerperio					2	36	0,7	0,63%	2	41	0,4	0,20%
Tumor maligno de otras partes y de las no especificadas del útero					2	37	0,7	0,63%	2	42	0,4	0,20%
Desnutrición	1	33	0,4	0,15%	1	42	0,3	0,31%	2	43	0,4	0,20%
Tumor maligno del hígado y de las vías biliares intrahepáticas	1	45	0,4	0,15%	1	43	0,3	0,31%	2	44	0,4	0,20%
Úlcera gástrica y duodenal	1	47	0,4	0,15%	1	44	0,3	0,31%	2	45	0,4	0,20%
Resto de tumores	2	29	0,8	0,30%					2	46	0,4	0,20%
Tuberculosis respiratoria	2	30	0,8	0,30%					2	47	0,4	0,20%
Tumor maligno del esófago	2	31	0,8	0,30%					2	48	0,4	0,20%
Embarazo terminado en aborto					1	45	0,3	0,31%	1	49	0,2	0,10%
Melanoma maligno de la piel					1	46	0,3	0,31%	1	50	0,2	0,10%
Muertes obstétricas indirectas					1	47	0,3	0,31%	1	51	0,2	0,10%
Tumor maligno del ovario					1	48	0,3	0,31%	1	52	0,2	0,10%
Aterosclerosis	1	32	0,4	0,15%					1	53	0,2	0,10%
Diarrea y gastroenteritis de presunto origen infeccioso	1	34	0,4	0,15%					1	54	0,2	0,10%
Hepatitis viral	1	39	0,4	0,15%					1	55	0,2	0,10%
Otras infecciones agudas de las vías respiratorias inferiores	1	42	0,4	0,15%					1	56	0,2	0,10%
Tumor maligno de la próstata	1	44	0,4	0,15%					1	57	0,2	0,10%
Tumores malignos del labio, de la cavidad bucal y de la faringe	1	46	0,4	0,15%					1	58	0,2	0,10%
(vacías)	1	48	0,4	0,15%					1	59	0,2	0,10%
Total general	673		255,0		318		104,6		991		174,5	

Tasa por 100.000

Anexo 20. Defunciones Bogotá - 2001. Régimen subsidiado. 45 a 59 años

Agrupación en 103 causas. Distribución por causa y sexo

Causa de muerte	Hombres				Mujeres				Total			
	Defunc.	N. O.	Tasa	Porcen.	Defunc.	N. O.	Tasa	Porcen	Defunc.	N. O.	Tasa	Porcen.
Enfermedades isquémicas del corazón	61	1	101,8	14,63%	23	4	37,9	6,46%	84	1	72,6	10,87%
Enfermedades cerebrovasculares	26	4	43,4	6,24%	38	1	62,6	10,67%	64	2	55,3	8,28%
Resto de tumores malignos	23	5	38,4	5,52%	22	5	36,3	6,18%	45	3	38,9	5,82%
Tumor maligno del estómago	31	3	51,7	7,43%	13	9	21,4	3,65%	44	4	38,1	5,69%
Diabetes *mellitus*	19	6	31,7	4,56%	21	6	34,6	5,90%	40	5	34,6	5,17%
Tumor maligno del cuello del útero					38	2	62,6	10,67%	38	6	32,9	4,92%
Agresiones	31	2	51,7	7,43%	5	18	8,2	1,40%	36	7	31,1	4,66%
Otras enfermedades del corazón	12	11	20,0	2,88%	21	7	34,6	5,90%	33	8	28,5	4,27%
Tumor maligno de mama					31	3	51,1	8,71%	31	9	26,8	4,01%
Enfermedades hipertensivas	15	9	25,0	3,60%	14	8	23,1	3,93%	29	10	25,1	3,75%
Accidentes de transporte	16	8	26,7	3,84%	5	19	8,2	1,40%	21	11	18,2	2,72%
Enfermedad por virus de la inmunodeficiencia humana (VIH)	18	7	30,0	4,32%	3	27	4,9	0,84%	21	12	18,2	2,72%
Resto de enfermedades del sistema digestivo	9	13	15,0	2,16%	9	10	14,8	2,53%	18	13	15,6	2,33%
Enfermedades del hígado	11	12	18,4	2,64%	6	15	9,9	1,69%	17	14	14,7	2,20%
Síntomas, signos y hallazgos anormales clínicos y de laboratorio, no clasificados en otra parte	13	10	21,7	3,12%	4	21	6,6	1,12%	17	15	14,7	2,20%
Resto de enfermedades del sistema genitourinario	7	18	11,7	1,68%	9	11	14,8	2,53%	16	16	13,8	2,07%
Tumor maligno del colon, del recto y del ano	6	22	10,0	1,44%	7	12	11,5	1,97%	13	17	11,2	1,68%
Resto de enfermedades del sistema nervioso	5	25	8,3	1,20%	7	13	11,5	1,97%	12	18	10,4	1,55%
Tumor maligno de la tráquea, de los bronquios y del pulmón	8	15	13,3	1,92%	4	22	6,6	1,12%	12	19	10,4	1,55%
Enfermedades crónicas de las vías respiratorias inferiores	4	26	6,7	0,96%	7	14	11,5	1,97%	11	20	9,5	1,42%
Leucemia	6	19	10,0	1,44%	4	23	6,6	1,12%	10	21	8,6	1,29%

Tasa por 100.000

Anexo 20. Defunciones Bogotá - 2001. Régimen subsidiado. 45 a 59 años (cont.)												
Agrupación en 103 causas. Distribución por causa y sexo												
Causa de muerte	Hombres				Mujeres				Total			
	Defunc.	N. O.	Tasa	Porcen.	Defunc.	N. O.	Tasa	Porcen	Defunc.	N. O.	Tasa	Porcen.
Linfoma no Hodgkin	6	20	10,0	1,44%	4	24	6,6	1,12%	10	22	8,6	1,29%
Resto de enfermedades del sistema circulatorio	6	21	10,0	1,44%	4	25	6,6	1,12%	10	23	8,6	1,29%
Lesiones autoinfligidas intencionalmente	7	16	11,7	1,68%	3	28	4,9	0,84%	10	24	8,6	1,29%
Todas las demás causas externas	9	14	15,0	2,16%	1	39	1,6	0,28%	10	25	8,6	1,29%
Tumor maligno de las meninges, del encéfalo y de otras partes del sistema nervioso central	3	34	5,0	0,72%	6	16	9,9	1,69%	9	26	7,8	1,16%
Resto de enfermedades del sistema respiratorio	4	27	6,7	0,96%	5	20	8,2	1,40%	9	27	7,8	1,16%
Neumonía	7	17	11,7	1,68%	2	34	3,3	0,56%	9	28	7,8	1,16%
Resto de tumores	4	28	6,7	0,96%	4	26	6,6	1,12%	8	29	6,9	1,04%
Tumor maligno del páncreas	4	32	6,7	0,96%	3	29	4,9	0,84%	7	30	6,1	0,91%
Tumor maligno del ovario					6	17	9,9	1,69%	6	31	5,2	0,78%
Tumor maligno del esófago	4	30	6,7	0,96%	2	35	3,3	0,56%	6	32	5,2	0,78%
Mieloma múltiple y tumores malignos de células plasmáticas	2	36	3,3	0,48%	3	30	4,9	0,84%	5	33	4,3	0,65%
Septicemia	2	37	3,3	0,48%	3	31	4,9	0,84%	5	34	4,3	0,65%
Caídas	5	23	8,3	1,20%					5	35	4,3	0,65%
Resto de ciertas enfermedades infecciosas y parasitarias	5	24	8,3	1,20%					5	36	4,3	0,65%
Enfermedades de la piel y del tejido subcutáneo	2	35	3,3	0,48%	2	36	3,3	0,56%	4	37	3,5	0,52%
Úlcera gástrica y duodenal	2	39	3,3	0,48%	2	37	3,3	0,56%	4	38	3,5	0,52%
Tuberculosis respiratoria	3	33	5,0	0,72%	1	40	1,6	0,28%	4	39	3,5	0,52%
Tumor maligno de la próstata	4	29	6,7	0,96%					4	40	3,5	0,52%
Tumor maligno del hígado y de las vías biliares intrahepáticas	4	31	6,7	0,96%					4	41	3,5	0,52%
Enfermedades del sistema osteomuscular y del tejido conjuntivo					3	32	4,9	0,84%	3	42	2,6	0,39%

Tasa por 100.000

Anexo 20. Defunciones Bogotá - 2001. Régimen subsidiado. 45 a 59 años (cont.)												
Agrupación en 103 causas. Distribución por causa y sexo												
Causa de muerte	Hombres				Mujeres				Total			
	Defunc.	N. O.	Tasa	Porcen.	Defunc.	N. O.	Tasa	Porcen	Defunc.	N. O.	Tasa	Porcen.
Resto de enfermedades de la sangre y de los órganos hematopoyéticos, y ciertos trastornos que afectan el mecanismo de la inmunidad					3	33	4,9	0,84%	3	43	2,6	0,39%
Tumor maligno de otras partes y de las no especificadas del útero					2	38	3,3	0,56%	2	44	1,7	0,26%
Desnutrición	1	42	1,7	0,24%	1	41	1,6	0,28%	2	45	1,7	0,26%
Meningitis	1	46	1,7	0,24%	1	42	1,6	0,28%	2	46	1,7	0,26%
Otras tuberculosis	1	47	1,7	0,24%	1	43	1,6	0,28%	2	47	1,7	0,26%
Resto de enfermedades endocrinas, nutricionales y metabólicas	1	48	1,7	0,24%	1	44	1,6	0,28%	2	48	1,7	0,26%
Tumores malignos del labio, de la cavidad bucal y de la faringe	2	38	3,3	0,48%					2	49	1,7	0,26%
Diarrea y gastroenteritis de presunto origen infeccioso					1	45	1,6	0,28%	1	50	0,9	0,13%
Fiebre reumática aguda y enfermedades cardíacas reumáticas crónicas					1	46	1,6	0,28%	1	51	0,9	0,13%
Anemias	1	40	1,7	0,24%					1	52	0,9	0,13%
Aterosclerosis	1	41	1,7	0,24%					1	53	0,9	0,13%
Enfermedades renales, glomerulares y tubulointersticiales	1	43	1,7	0,24%					1	54	0,9	0,13%
Infecciones con un modo de transmisión predominantemente sexual	1	44	1,7	0,24%					1	55	0,9	0,13%
Melanoma maligno de la piel	1	45	1,7	0,24%					1	56	0,9	0,13%
Tripanosomiasis	1	49	1,7	0,24%					1	57	0,9	0,13%
Tumor maligno de la laringe	1	50	1,7	0,24%					1	58	0,9	0,13%
Total general	417		695,6		356		586,6		773		668,5	

Tasa por 100.000

Anexo 21. Defunciones Bogotá - 2001. Régimen subsidiado. Mayores de 60 años

Agrupación en 103 causas. Distribución por causa y sexo

Causa de muerte	Hombres				Mujeres				Total			
	Defunc.	N. O.	Tasa	Porcen.	Defunc.	N. O.	Tasa	Porcen	Defunc.	N. O.	Tasa	Porcen.
Enfermedades isquémicas del corazón	294	1	872,3	21,15%	362	1	736,3	19,66%	656	1	791,6	20,30%
Enfermedades cerebrovasculares	130	2	385,7	9,35%	256	2	520,7	13,91%	386	2	465,8	11,95%
Enfermedades crónicas de las vías respiratorias inferiores	128	3	379,8	9,21%	120	4	244,1	6,52%	248	3	299,3	7,68%
Otras enfermedades del corazón	85	4	252,2	6,12%	146	3	297,0	7,93%	231	4	278,8	7,15%
Diabetes *mellitus*	64	6	189,9	4,60%	102	5	207,5	5,54%	166	5	200,3	5,14%
Enfermedades hipertensivas	62	7	183,9	4,46%	85	6	172,9	4,62%	147	6	177,4	4,55%
Resto de enfermedades del sistema digestivo	59	8	175,1	4,24%	78	7	158,7	4,24%	137	7	165,3	4,24%
Neumonía	56	9	166,1	4,03%	65	8	132,2	3,53%	121	8	146,0	3,75%
Tumor maligno del estómago	65	5	192,9	4,68%	53	10	107,8	2,88%	118	9	142,4	3,65%
Resto de tumores malignos	44	10	130,5	3,17%	54	9	109,8	2,93%	98	10	118,3	3,03%
Resto de enfermedades del sistema genitourinario	33	11	97,9	2,37%	41	12	83,4	2,23%	74	11	89,3	2,29%
Resto de enfermedades del sistema respiratorio	25	15	74,2	1,80%	43	11	87,5	2,34%	68	12	82,1	2,10%
Tumor maligno de la tráquea, de los bronquios y del pulmón	30	13	89,0	2,16%	26	17	52,9	1,41%	56	13	67,6	1,73%
Resto de enfermedades del sistema circulatorio	26	14	77,1	1,87%	29	14	59,0	1,58%	55	14	66,4	1,70%
Enfermedades del hígado	20	16	59,3	1,44%	19	20	38,6	1,03%	39	15	47,1	1,21%
Tumor maligno del colon, del recto y del ano	10	23	29,7	0,72%	27	16	54,9	1,47%	37	16	44,6	1,15%
Tumor maligno del cuello del útero					34	13	69,2	1,85%	34	17	41,0	1,05%
Tumor maligno del esófago	20	17	59,3	1,44%	13	24	26,4	0,71%	33	18	39,8	1,02%
Resto de enfermedades del sistema nervioso	16	19	47,5	1,15%	16	21	32,5	0,87%	32	19	38,6	0,99%
Tumor maligno de la próstata	32	12	94,9	2,30%					32	20	38,6	0,99%
Tumor maligno de mama	2	52	5,9	0,14%	29	15	59,0	1,58%	31	21	37,4	0,96%
Accidentes de transporte	17	18	50,4	1,22%	14	23	28,5	0,76%	31	22	37,4	0,96%

Tasa por 100.000

Anexo 21. Defunciones Bogotá - 2001. Régimen subsidiado. Mayores de 60 años (cont.)

Agrupación en 103 causas. Distribución por causa y sexo

Causa de muerte	Hombres				Mujeres				Total			
	Defunc.	N. O.	Tasa	Porcen.	Defunc.	N. O.	Tasa	Porcen	Defunc.	N. O.	Tasa	Porcen.
Enfermedades del sistema osteomuscular y del tejido conjuntivo	5	34	14,8	0,36%	22	18	44,7	1,20%	27	23	32,6	0,84%
Enfermedades de la piel y del tejido subcutáneo	6	31	17,8	0,43%	21	19	42,7	1,14%	27	24	32,6	0,84%
Úlcera gástrica y duodenal	14	21	41,5	1,01%	11	29	22,4	0,60%	25	25	30,2	0,77%
Tumor maligno del hígado y de las vías biliares intra-hepáticas	7	29	20,8	0,50%	16	22	32,5	0,87%	23	26	27,8	0,71%
Síntomas, signos y hallazgos anormales clínicos y de laboratorio, no clasificados en otra parte	14	20	41,5	1,01%	8	32	16,3	0,43%	22	27	26,5	0,68%
Todas las demás causas externas	9	24	26,7	0,65%	12	27	24,4	0,65%	21	28	25,3	0,65%
Desnutrición	10	22	29,7	0,72%	9	31	18,3	0,49%	19	29	22,9	0,59%
Resto de tumores	4	38	11,9	0,29%	13	25	26,4	0,71%	17	30	20,5	0,53%
Septicemia	7	28	20,8	0,50%	10	30	20,3	0,54%	17	31	20,5	0,53%
Tumor maligno de las meninges, del encéfalo y de otras partes del sistema nervioso central	8	27	23,7	0,58%	6	36	12,2	0,33%	14	32	16,9	0,43%
Tumor maligno del ovario					13	26	26,4	0,71%	13	33	15,7	0,40%
Leucemia	5	35	14,8	0,36%	8	33	16,3	0,43%	13	34	15,7	0,40%
Tumor maligno de otras partes y de las no especificadas del útero					12	28	24,4	0,65%	12	35	14,5	0,37%
Tumor maligno del páncreas	3	43	8,9	0,22%	8	34	16,3	0,43%	11	36	13,3	0,34%
Linfoma no Hodgkin	4	37	11,9	0,29%	7	35	14,2	0,38%	11	37	13,3	0,34%
Aterosclerosis	6	30	17,8	0,43%	5	38	10,2	0,27%	11	38	13,3	0,34%
Diarrea y gastroenteritis de presunto origen infeccioso	4	36	11,9	0,29%	6	37	12,2	0,33%	10	39	12,1	0,31%
Tumores malignos del labio, de la cavidad bucal y de la faringe	6	33	17,8	0,43%	4	41	8,1	0,22%	10	40	12,1	0,31%
Tumor maligno de la vejiga urinaria	8	26	23,7	0,58%	2	46	4,1	0,11%	10	41	12,1	0,31%

Tasa por 100.000

Anexo 21. Defunciones Bogotá - 2001. Régimen subsidiado. Mayores de 60 años (cont.)

Agrupación en 103 causas. Distribución por causa y sexo

Causa de muerte	Hombres				Mujeres				Total			
	Defunc.	N. O.	Tasa	Porcen.	Defunc.	N. O.	Tasa	Porcen	Defunc.	N. O.	Tasa	Porcen.
Tuberculosis respiratoria	6	32	17,8	0,43%	3	44	6,1	0,16%	9	42	10,9	0,28%
Agresiones	8	25	23,7	0,58%	1	49	2,0	0,05%	9	43	10,9	0,28%
Caídas	3	40	8,9	0,22%	4	42	8,1	0,22%	7	44	8,4	0,22%
Enfermedad de Alzheimer	1	54	3,0	0,07%	5	39	10,2	0,27%	6	45	7,2	0,19%
Fiebre reumática aguda y enfermedades cardíacas reumáticas crónicas	1	55	3,0	0,07%	5	40	10,2	0,27%	6	46	7,2	0,19%
Resto de enfermedades endocrinas, nutricionales y metabólicas	1	61	3,0	0,07%	4	43	8,1	0,22%	5	47	6,0	0,15%
Meningitis	2	47	5,9	0,14%	3	45	6,1	0,16%	5	48	6,0	0,15%
Mieloma múltiple y tumores malignos de células plasmáticas	2	48	5,9	0,14%	2	47	4,1	0,11%	4	49	4,8	0,12%
Resto de ciertas enfermedades infecciosas y parasitarias	2	50	5,9	0,14%	2	48	4,1	0,11%	4	50	4,8	0,12%
Tumor maligno de la laringe	4	39	11,9	0,29%					4	51	4,8	0,12%
Anemias	2	44	5,9	0,14%	1	50	2,0	0,05%	3	52	3,6	0,09%
Enfermedad por virus de la inmunodeficiencia humana (VIH)	2	45	5,9	0,14%	1	51	2,0	0,05%	3	53	3,6	0,09%
Enfermedades renales, glomerulares y tubulointersticiales	2	46	5,9	0,14%	1	52	2,0	0,05%	3	54	3,6	0,09%
Tripanosomiasis	2	51	5,9	0,14%	1	53	2,0	0,05%	3	55	3,6	0,09%
Lesiones autoinfligidas intencionalmente	3	41	8,9	0,22%					3	56	3,6	0,09%
Otras tuberculosis	3	42	8,9	0,22%					3	57	3,6	0,09%
Hepatitis viral	1	56	3,0	0,07%	1	54	2,0	0,05%	2	58	2,4	0,06%
Resto de enfermedades de la sangre y de los órganos hematopoyéticos, y ciertos trastornos que afectan el mecanismo de la inmunidad	1	60	3,0	0,07%	1	55	2,0	0,05%	2	59	2,4	0,06%

Tasa por 100.000

Anexo 21. Defunciones Bogotá - 2001. Régimen subsidiado. Mayores de 60 años (cont.)

Agrupación en 103 causas. Distribución por causa y sexo

Causa de muerte	Hombres				Mujeres				Total			
	Defunc.	N. O.	Tasa	Porcen.	Defunc.	N. O.	Tasa	Porcen	Defunc.	N. O.	Tasa	Porcen.
Otras enfermedades infecciosas intestinales	2	49	5,9	0,14%					2	60	2,4	0,06%
Exposición al humo, fuego y llamas					1	56	2,0	0,05%	1	61	1,2	0,03%
Ahogamiento y sumersión accidentales	1	53	3,0	0,07%					1	62	1,2	0,03%
Infección meningocócica	1	57	3,0	0,07%					1	63	1,2	0,03%
Melanoma maligno de la piel	1	58	3,0	0,07%					1	64	1,2	0,03%
Otras infecciones agudas de las vías respiratorias inferiores	1	59	3,0	0,07%					1	65	1,2	0,03%
Total general	1.390		4.124		1.841		3.744,6		3231		3.898,9	

Tasa por 100.000

Anexo 22. Defunciones Bogotá - 2001. Vinculado

Agrupación en 103 causas. Distribución por causa y sexo

Causa de muerte	Hombres			Mujeres			Total			
	Defunc.	N. O.	Porcen.	Defunc.	N. O.	Porcen.	Defunc.	N. O.	Tasa	Porcen.
Enfermedades isquémicas del corazón	180	2	9,7%	192	2	11,9%	372	1	34,0	10,7%
Enfermedades cerebrovasculares	116	3	6,2%	205	1	12,7%	321	2	29,4	9,3%
Agresiones	253	1	13,6%	17	23	1,1%	270	3	24,7	7,8%
Ciertas afecciones originadas en el periodo perinatal	105	4	5,7%	69	7	4,3%	174	4	15,9	5,0%
Enfermedades crónicas de las vías respiratorias inferiores	82	6	4,4%	74	6	4,6%	156	5	14,3	4,5%
Otras enfermedades del corazón	70	7	3,8%	85	4	5,3%	155	6	14,2	4,5%
Diabetes *mellitus*	53	12	2,9%	88	3	5,5%	141	7	12,9	4,1%
Resto de enfermedades del sistema digestivo	69	8	3,7%	64	8	4,0%	133	8	12,2	3,8%
Neumonía	62	9	3,3%	57	9	3,5%	119	9	10,9	3,4%
Enfermedades hipertensivas	35	19	1,9%	81	5	5,0%	116	10	10,6	3,3%
Accidentes de transporte	86	5	4,6%	30	15	1,9%	116	11	10,6	3,3%
Resto de tumores malignos	49	14	2,6%	54	10	3,3%	103	12	9,4	3,0%
Tumor maligno del estómago	54	11	2,9%	48	11	3,0%	102	13	9,3	2,9%
Todas las demás causas externas	59	10	3,2%	23	19	1,4%	82	14	7,5	2,4%
Malformaciones congénitas, deformidades y anomalías cromosómicas	39	18	2,1%	39	12	2,4%	78	15	7,1	2,2%
Síntomas, signos y hallazgos anormales clínicos y de laboratorio, no clasificados en otra parte	48	15	2,6%	21	22	1,3%	69	16	6,3	2,0%
Resto de enfermedades del sistema genitourinario	34	20	1,8%	31	13	1,9%	65	17	5,9	1,9%
Enfermedad por virus de la inmunodeficiencia humana (VIH)	52	13	2,8%	8	39	0,5%	60	18	5,5	1,7%
Resto de enfermedades del sistema respiratorio	27	23	1,5%	27	16	1,7%	54	19	4,9	1,6%
Lesiones autoinfligidas intencionalmente	41	16	2,2%	10	36	0,6%	51	20	4,7	1,5%
Resto de enfermedades del sistema circulatorio	27	22	1,5%	22	20	1,4%	49	21	4,5	1,4%
Tumor maligno del colon, del recto y del ano	16	26	0,9%	27	17	1,7%	43	22	3,9	1,2%

Tasa por 100.000

Anexo 22. Defunciones Bogotá - 2001. Vinculado (cont.)

Agrupación en 103 causas. Distribución por causa y sexo

Causa de muerte	Hombres			Mujeres			Total			
	Defunc.	N. O.	Porcen.	Defunc.	N. O.	Porcen.	Defunc.	N. O.	Tasa	Porcen.
Tumor maligno de la próstata	40	17	2,2%				40	23	3,7	1,2%
Enfermedades del hígado	31	21	1,7%	8	40	0,5%	39	24	3,6	1,1%
Resto de enfermedades del sistema nervioso	22	24	1,2%	15	27	0,9%	37	25	3,4	1,1%
Tumor maligno de la tráquea, de los bronquios y del pulmón	21	25	1,1%	13	28	0,8%	34	26	3,1	1,0%
Tumor maligno de mama				31	14	1,9%	31	27	2,8	0,9%
Tumor maligno del hígado y de las vías biliares intra-hepáticas	13	29	0,7%	16	26	1,0%	29	28	2,7	0,8%
Enfermedades del sistema osteomuscular y del tejido conjuntivo	6	37	0,3%	22	21	1,4%	28	29	2,6	0,8%
Tumor maligno del cuello del útero				27	18	1,7%	27	30	2,5	0,8%
Leucemia	12	31	0,6%	13	29	0,8%	25	31	2,3	0,7%
Resto de tumores	13	28	0,7%	12	32	0,7%	25	32	2,3	0,7%
Diarrea y gastroenteritis de presunto origen infeccioso	9	34	0,5%	13	30	0,8%	22	33	2,0	0,6%
Septicemia	12	32	0,6%	9	37	0,6%	21	34	1,9	0,6%
Desnutrición	3	45	0,2%	17	24	1,1%	20	35	1,8	0,6%
Tumor maligno de las meninges, del encéfalo y de otras partes del sistema nervioso central	10	33	0,5%	9	38	0,6%	19	36	1,7	0,5%
Úlcera gástrica y duodenal	13	30	0,7%	6	42	0,4%	19	37	1,7	0,5%
Tumor maligno del ovario				17	25	1,1%	17	38	1,6	0,5%
Caídas	15	27	0,8%	2	51	0,1%	17	39	1,6	0,5%
Tumor maligno del páncreas	5	42	0,3%	11	35	0,7%	16	40	1,5	0,5%
Enfermedades de la piel y del tejido subcutáneo	3	46	0,2%	12	33	0,7%	15	41	1,4	0,4%
Otras muertes obstétricas directas				13	31	0,8%	13	42	1,2	0,4%

Tasa por 100.000

Anexo 22. Defunciones Bogotá - 2001. Vinculado (cont.)

Agrupación en 103 causas. Distribución por causa y sexo

Causa de muerte	Hombres			Mujeres			Total			
	Defunc.	N. O.	Porcen.	Defunc.	N. O.	Porcen.	Defunc.	N. O.	Tasa	Porcen.
Tumor maligno de otras partes y de las no especificadas del útero				12	34	0,7%	12	43	1,1	0,3%
Tumor maligno del esófago	6	38	0,3%	6	43	0,4%	12	44	1,1	0,3%
Linfoma no Hodgkin	5	39	0,3%	6	44	0,4%	11	45	1,0	0,3%
Tuberculosis respiratoria	9	35	0,5%	2	52	0,1%	11	46	1,0	0,3%
Resto de enfermedades endocrinas, nutricionales y metabólicas	2	53	0,1%	8	41	0,5%	10	47	0,9	0,3%
Anemias	4	43	0,2%	5	46	0,3%	9	48	0,8	0,3%
Melanoma maligno de la piel	5	40	0,3%	4	47	0,2%	9	49	0,8	0,3%
Tumores malignos del labio, de la cavidad bucal y de la faringe	8	36	0,4%	1	59	0,1%	9	50	0,8	0,3%
Tumor maligno de la vejiga urinaria	2	54	0,1%	6	45	0,4%	8	51	0,7	0,2%
Resto de ciertas enfermedades infecciosas y parasitarias	4	44	0,2%	3	48	0,2%	7	52	0,6	0,2%
Meningitis	5	41	0,3%	1	60	0,1%	6	53	0,5	0,2%
Aterosclerosis	1	55	0,1%	3	49	0,2%	4	54	0,4	0,1%
Resto de enfermedades de la sangre y de los órganos hematopoyéticos, y ciertos trastornos que afectan el mecanismo de la inmunidad	1	61	0,1%	3	50	0,2%	4	55	0,4	0,1%
Exposición al humo, fuego y llamas	2	51	0,1%	2	53	0,1%	4	56	0,4	0,1%
Fiebre reumática aguda y enfermedades cardíacas reumáticas crónicas	2	52	0,1%	2	54	0,1%	4	57	0,4	0,1%
Enfermedades renales, glomerulares y tubulointersticiales	1	56	0,1%	2	55	0,1%	3	58	0,3	0,1%
Enfermedad de Alzheimer	2	50	0,1%	1	61	0,1%	3	59	0,3	0,1%
Mieloma múltiple y tumores malignos de células plasmáticas	3	47	0,2%				3	60	0,3	0,1%

Tasa por 100.000

Anexo 22. Defunciones Bogotá - 2001. Vinculado (cont.)

Agrupación en 103 causas. Distribución por causa y sexo

Causa de muerte	Hombres			Mujeres			Total			
	Defunc.	N. O.	Porcen.	Defunc.	N. O.	Porcen.	Defunc.	N. O.	Tasa	Porcen.
Otras tuberculosis	3	48	0,2%				3	61	0,3	0,1%
Tumor maligno de la laringe	3	49	0,2%				3	62	0,3	0,1%
Embarazo terminado en aborto				2	56	0,1%	2	63	0,2	0,1%
Muertes obstétricas indirectas				2	57	0,1%	2	64	0,2	0,1%
Resto de embarazo, parto y puerperio				2	58	0,1%	2	65	0,2	0,1%
Hepatitis viral	1	58	0,1%	1	62	0,1%	2	66	0,2	0,1%
Infecciones con un modo de transmisión predominantemente sexual				1	63	0,1%	1	67	0,1	0,0%
Envenenamiento accidental por, y exposición a sustancias nocivas	1	57	0,1%				1	68	0,1	0,0%
Otras enfermedades infecciosas intestinales	1	59	0,1%				1	69	0,1	0,0%
Otras infecciones agudas de las vías respiratorias inferiores	1	60	0,1%				1	70	0,1	0,0%
Total general	1.857		100,0%	1.613		100,0%	3.470		317,5	100,0%

Tasa por 100.000

Anexo 23. Defunciones Bogotá - 2001. Vinculado. Menores de 1 año

Agrupación en 103 causas. Distribución por causa y sexo

Causa de muerte	Hombres			Mujeres			Total			
	Defunc.	N. O.	Porcen.	Defunc.	N. O.	Porcen.	Defunc.	N. O.	Tasa	Porcen.
Ciertas afecciones originadas en el periodo perinatal	103	1	55,4%	69	1	46,3%	172	1	9.178,2	51,3%
Malformaciones congénitas, deformidades y anomalías cromosómicas	34	2	18,3%	38	2	25,5%	72	2	3.842,1	21,5%
Neumonía	20	3	10,8%	21	3	14,1%	41	3	2.187,8	12,2%
Diarrea y gastroenteritis de presunto origen infeccioso	5	4	2,7%	5	4	3,4%	10	4	533,6	3,0%
Todas las demás causas externas	4	5	2,2%	4	5	2,7%	8	5	426,9	2,4%
Septicemia	2	12	1,1%	3	6	2,0%	5	6	266,8	1,5%
Resto de enfermedades del sistema genitourinario	3	6	1,6%	1	7	0,7%	4	7	213,4	1,2%
Meningitis	2	9	1,1%	1	8	0,7%	3	8	160,1	0,9%
Otras enfermedades del corazón	2	10	1,1%	1	9	0,7%	3	9	160,1	0,9%
Síntomas, signos y hallazgos anormales clínicos y de laboratorio, no clasificados en otra parte	3	7	1,6%				3	10	160,1	0,9%
Resto de enfermedades del sistema digestivo	1	15	0,5%	1	10	0,7%	2	11	106,7	0,6%
Enfermedad por virus de la inmunodeficiencia humana (VIH)	2	8	1,1%				2	12	106,7	0,6%
Resto de enfermedades del sistema nervioso	2	11	1,1%				2	13	106,7	0,6%
Desnutrición				1	11	0,7%	1	14	53,4	0,3%
Enfermedades cerebrovasculares				1	12	0,7%	1	15	53,4	0,3%
Enfermedades renales, glomerulares y tubulointersticiales				1	13	0,7%	1	16	53,4	0,3%
Infecciones con un modo de transmisión predominantemente sexual				1	14	0,7%	1	17	53,4	0,3%
Resto de enfermedades del sistema respiratorio				1	15	0,7%	1	18	53,4	0,3%
Enfermedades crónicas de las vías respiratorias inferiores	1	13	0,5%				1	19	53,4	0,3%
Otras infecciones agudas de las vías respiratorias inferiores	1	14	0,5%				1	20	53,4	0,3%
Resto de tumores	1	16	0,5%				1	21	53,4	0,3%
Total general	186			149			335		17876,2	100,0%

Tasa por 100.000

Anexo 24. Defunciones Bogotá - 2001. Vinculado. 1 a 4 años

Agrupación en 103 causas. Distribución por causa y sexo

Causa de muerte	Hombres			Mujeres			Total			
	Defunc.	N. O.	Porcen.	Defunc.	N. O.	Porcen.	Defunc.	N. O.	Tasa	Porcen.
Neumonía	2	5	12,5%	2	1	15,4%	4	1	8,5	13,8%
Todas las demás causas externas	3	2	18,8%	1	4	7,7%	4	2	8,5	13,8%
Malformaciones congénitas, deformidades y anomalías cromosómicas	3	1	18,8%				3	3	6,4	10,3%
Desnutrición				2	2	15,4%	2	4	4,3	6,9%
Resto de enfermedades del sistema nervioso				2	3	15,4%	2	5	4,3	6,9%
Ciertas afecciones originadas en el periodo perinatal	2	3	12,5%				2	6	4,3	6,9%
Diarrea y gastroenteritis de presunto origen infeccioso	2	4	12,5%				2	7	4,3	6,9%
Enfermedades de la piel y del tejido subcutáneo				1	5	7,7%	1	8	2,1	3,4%
Otras enfermedades del corazón				1	6	7,7%	1	9	2,1	3,4%
Resto de enfermedades del sistema digestivo				1	7	7,7%	1	10	2,1	3,4%
Resto de enfermedades del sistema genitourinario				1	8	7,7%	1	11	2,1	3,4%
Resto de enfermedades del sistema respiratorio				1	9	7,7%	1	12	2,1	3,4%
Síntomas, signos y hallazgos anormales clínicos y de laboratorio, no clasificados en otra parte				1	10	7,7%	1	13	2,1	3,4%
Caídas	1	6	6,3%				1	14	2,1	3,4%
Resto de enfermedades de la sangre y de los órganos hematopoyéticos, y ciertos trastornos que afectan el mecanismo de la inmunidad	1	7	6,3%				1	15	2,1	3,4%
Septicemia	1	8	6,3%				1	16	2,1	3,4%
Tumor maligno de las meninges, del encéfalo y de otras partes del sistema nervioso central	1	9	6,3%				1	17	2,1	3,4%
Total general	16			13			29		61,9	100,0%

Tasa por 100.000

Anexo 25. Defunciones Bogotá - 2001. Vinculado. 5 a 14 años

Agrupación en 103 causas. Distribución por causa y sexo

Causa de muerte	Hombres			Mujeres			Total		
	Defunc.	N. O.	Porcen.	Defunc.	N. O.	Porcen.	Defunc.	N. O.	Porcen.
Anemias	1	2	20,0%	1	1	10,0%	2	1	13,3%
Malformaciones congénitas, deformidades y anomalías cromosómicas	1	3	20,0%	1	2	10,0%	2	2	13,3%
Accidentes de transporte				1	3	10,0%	1	3	6,7%
Desnutrición				1	4	10,0%	1	4	6,7%
Diarrea y gastroenteritis de presunto origen infeccioso				1	5	10,0%	1	5	6,7%
Enfermedades cerebrovasculares				1	6	10,0%	1	6	6,7%
Leucemia				1	7	10,0%	1	7	6,7%
Resto de enfermedades del sistema digestivo				1	8	10,0%	1	8	6,7%
Resto de enfermedades del sistema genitourinario				1	9	10,0%	1	9	6,7%
Tumor maligno de las meninges, del encéfalo y de otras partes del sistema nervioso central				1	10	10,0%	1	10	6,7%
Agresiones	1	1	20,0%			0,0%	1	11	6,7%
Resto de tumores malignos	1	4	20,0%			0,0%	1	12	6,7%
Todas las demás causas externas	1	5	20,0%			0,0%	1	13	6,7%
Total general	5			10			15		

Tasa por 100.000

Anexo 26. Defunciones Bogotá - 2001. Vinculado. 15 a 44 años

Agrupación en 103 causas. Distribución por causa y sexo

Causa de muerte	Hombres			Mujeres			Total		
	Defunc.	N. O.	Porcen.	Defunc.	N. O.	Porcen.	Defunc.	N. O.	Porcen.
Agresiones	218	1	43,0%	9	4	4,8%	227	1	32,7%
Accidentes de transporte	46	2	9,1%	15	1	8,0%	61	2	8,8%
Enfermedad por virus de la inmunodeficiencia humana (VIH)	43	3	8,5%	7	8	3,7%	50	3	7,2%
Todas las demás causas externas	33	4	6,5%	8	7	4,3%	41	4	5,9%
Lesiones autoinfligidas intencionalmente	29	5	5,7%	10	3	5,3%	39	5	5,6%
Síntomas, signos y hallazgos anormales clínicos y de laboratorio, no clasificados en otra parte	21	6	4,1%	9	5	4,8%	30	6	4,3%
Enfermedades cerebrovasculares	7	12	1,4%	9	6	4,8%	16	7	2,3%
Resto de enfermedades del sistema digestivo	9	8	1,8%	7	9	3,7%	16	8	2,3%
Neumonía	8	9	1,6%	7	10	3,7%	15	9	2,2%
Resto de enfermedades del sistema nervioso	8	10	1,6%	6	12	3,2%	14	10	2,0%
Resto de tumores malignos	8	11	1,6%	6	13	3,2%	14	11	2,0%
Otras muertes obstétricas directas				13	2	6,9%	13	12	1,9%
Enfermedades isquémicas del corazón	9	7	1,8%	4	17	2,1%	13	13	1,9%
Diabetes *mellitus*	4	16	0,8%	6	14	3,2%	10	14	1,4%
Tumor maligno del estómago	5	15	1,0%	5	15	2,7%	10	15	1,4%
Resto de enfermedades del sistema respiratorio	7	13	1,4%	1	32	0,5%	8	16	1,2%
Tumor maligno del cuello del útero				7	11	3,7%	7	17	1,0%
Resto de enfermedades del sistema circulatorio	3	24	0,6%	4	18	2,1%	7	18	1,0%
Enfermedades del sistema osteomuscular y del tejido conjuntivo	1	32	0,2%	5	16	2,7%	6	19	0,9%
Leucemia	2	27	0,4%	4	19	2,1%	6	20	0,9%
Tumor maligno de las meninges, del encéfalo y de otras partes del sistema nervioso central	2	30	0,4%	4	20	2,1%	6	21	0,9%
Resto de enfermedades del sistema genitourinario	3	25	0,6%	3	22	1,6%	6	22	0,9%

Tasa por 100.000

Anexo 26. Defunciones Bogotá - 2001. Vinculado. 15 a 44 años (cont.)

Agrupación en 103 causas. Distribución por causa y sexo

Causa de muerte	Hombres			Mujeres			Total		
	Defunc.	N. O.	Porcen.	Defunc.	N. O.	Porcen.	Defunc.	N. O.	Porcen.
Caídas	5	14	1,0%	1	33	0,5%	6	23	0,9%
Septicemia	2	28	0,4%	3	23	1,6%	5	24	0,7%
Otras enfermedades del corazón	3	22	0,6%	2	25	1,1%	5	25	0,7%
Resto de tumores	4	18	0,8%	1	34	0,5%	5	26	0,7%
Tumor maligno de mama				4	21	2,1%	4	27	0,6%
Enfermedades hipertensivas	2	26	0,4%	2	26	1,1%	4	28	0,6%
Linfoma no Hodgkin	3	20	0,6%	1	35	0,5%	4	29	0,6%
Enfermedades del hígado	4	17	0,8%				4	30	0,6%
Tuberculosis respiratoria	4	19	0,8%				4	31	0,6%
Melanoma maligno de la piel				3	24	1,6%	3	32	0,4%
Tumor maligno del colon, del recto y del ano	1	36	0,2%	2	27	1,1%	3	33	0,4%
Tumor maligno de la tráquea, de los bronquios y del pulmón	2	29	0,4%	1	36	0,5%	3	34	0,4%
Meningitis	3	21	0,6%				3	35	0,4%
Resto de ciertas enfermedades infecciosas y parasitarias	3	23	0,6%				3	36	0,4%
Anemias				2	28	1,1%	2	37	0,3%
Embarazo terminado en aborto				2	29	1,1%	2	38	0,3%
Resto de embarazo, parto y puerperio				2	30	1,1%	2	39	0,3%
Tumor maligno del hígado y de las vías biliares intrahepáticas				2	31	1,1%	2	40	0,3%
Enfermedades de la piel y del tejido subcutáneo	1	31	0,2%	1	37	0,5%	2	41	0,3%
Diarrea y gastroenteritis de presunto origen infeccioso				1	38	0,5%	1	42	0,1%
Enfermedades crónicas de las vías respiratorias inferiores				1	39	0,5%	1	43	0,1%
Enfermedades renales, glomerulares y tubulointersticiales				1	40	0,5%	1	44	0,1%
Exposición al humo, fuego y llamas				1	41	0,5%	1	45	0,1%

Tasa por 100.000

Anexo 26. Defunciones Bogotá - 2001. Vinculado. 15 a 44 años (cont.)

Agrupación en 103 causas. Distribución por causa y sexo

Causa de muerte	Hombres			Mujeres			Total		
	Defunc.	N. O.	Porcen.	Defunc.	N. O.	Porcen.	Defunc.	N. O.	Porcen.
Fiebre reumática aguda y enfermedades cardíacas reumáticas crónicas				1	42	0,5%	1	46	0,1%
Muertes obstétricas indirectas				1	43	0,5%	1	47	0,1%
Resto de enfermedades de la sangre y de los órganos hematopoyéticos, y ciertos trastornos que afectan el mecanismo de la inmunidad				1	44	0,5%	1	48	0,1%
Resto de enfermedades endocrinas, nutricionales y metabólicas				1	45	0,5%	1	49	0,1%
Tumor maligno del ovario				1	46	0,5%	1	50	0,1%
Tumor maligno del páncreas				1	47	0,5%	1	51	0,1%
Malformaciones congénitas, deformidades y anomalías cromosómicas	1	33	0,2%				1	52	0,1%
Otras enfermedades infecciosas intestinales	1	34	0,2%				1	53	0,1%
Tumor maligno de la próstata	1	35	0,2%				1	54	0,1%
Úlcera gástrica y duodenal	1	37	0,2%				1	55	0,1%
Total general	507			188			695		100,0%

Tasa por 100.000

Anexo 27. Defunciones Bogotá - 2001. Vinculado. 45 a 59 años

Agrupación en 103 causas. Distribución por causa y sexo

Causa de muerte	Hombres			Mujeres			Total		
	Defunc.	N. O.	Porcen.	Defunc.	N. O.	Porcen.	Defunc.	N. O.	Porcen.
Enfermedades cerebrovasculares	26	3	9,2%	43	1	21,0%	69	1	14,1%
Enfermedades isquémicas del corazón	32	2	11,3%	17	2	8,3%	49	2	10,0%
Agresiones	32	1	11,3%	6	11	2,9%	38	3	7,8%
Resto de enfermedades del sistema digestivo	17	5	6,0%	9	7	4,4%	26	4	5,3%
Otras enfermedades del corazón	12	8	4,2%	11	4	5,4%	23	5	4,7%
Accidentes de transporte	17	4	6,0%	6	12	2,9%	23	6	4,7%
Diabetes *mellitus*	14	6	4,9%	7	8	3,4%	21	7	4,3%
Resto de tumores malignos	6	17	2,1%	13	3	6,3%	19	8	3,9%
Tumor maligno del estómago	9	11	3,2%	10	6	4,9%	19	9	3,9%
Síntomas, signos y hallazgos anormales clínicos y de laboratorio, no clasificados en otra parte	13	7	4,6%	4	13	2,0%	17	10	3,5%
Enfermedades del hígado	11	9	3,9%	2	22	1,0%	13	11	2,7%
Tumor maligno de mama				11	5	5,4%	11	12	2,3%
Neumonía	6	15	2,1%	3	17	1,5%	9	13	1,8%
Enfermedades crónicas de las vías respiratorias inferiores	7	13	2,5%	2	23	1,0%	9	14	1,8%
Lesiones autoinfligidas intencionalmente	9	10	3,2%				9	15	1,8%
Tumor maligno del colon, del recto y del ano	4	18	1,4%	4	14	2,0%	8	16	1,6%
Resto de enfermedades del sistema circulatorio	6	16	2,1%	2	24	1,0%	8	17	1,6%
Tumor maligno del cuello del útero				7	9	3,4%	7	18	1,4%
Tumor maligno del ovario				7	10	3,4%	7	19	1,4%
Resto de tumores	3	25	1,1%	4	15	2,0%	7	20	1,4%
Enfermedad por virus de la inmunodeficiencia humana (VIH)	7	12	2,5%				7	21	1,4%
Todas las demás causas externas	7	14	2,5%				7	22	1,4%
Leucemia	3	22	1,1%	3	18	1,5%	6	23	1,2%

Tasa por 100.000

Anexo 27. Defunciones Bogotá - 2001. Vinculado. 45 a 59 años (cont.)

Agrupación en 103 causas. Distribución por causa y sexo

Causa de muerte	Hombres			Mujeres			Total		
	Defunc.	N. O.	Porcen.	Defunc.	N. O.	Porcen.	Defunc.	N. O.	Porcen.
Tumor maligno del páncreas	1	43	0,4%	4	16	2,0%	5	24	1,0%
Resto de enfermedades del sistema genitourinario	2	28	0,7%	3	19	1,5%	5	25	1,0%
Resto de enfermedades del sistema nervioso	3	24	1,1%	2	25	1,0%	5	26	1,0%
Tumor maligno de la tráquea, de los bronquios y del pulmón	1	41	0,4%	3	20	1,5%	4	27	0,8%
Resto de enfermedades del sistema respiratorio	2	29	0,7%	2	26	1,0%	4	28	0,8%
Tumor maligno del hígado y de las vías biliares intrahepáticas	2	33	0,7%	2	27	1,0%	4	29	0,8%
Úlcera gástrica y duodenal	4	19	1,4%				4	30	0,8%
Tumor maligno de otras partes y de las no especificadas del útero				3	21	1,5%	3	31	0,6%
Resto de ciertas enfermedades infecciosas y parasitarias	1	40	0,4%	2	28	1,0%	3	32	0,6%
Melanoma maligno de la piel	2	27	0,7%	1	30	0,5%	3	33	0,6%
Septicemia	2	30	0,7%	1	31	0,5%	3	34	0,6%
Caídas	3	20	1,1%				3	35	0,6%
Enfermedades hipertensivas	3	21	1,1%				3	36	0,6%
Otras tuberculosis	3	23	1,1%				3	37	0,6%
Tumor maligno de las meninges, del encéfalo y de otras partes del sistema nervioso central	3	26	1,1%				3	38	0,6%
Linfoma no Hodgkin				2	29	1,0%	2	39	0,4%
Enfermedades del sistema osteomuscular y del tejido conjuntivo	1	36	0,4%	1	32	0,5%	2	40	0,4%
Tumor maligno de la vejiga urinaria	1	42	0,4%	1	33	0,5%	2	41	0,4%
Tumor maligno de la laringe	2	31	0,7%				2	42	0,4%
Tumor maligno de la próstata	2	32	0,7%				2	43	0,4%
Diarrea y gastroenteritis de presunto origen infeccioso				1	34	0,5%	1	44	0,2%
Exposición al humo, fuego y llamas				1	35	0,5%	1	45	0,2%

Tasa por 100.000

Anexo 27. Defunciones Bogotá - 2001. Vinculado. 45 a 59 años (cont.)

Agrupación en 103 causas. Distribución por causa y sexo

Causa de muerte	Hombres			Mujeres			Total		
	Defunc.	N. O.	Porcen.	Defunc.	N. O.	Porcen.	Defunc.	N. O.	Porcen.
Muertes obstétricas indirectas				1	36	0,5%	1	46	0,2%
Resto de enfermedades de la sangre y de los órganos hematopoyéticos, y ciertos trastornos que afectan el mecanismo de la inmunidad				1	37	0,5%	1	47	0,2%
Resto de enfermedades endocrinas, nutricionales y metabólicas				1	38	0,5%	1	48	0,2%
Tuberculosis respiratoria				1	39	0,5%	1	49	0,2%
Tumores malignos del labio, de la cavidad bucal y de la faringe				1	40	0,5%	1	50	0,2%
Anemias	1	34	0,4%				1	51	0,2%
Enfermedades de la piel y del tejido subcutáneo	1	35	0,4%				1	52	0,2%
Fiebre reumática aguda y enfermedades cardíacas reumáticas crónicas	1	37	0,4%				1	53	0,2%
Hepatitis viral	1	38	0,4%				1	54	0,2%
Mieloma múltiple y tumores malignos de células plasmáticas	1	39	0,4%				1	55	0,2%
Total general	284			205			489		100,0%

Tasa por 100.000

Anexo 28. Defunciones Bogotá - 2001. Vinculado. Mayores de 60 años

Agrupación en 103 causas. Distribución por causa y sexo

Causa de muerte	Hombres			Mujeres			Total		
	Defunc.	N. O.	Porcen.	Defunc.	N. O.	Porcen.	Defunc.	N. O.	Porcen.
Enfermedades isquémicas del corazón	139	1	16,2%	171	1	16,3%	310	1	16,3%
Enfermedades cerebrovasculares	83	2	9,7%	151	2	14,4%	234	2	12,3%
Enfermedades crónicas de las vías respiratorias inferiores	74	3	8,6%	71	5	6,8%	145	3	7,6%
Otras enfermedades del corazón	53	4	6,2%	70	6	6,7%	123	4	6,5%
Diabetes *mellitus*	35	8	4,1%	75	4	7,2%	110	5	5,8%
Enfermedades hipertensivas	30	10	3,5%	79	3	7,5%	109	6	5,7%
Resto de enfermedades del sistema digestivo	42	5	4,9%	45	7	4,3%	87	7	4,6%
Tumor maligno del estómago	40	6	4,7%	33	9	3,1%	73	8	3,8%
Resto de tumores malignos	34	9	4,0%	35	8	3,3%	69	9	3,6%
Neumonía	26	11	3,0%	24	10	2,3%	50	10	2,6%
Resto de enfermedades del sistema genitourinario	26	12	3,0%	22	11	2,1%	48	11	2,5%
Resto de enfermedades del sistema respiratorio	18	15	2,1%	22	12	2,1%	40	12	2,1%
Tumor maligno de la próstata	37	7	4,3%				37	13	1,9%
Resto de enfermedades del sistema circulatorio	18	14	2,1%	16	14	1,5%	34	14	1,8%
Tumor maligno del colon, del recto y del ano	11	20	1,3%	21	13	2,0%	32	15	1,7%
Accidentes de transporte	23	13	2,7%	8	25	0,8%	31	16	1,6%
Tumor maligno de la tráquea, de los bronquios y del pulmón	18	16	2,1%	9	22	0,9%	27	17	1,4%
Tumor maligno del hígado y de las vías biliares intrahepáticas	11	21	1,3%	12	19	1,1%	23	18	1,2%
Enfermedades del hígado	16	17	1,9%	6	28	0,6%	22	19	1,2%
Todas las demás causas externas	11	19	1,3%	10	20	1,0%	21	20	1,1%
Enfermedades del sistema osteomuscular y del tejido conjuntivo	4	31	0,5%	16	15	1,5%	20	21	1,1%
Síntomas, signos y hallazgos anormales clínicos y de laboratorio, no clasificados en otra parte	11	18	1,3%	7	26	0,7%	18	22	0,9%
Tumor maligno de mama				16	16	1,5%	16	23	0,8%

Tasa por 100.000

Anexo 28. Defunciones Bogotá - 2001. Vinculado. Mayores de 60 años (cont.)

Agrupación en 103 causas. Distribución por causa y sexo

Causa de muerte	Hombres			Mujeres			Total		
	Defunc.	N. O.	Porcen.	Defunc.	N. O.	Porcen.	Defunc.	N. O.	Porcen.
Desnutrición	3	34	0,4%	13	17	1,2%	16	24	0,8%
Úlcera gástrica y duodenal	8	24	0,9%	6	29	0,6%	14	25	0,7%
Resto de enfermedades del sistema nervioso	9	22	1,1%	5	33	0,5%	14	26	0,7%
Tumor maligno del cuello del útero				13	18	1,2%	13	27	0,7%
Resto de tumores	5	28	0,6%	7	27	0,7%	12	28	0,6%
Tumor maligno del esófago	6	27	0,7%	6	30	0,6%	12	29	0,6%
Leucemia	7	25	0,8%	5	34	0,5%	12	30	0,6%
Enfermedades de la piel y del tejido subcutáneo	1	46	0,1%	10	21	1,0%	11	31	0,6%
Tumor maligno del páncreas	4	33	0,5%	6	31	0,6%	10	32	0,5%
Tumor maligno de otras partes y de las no especificadas del útero				9	23	0,9%	9	33	0,5%
Tumor maligno del ovario				9	24	0,9%	9	34	0,5%
Resto de enfermedades endocrinas, nutricionales y metabólicas	2	44	0,2%	6	32	0,6%	8	35	0,4%
Tumor maligno de las meninges, del encéfalo y de otras partes del sistema nervioso central	4	32	0,5%	4	37	0,4%	8	36	0,4%
Tumores malignos del labio, de la cavidad bucal y de la faringe	8	23	0,9%				8	37	0,4%
Diarrea y gastroenteritis de presunto origen infeccioso	2	39	0,2%	5	35	0,5%	7	38	0,4%
Septicemia	5	29	0,6%	2	40	0,2%	7	39	0,4%
Caídas	6	26	0,7%	1	43	0,1%	7	40	0,4%
Tumor maligno de la vejiga urinaria	1	51	0,1%	5	36	0,5%	6	41	0,3%
Tuberculosis respiratoria	5	30	0,6%	1	44	0,1%	6	42	0,3%
Linfoma no Hodgkin	2	42	0,2%	3	38	0,3%	5	43	0,3%
Aterosclerosis	1	45	0,1%	3	39	0,3%	4	44	0,2%
Agresiones	2	37	0,2%	2	41	0,2%	4	45	0,2%

Tasa por 100.000

Anexo 28. Defunciones Bogotá - 2001. Vinculado. Mayores de 60 años (cont.)

Agrupación en 103 causas. Distribución por causa y sexo

Causa de muerte	Hombres			Mujeres			Total		
	Defunc.	N. O.	Porcen.	Defunc.	N. O.	Porcen.	Defunc.	N. O.	Porcen.
Anemias	2	38	0,2%	2	42	0,2%	4	46	0,2%
Enfermedad de Alzheimer	2	40	0,2%	1	45	0,1%	3	47	0,2%
Lesiones autoinfligidas intencionalmente	3	35	0,4%				3	48	0,2%
Melanoma maligno de la piel	3	36	0,4%				3	49	0,2%
Fiebre reumática aguda y enfermedades cardíacas reumáticas crónicas	1	49	0,1%	1	46	0,1%	2	50	0,1%
Exposición al humo, fuego y llamas	2	41	0,2%				2	51	0,1%
Mieloma múltiple y tumores malignos de células plasmáticas	2	43	0,2%				2	52	0,1%
Enfermedad por virus de la inmunodeficiencia humana (VIH)				1	47	0,1%	1	53	0,1%
Hepatitis viral				1	48	0,1%	1	54	0,1%
Resto de ciertas enfermedades infecciosas y parasitarias				1	49	0,1%	1	55	0,1%
Resto de enfermedades de la sangre y de los órganos hematopoyéticos, y ciertos trastornos que afectan el mecanismo de la inmunidad				1	50	0,1%	1	56	0,1%
Enfermedades renales, glomerulares y tubulointersticiales	1	47	0,1%				1	57	0,1%
Envenenamiento accidental por, y exposición a sustancias nocivas	1	48	0,1%				1	58	0,1%
Tumor maligno de la laringe	1	50	0,1%				1	59	0,1%
Total general	859			1.048			1.907		100,0%

Tasa por 100.000

Anexo 29. Defunciones Bogotá - 2001. Residual

Agrupación en 103 causas. Distribución por causa y sexo

Causa de muerte	Hombres			Mujeres			Total		
	Defunc.	N. O.	Porcen.	Defunc.	N. O.	Porcen.	Defunc.	N. O.	Porcen.
Enfermedades isquémicas del corazón	785	1	38,1%	72	3	6,9%	857	1	27,6%
Síntomas, signos y hallazgos anormales clínicos y de laboratorio, no clasificados en otra parte	201	2	9,8%	66	5	6,3%	267	2	8,6%
Agresiones	102	5	5,0%	123	1	11,7%	225	3	7,2%
Enfermedades cerebrovasculares	135	4	6,6%	85	2	8,1%	220	4	7,1%
Accidentes de transporte	139	3	6,8%	47	7	4,5%	186	5	6,0%
Ciertas afecciones originadas en el periodo perinatal	82	6	4,0%	55	6	5,2%	137	6	4,4%
Todas las demás causas externas	40	8	1,9%	72	4	6,9%	112	7	3,6%
Neumonía	73	7	3,5%	23	15	2,2%	96	8	3,1%
Otras enfermedades del corazón	38	10	1,8%	45	8	4,3%	83	9	2,7%
Enfermedades crónicas de las vías respiratorias inferiores	35	11	1,7%	43	10	4,1%	78	10	2,5%
Diabetes *mellitus*	30	13	1,5%	45	9	4,3%	75	11	2,4%
Resto de enfermedades del sistema digestivo	38	9	1,8%	28	14	2,7%	66	12	2,1%
Enfermedades hipertensivas	26	14	1,3%	32	12	3,1%	58	13	1,9%
Malformaciones congénitas, deformidades y anomalías cromosómicas	13	21	0,6%	36	11	3,4%	49	14	1,6%
Lesiones autoinfligidas intencionalmente	15	18	0,7%	30	13	2,9%	45	15	1,4%
Resto de enfermedades del sistema circulatorio	33	12	1,6%	7	27	0,7%	40	16	1,3%
Resto de tumores malignos	23	15	1,1%	16	16	1,5%	39	17	1,3%
Resto de enfermedades del sistema respiratorio	20	17	1,0%	14	18	1,3%	34	18	1,1%
Resto de enfermedades del sistema nervioso	14	20	0,7%	15	17	1,4%	29	19	0,9%
Tumor maligno del estómago	15	19	0,7%	14	19	1,3%	29	20	0,9%
Tumor maligno del colon, del recto y del ano	21	16	1,0%	4	34	0,4%	25	21	0,8%
Tumor maligno de mama	11	26	0,5%	13	20	1,2%	24	22	0,8%
Diarrea y gastroenteritis de presunto origen infeccioso	12	22	0,6%	9	23	0,9%	21	23	0,7%

Tasa por 100.000

Anexo 29. Defunciones Bogotá - 2001. Residual (cont.)

Agrupación en 103 causas. Distribución por causa y sexo

Causa de muerte	Hombres			Mujeres			Total		
	Defunc.	N. O.	Porcen.	Defunc.	N. O.	Porcen.	Defunc.	N. O.	Porcen.
Enfermedades del sistema osteomuscular y del tejido conjuntivo	12	23	0,6%	6	29	0,6%	18	24	0,6%
Tumor maligno del ovario	5	37	0,2%	11	21	1,1%	16	25	0,5%
Enfermedades de la piel y del tejido subcutáneo	11	25	0,5%	5	31	0,5%	16	26	0,5%
Caídas	12	24	0,6%	4	35	0,4%	16	27	0,5%
Desnutrición	8	29	0,4%	7	28	0,7%	15	28	0,5%
Enfermedades del hígado	3	42	0,1%	9	24	0,9%	12	29	0,4%
Leucemia	8	30	0,4%	4	36	0,4%	12	30	0,4%
Tumor maligno de la tráquea, de los bronquios y del pulmón	10	27	0,5%	2	49	0,2%	12	31	0,4%
Septicemia	3	41	0,1%	8	26	0,8%	11	32	0,4%
Fiebre reumática aguda y enfermedades cardíacas reumáticas crónicas	5	35	0,2%	6	30	0,6%	11	33	0,4%
Enfermedad por virus de la inmunodeficiencia humana (VIH)	8	31	0,4%	3	44	0,3%	11	34	0,4%
Resto de enfermedades del sistema genitourinario				10	22	1,0%	10	35	0,3%
Exposición al humo, fuego y llamas	5	36	0,2%	5	32	0,5%	10	36	0,3%
Ahogamiento y sumersión accidentales	6	33	0,3%	4	37	0,4%	10	37	0,3%
Tumor maligno del hígado y de las vías biliares intrahepáticas	7	32	0,3%	3	45	0,3%	10	38	0,3%
Tumor maligno del páncreas				9	25	0,9%	9	39	0,3%
Linfoma no Hodgkin	9	28	0,4%				9	40	0,3%
Aterosclerosis	3	45	0,1%	4	38	0,4%	7	41	0,2%
Tumor maligno de otras partes y de las no especificadas del útero	3	46	0,1%	4	39	0,4%	7	42	0,2%
Tumor maligno del cuello del útero	6	34	0,3%	1	56	0,1%	7	43	0,2%
Meningitis				5	33	0,5%	5	44	0,2%
Úlcera gástrica y duodenal	1	52	0,1%	4	40	0,4%	5	45	0,2%
Enfermedad de Alzheimer	4	38	0,2%	1	57	0,1%	5	46	0,2%
Otras muertes obstétricas directas	4	40	0,2%	1	58	0,1%	5	47	0,2%

Tasa por 100.000

Anexo 29. Defunciones Bogotá - 2001. Residual (cont.)

Agrupación en 103 causas. Distribución por causa y sexo

Causa de muerte	Hombres			Mujeres			Total		
	Defunc.	N. O.	Porcen.	Defunc.	N. O.	Porcen.	Defunc.	N. O.	Porcen.
Tumor maligno del esófago				4	41	0,4%	4	48	0,1%
Resto de tumores				4	42	0,4%	4	49	0,1%
Anemias				4	43	0,4%	4	50	0,1%
Resto de enfermedades endocrinas, nutricionales y metabólicas	2	47	0,1%	2	50	0,2%	4	51	0,1%
Tumor maligno de la laringe	2	51	0,1%	2	51	0,2%	4	52	0,1%
Embarazo terminado en aborto	3	43	0,1%	1	59	0,1%	4	53	0,1%
Muertes obstétricas indirectas	4	39	0,2%				4	54	0,1%
Resto de embarazo, parto y puerperio				3	46	0,3%	3	55	0,1%
Envenenamiento accidental por, y exposición a sustancias nocivas				3	47	0,3%	3	56	0,1%
Resto de ciertas enfermedades infecciosas y parasitarias				3	48	0,3%	3	57	0,1%
Tumor maligno de las meninges, del encéfalo y de otras partes del sistema nervioso central	1	55	0,1%	2	52	0,2%	3	58	0,1%
Enfermedades renales, glomerulares y tubulointersticiales	2	48	0,1%	1	60	0,1%	3	59	0,1%
Melanoma maligno de la piel	2	49	0,1%	1	61	0,1%	3	60	0,1%
Otras enfermedades infecciosas intestinales	3	44	0,1%				3	61	0,1%
Mieloma múltiple y tumores malignos de células plasmáticas				2	53	0,2%	2	62	0,1%
Infecciones con un modo de transmisión predominantemente sexual				2	54	0,2%	2	63	0,1%
Tumores malignos del labio, de la cavidad bucal y de la faringe				2	55	0,2%	2	64	0,1%
Tumor maligno de la próstata	1	53	0,1%	1	62	0,1%	2	65	0,1%
Tuberculosis respiratoria	2	50	0,1%				2	66	0,1%
Otras infecciones agudas de las vías respiratorias inferiores				1	63	0,1%	1	67	0,0%
Otras tuberculosis				1	64	0,1%	1	68	0,0%
Resto de enfermedades de la sangre y de los órganos hematopoyéticos, y ciertos trastornos que afectan el mecanismo de la inmunidad	1	54	0,1%				1	69	0,0%
Tumor maligno de la vejiga urinaria	1	56	0,1%				1	70	0,0%
Total general	2.058			1.049			3.107	71	100,0%

Tasa por 100.000

Anexo 30. Defunciones Bogotá - 2001. Residual. Menores de 1 año

Agrupación en 103 causas. Distribución por causa y sexo

Causa de muerte	Hombres			Mujeres			Total		
	Defunc.	N. O.	Porcen.	Defunc.	N. O.	Porcen.	Defunc.	N. O.	Porcen.
Ciertas afecciones originadas en el periodo perinatal	82	1	39,2%	55	1	39,0%	137	1	39,1%
Síntomas, signos y hallazgos anormales clínicos y de laboratorio, no clasificados en otra parte	30	3	14,4%	26	2	18,4%	56	2	16,0%
Malformaciones congénitas, deformidades y anomalías cromosómicas	34	2	16,3%	20	3	14,2%	54	3	15,4%
Neumonía	18	4	8,6%	10	4	7,1%	28	4	8,0%
Todas las demás causas externas	13	5	6,2%	7	5	5,0%	20	5	5,7%
Resto de enfermedades del sistema respiratorio	8	6	3,8%	5	6	3,5%	13	6	3,7%
Diarrea y gastroenteritis de presunto origen infeccioso	5	7	2,4%	4	7	2,8%	9	7	2,6%
Meningitis	2	10	1,0%	2	8	1,4%	4	8	1,1%
Desnutrición	3	8	1,4%	1	12	0,7%	4	9	1,1%
Otras enfermedades del corazón	1	16	0,5%	2	9	1,4%	3	10	0,9%
Septicemia	1	19	0,5%	2	10	1,4%	3	11	0,9%
Otras infecciones agudas de las vías respiratorias inferiores	3	9	1,4%				3	12	0,9%
Resto de enfermedades del sistema digestivo				2	11	1,4%	2	13	0,6%
Agresiones	1	13	0,5%	1	13	0,7%	2	14	0,6%
Resto de enfermedades endocrinas, nutricionales y metabólicas	1	17	0,5%	1	14	0,7%	2	15	0,6%
Otras enfermedades infecciosas intestinales	2	11	1,0%				2	16	0,6%
Resto de enfermedades del sistema genitourinario	2	12	1,0%				2	17	0,6%
Accidentes de transporte				1	15	0,7%	1	18	0,3%
Caídas				1	16	0,7%	1	19	0,3%
Infecciones con un modo de transmisión predominantemente sexual				1	17	0,7%	1	20	0,3%
Enfermedades crónicas de las vías respiratorias inferiores	1	14	0,5%				1	21	0,3%
Enfermedades del hígado	1	15	0,5%				1	22	0,3%
Resto de tumores	1	18	0,5%				1	23	0,3%
Total general	209			141			350		100,0%

Tasa por 100.000

Anexo 31. Defunciones Bogotá - 2001. Residual. 1 a 4 años

Agrupación en 103 causas. Distribución por causa y sexo

Causa de muerte	Hombres			Mujeres			Total		
	Defunc.	N. O.	Porcen.	Defunc.	N. O.	Porcen.	Defunc.	N. O.	Porcen.
Síntomas, signos y hallazgos anormales clínicos y de laboratorio, no clasificados en otra parte	11	2	18,0%	13	1	23,6%	24	1	20,7%
Todas las demás causas externas	13	1	21,3%	5	4	9,1%	18	2	15,5%
Accidentes de transporte	10	3	16,4%	7	2	12,7%	17	3	14,7%
Ahogamiento y sumersión accidentales	4	4	6,6%	4	5	7,3%	8	4	6,9%
Neumonía				7	3	12,7%	7	5	6,0%
Malformaciones congénitas, deformidades y anomalías cromosómicas	3	8	4,9%	4	6	7,3%	7	6	6,0%
Agresiones	3	6	4,9%	3	7	5,5%	6	7	5,2%
Diarrea y gastroenteritis de presunto origen infeccioso	3	7	4,9%	3	8	5,5%	6	8	5,2%
Exposición al humo, fuego y llamas	2	10	3,3%	2	9	3,6%	4	9	3,4%
Caídas	4	5	6,6%				4	10	3,4%
Resto de ciertas enfermedades infecciosas y parasitarias	3	9	4,9%				3	11	2,6%
Resto de enfermedades del sistema digestivo				2	10	3,6%	2	12	1,7%
Resto de enfermedades del sistema nervioso				2	11	3,6%	2	13	1,7%
Resto de enfermedades del sistema genitourinario	1	15	1,6%	1	12	1,8%	2	14	1,7%
Otras enfermedades infecciosas intestinales				1	13	1,8%	1	15	0,9%
Resto de enfermedades del sistema respiratorio				1	14	1,8%	1	16	0,9%
Desnutrición	1	11	1,6%				1	17	0,9%
Enfermedades del hígado	1	12	1,6%				1	18	0,9%
Envenenamiento accidental por, y exposición a sustancias nocivas	1	13	1,6%				1	19	0,9%
Otras enfermedades del corazón	1	14	1,6%				1	20	0,9%
Total general	61			55			116		100,0%

Tasa por 100.000

Anexo 32. Defunciones Bogotá - 2001. Residual. 5 a 14 años

Agrupación en 103 causas. Distribución por causa y sexo

Causa de muerte	Hombres			Mujeres			Total		
	Defunc.	N. O.	Porcen.	Defunc.	N. O.	Porcen.	Defunc.	N. O.	Porcen.
Accidentes de transporte	30	1	39,5%	11	1	28,9%	41	1	36,0%
Agresiones	11	2	14,5%	6	3	15,8%	17	2	14,9%
Todas las demás causas externas	8	3	10,5%	7	2	18,4%	15	3	13,2%
Síntomas, signos y hallazgos anormales clínicos y de laboratorio, no clasificados en otra parte	2	12	2,6%	4	4	10,5%	6	4	5,3%
Lesiones autoinfligidas intencionalmente	4	4	5,3%	1	5	2,6%	5	5	4,4%
Leucemia	3	7	3,9%	1	6	2,6%	4	6	3,5%
Neumonía	2	8	2,6%	1	7	2,6%	3	7	2,6%
Resto de enfermedades del sistema nervioso	2	9	2,6%	1	8	2,6%	3	8	2,6%
Caídas	3	5	3,9%				3	9	2,6%
Exposición al humo, fuego y llamas	3	6	3,9%				3	10	2,6%
Envenenamiento accidental por, y exposición a sustancias nocivas	1	14	1,3%	1	9	2,6%	2	11	1,8%
Resto de enfermedades del sistema respiratorio	2	10	2,6%				2	12	1,8%
Resto de tumores malignos	2	11	2,6%				2	13	1,8%
Enfermedades crónicas de las vías respiratorias inferiores				1	10	2,6%	1	14	0,9%
Malformaciones congénitas, deformidades y anomalías cromosómicas				1	11	2,6%	1	15	0,9%
Otras enfermedades del corazón				1	12	2,6%	1	16	0,9%
Resto de enfermedades del sistema digestivo				1	13	2,6%	1	17	0,9%
Resto de tumores				1	14	2,6%	1	18	0,9%
Enfermedades del sistema osteomuscular y del tejido conjuntivo	1	13	1,3%				1	19	0,9%
Linfoma no Hodgkin	1	15	1,3%				1	20	0,9%
Resto de enfermedades del sistema genitourinario	1	16	1,3%				1	21	0,9%
Total general	76			38			114		100,0%

Tasa por 100.000

Anexo 33. Defunciones Bogotá - 2001. Residual. 15 a 44 años

Agrupación en 103 causas. Distribución por causa y sexo

Causa de muerte	Hombres			Mujeres			Total		
	Defunc.	N. O.	Porcen.	Defunc.	N. O.	Porcen.	Defunc.	N. O.	Porcen.
Agresiones	715	1	62,4%	49	1	24,7%	764	1	56,9%
Accidentes de transporte	111	2	9,7%	31	2	15,7%	142	2	10,6%
Todas las demás causas externas	87	3	7,6%	19	4	9,6%	106	3	7,9%
Síntomas, signos y hallazgos anormales clínicos y de laboratorio, no clasificados en otra parte	57	4	5,0%	20	3	10,1%	77	4	5,7%
Lesiones autoinfligidas intencionalmente	55	5	4,8%	19	5	9,6%	74	5	5,5%
Enfermedad por virus de la inmunodeficiencia humana (VIH)	17	6	1,5%	3	10	1,5%	20	6	1,5%
Caídas	15	7	1,3%	1	22	0,5%	16	7	1,2%
Resto de enfermedades del sistema nervioso	9	8	0,8%	6	6	3,0%	15	8	1,1%
Enfermedades isquémicas del corazón	6	10	0,5%	5	7	2,5%	11	9	0,8%
Otras enfermedades del corazón	4	13	0,4%	4	8	2,0%	8	10	0,6%
Enfermedades cerebrovasculares	6	9	0,5%	2	14	1,0%	8	11	0,6%
Neumonía	3	17	0,3%	4	9	2,0%	7	12	0,5%
Resto de tumores malignos	3	19	0,3%	3	11	1,5%	6	13	0,4%
Resto de enfermedades del sistema digestivo	5	11	0,4%	1	23	0,5%	6	14	0,4%
Meningitis	4	12	0,4%	1	24	0,5%	5	15	0,4%
Leucemia	1	33	0,1%	3	12	1,5%	4	16	0,3%
Resto de enfermedades del sistema respiratorio	3	18	0,3%	1	25	0,5%	4	17	0,3%
Septicemia	3	20	0,3%	1	26	0,5%	4	18	0,3%
Resto de enfermedades del sistema circulatorio	4	14	0,4%				4	19	0,3%
Resto de tumores	4	15	0,4%				4	20	0,3%
Otras muertes obstétricas directas				3	13	1,5%	3	21	0,2%
Diabetes *mellitus*	1	29	0,1%	2	15	1,0%	3	22	0,2%
Enfermedades del hígado	1	31	0,1%	2	16	1,0%	3	23	0,2%

Tasa por 100.000

Anexo 33. Defunciones Bogotá - 2001. Residual. 15 a 44 años (cont.)

Agrupación en 103 causas. Distribución por causa y sexo

Causa de muerte	Hombres			Mujeres			Total		
	Defunc.	N. O.	Porcen.	Defunc.	N. O.	Porcen.	Defunc.	N. O.	Porcen.
Malformaciones congénitas, deformidades y anomalías cromosómicas	1	34	0,1%	2	17	1,0%	3	24	0,2%
Exposición al humo, fuego y llamas	2	26	0,2%	1	27	0,5%	3	25	0,2%
Tumor maligno de las meninges, del encéfalo y de otras partes del sistema nervioso central	2	27	0,2%	1	28	0,5%	3	26	0,2%
Envenenamiento accidental por, y exposición a sustancias nocivas	3	16	0,3%				3	27	0,2%
Embarazo terminado en aborto				2	18	1,0%	2	28	0,1%
Fiebre reumática aguda y enfermedades cardíacas reumáticas crónicas				2	19	1,0%	2	29	0,1%
Muertes obstétricas indirectas				2	20	1,0%	2	30	0,1%
Resto de embarazo, parto y puerperio				2	21	1,0%	2	31	0,1%
Tumor maligno del colon, del recto y del ano	1	41	0,1%	1	29	0,5%	2	32	0,1%
Ahogamiento y sumersión accidentales	2	21	0,2%				2	33	0,1%
Anemias	2	22	0,2%				2	34	0,1%
Desnutrición	2	23	0,2%				2	35	0,1%
Diarrea y gastroenteritis de presunto origen infeccioso	2	24	0,2%				2	36	0,1%
Enfermedades hipertensivas	2	25	0,2%				2	37	0,1%
Tumor maligno del estómago	2	28	0,2%				2	38	0,1%
Enfermedades del sistema osteomuscular y del tejido conjuntivo				1	30	0,5%	1	39	0,1%
Tumor maligno de otras partes y de las no especificadas del útero				1	31	0,5%	1	40	0,1%
Tumor maligno del cuello del útero				1	32	0,5%	1	41	0,1%
Tumor maligno del ovario				1	33	0,5%	1	42	0,1%
Tumores malignos del labio, de la cavidad bucal y de la faringe				1	34	0,5%	1	43	0,1%
Enfermedades crónicas de las vías respiratorias inferiores	1	30	0,1%				1	44	0,1%
Enfermedades renales, glomerulares y tubulointersticiales	1	32	0,1%				1	45	0,1%

Tasa por 100.000

Anexo 33. Defunciones Bogotá - 2001. Residual. 15 a 44 años (cont.)

Agrupación en 103 causas. Distribución por causa y sexo

Causa de muerte	Hombres			Mujeres			Total		
	Defunc.	N. O.	Porcen.	Defunc.	N. O.	Porcen.	Defunc.	N. O.	Porcen.
Otras tuberculosis	1	35	0,1%				1	46	0,1%
Resto de ciertas enfermedades infecciosas y parasitarias	1	36	0,1%				1	47	0,1%
Resto de enfermedades de la sangre y de los órganos hematopoyéticos, y ciertos trastornos que afectan el mecanismo de la inmunidad	1	37	0,1%				1	48	0,1%
Resto de enfermedades endocrinas, nutricionales y metabólicas	1	38	0,1%				1	49	0,1%
Tuberculosis respiratoria	1	39	0,1%				1	50	0,1%
Tumor maligno de la tráquea, de los bronquios y del pulmón	1	40	0,1%				1	51	0,1%
Tumor maligno del páncreas	1	42	0,1%				1	52	0,1%
Úlcera gástrica y duodenal	1	43	0,1%				1	53	0,1%
Total general	1145			198			1343		100,0%

Tasa por 100.000

Anexo 34. Defunciones Bogotá - 2001. Residual. 45 a 59 años

Agrupación en 103 causas. Distribución por causa y sexo

Causa de muerte	Hombres			Mujeres			Total		
	Defunc.	N. O.	Porcen.	Defunc.	N. O.	Porcen.	Defunc.	N. O.	Porcen.
Agresiones	46	1	22,9%	9	2	11,3%	55	1	19,6%
Accidentes de transporte	27	2	13,4%	4	6	5,0%	31	2	11,0%
Enfermedades isquémicas del corazón	18	4	9,0%	12	1	15,0%	30	3	10,7%
Síntomas, signos y hallazgos anormales clínicos y de laboratorio, no clasificados en otra parte	19	3	9,5%	6	3	7,5%	25	4	8,9%
Enfermedades cerebrovasculares	8	6	4,0%	6	4	7,5%	14	5	5,0%
Todas las demás causas externas	10	5	5,0%	2	10	2,5%	12	6	4,3%
Resto de enfermedades del sistema circulatorio	6	8	3,0%	4	7	5,0%	10	7	3,6%
Lesiones autoinfligidas intencionalmente	7	7	3,5%	2	11	2,5%	9	8	3,2%
Diabetes *mellitus*	3	13	1,5%	5	5	6,3%	8	9	2,8%
Otras enfermedades del corazón	3	15	1,5%	4	8	5,0%	7	10	2,5%
Resto de enfermedades del sistema digestivo	6	9	3,0%	1	16	1,3%	7	11	2,5%
Caídas	4	11	2,0%	2	12	2,5%	6	12	2,1%
Neumonía	5	10	2,5%	1	17	1,3%	6	13	2,1%
Enfermedad por virus de la inmunodeficiencia humana (VIH)	3	14	1,5%	1	18	1,3%	4	14	1,4%
Enfermedades crónicas de las vías respiratorias inferiores	4	12	2,0%				4	15	1,4%
Tumor maligno del cuello del útero				3	9	3,8%	3	16	1,1%
Tumor maligno del colon, del recto y del ano	1	33	0,5%	2	13	2,5%	3	17	1,1%
Desnutrición	2	19	1,0%	1	19	1,3%	3	18	1,1%
Resto de enfermedades del sistema genitourinario	2	20	1,0%	1	20	1,3%	3	19	1,1%
Resto de enfermedades del sistema respiratorio	2	21	1,0%	1	21	1,3%	3	20	1,1%
Resto de tumores malignos	2	22	1,0%	1	22	1,3%	3	21	1,1%
Tumor maligno del estómago	2	25	1,0%	1	23	1,3%	3	22	1,1%
Resto de enfermedades del sistema nervioso	3	16	1,5%				3	23	1,1%

Tasa por 100.000

Anexo 34. Defunciones Bogotá - 2001. Residual. 45 a 59 años (cont.)

Agrupación en 103 causas. Distribución por causa y sexo

Causa de muerte	Hombres			Mujeres			Total		
	Defunc.	N. O.	Porcen.	Defunc.	N. O.	Porcen.	Defunc.	N. O.	Porcen.
Resto de tumores	3	17	1,5%				3	24	1,1%
Úlcera gástrica y duodenal	3	18	1,5%				3	25	1,1%
Tumor maligno de mama				2	14	2,5%	2	26	0,7%
Tumor maligno del ovario				2	15	2,5%	2	27	0,7%
Enfermedades hipertensivas	1	27	0,5%	1	24	1,3%	2	28	0,7%
Tuberculosis respiratoria	2	23	1,0%				2	29	0,7%
Tumor maligno de las meninges, del encéfalo y de otras partes del sistema nervioso central	2	24	1,0%				2	30	0,7%
Tumor maligno del hígado y de las vías biliares intrahepáticas	2	26	1,0%				2	31	0,7%
Anemias				1	25	1,3%	1	32	0,4%
Diarrea y gastroenteritis de presunto origen infeccioso				1	26	1,3%	1	33	0,4%
Enfermedades de la piel y del tejido subcutáneo				1	27	1,3%	1	34	0,4%
Fiebre reumática aguda y enfermedades cardíacas reumáticas crónicas				1	28	1,3%	1	35	0,4%
Malformaciones congénitas, deformidades y anomalías cromosómicas				1	29	1,3%	1	36	0,4%
Tumor maligno de otras partes y de las no especificadas del útero				1	30	1,3%	1	37	0,4%
Envenenamiento accidental por, y exposición a sustancias nocivas	1	28	0,5%				1	38	0,4%
Otras tuberculosis	1	29	0,5%				1	39	0,4%
Septicemia	1	30	0,5%				1	40	0,4%
Tumor maligno de la próstata	1	31	0,5%				1	41	0,4%
Tumor maligno de la tráquea, de los bronquios y del pulmón	1	32	0,5%				1	42	0,4%
Total general	201			80			281		100,0%

Tasa por 100.000

Anexo 35 . Defunciones Bogotá - 2001. Residual. Mayores de 60 años

Agrupación en 103 causas. Distribución por causa y sexo

Causa de muerte	Hombres			Mujeres			Total		
	Defunc.	N. O.	Porcen.	Defunc.	N. O.	Porcen.	Defunc.	N. O.	Porcen.
Enfermedades isquémicas del corazón	78	1	21,3%	106	1	19,7%	184	1	20,4%
Enfermedades cerebrovasculares	26	3	7,1%	64	2	11,9%	90	2	10,0%
Enfermedades crónicas de las vías respiratorias inferiores	29	2	7,9%	42	3	7,8%	71	3	7,9%
Otras enfermedades del corazón	21	5	5,7%	34	4	6,3%	55	4	6,1%
Enfermedades hipertensivas	12	9	3,3%	29	5	5,4%	41	5	4,5%
Resto de enfermedades del sistema digestivo	15	7	4,1%	25	7	4,7%	40	6	4,4%
Diabetes *mellitus*	9	12	2,5%	29	6	5,4%	38	7	4,2%
Accidentes de transporte	23	4	6,3%	12	10	2,2%	35	8	3,9%
Neumonía	10	10	2,7%	22	8	4,1%	32	9	3,5%
Síntomas, signos y hallazgos anormales clínicos y de laboratorio, no clasificados en otra parte	16	6	4,4%	16	9	3,0%	32	10	3,5%
Resto de enfermedades del sistema circulatorio	13	8	3,6%	12	11	2,2%	25	11	2,8%
Tumor maligno del estómago	7	20	1,9%	12	12	2,2%	19	12	2,1%
Resto de tumores malignos	7	19	1,9%	11	13	2,1%	18	13	2,0%
Todas las demás causas externas	8	15	2,2%	7	17	1,3%	15	14	1,7%
Tumor maligno de la tráquea, de los bronquios y del pulmón	9	14	2,5%	5	21	0,9%	14	15	1,6%
Agresiones	9	11	2,5%	4	24	0,7%	13	16	1,4%
Enfermedades del hígado	9	13	2,5%	4	25	0,7%	13	17	1,4%
Tumor maligno del colon, del recto y del ano	3	24	0,8%	8	14	1,5%	11	18	1,2%
Resto de enfermedades del sistema respiratorio	5	22	1,4%	6	19	1,1%	11	19	1,2%
Enfermedades del sistema osteomuscular y del tejido conjuntivo	2	27	0,5%	8	15	1,5%	10	20	1,1%
Enfermedades de la piel y del tejido subcutáneo	3	23	0,8%	7	18	1,3%	10	21	1,1%
Caídas	7	17	1,9%	3	30	0,6%	10	22	1,1%
Tumor maligno de mama				8	16	1,5%	8	23	0,9%

Tasa por 100.000

Anexo 35 . Defunciones Bogotá - 2001. Residual. Mayores de 60 años (cont.)

Agrupación en 103 causas. Distribución por causa y sexo

Causa de muerte	Hombres			Mujeres			Total		
	Defunc.	N. O.	Porcen.	Defunc.	N. O.	Porcen.	Defunc.	N. O.	Porcen.
Resto de enfermedades del sistema genitourinario	6	21	1,6%	2	34	0,4%	8	24	0,9%
Lesiones autoinfligidas intencionalmente	7	18	1,9%	1	40	0,2%	8	25	0,9%
Tumor maligno de la próstata	8	16	2,2%				8	26	0,9%
Tumor maligno del ovario				6	20	1,1%	6	27	0,7%
Resto de enfermedades del sistema nervioso	1	37	0,3%	5	22	0,9%	6	28	0,7%
Tumor maligno del páncreas	2	32	0,5%	4	26	0,7%	6	29	0,7%
Úlcera gástrica y duodenal	3	25	0,8%	3	31	0,6%	6	30	0,7%
Desnutrición				5	23	0,9%	5	31	0,6%
Tumor maligno del hígado y de las vías biliares intrahepáticas	1	41	0,3%	4	27	0,7%	5	32	0,6%
Aterosclerosis				4	28	0,7%	4	33	0,4%
Linfoma no Hodgkin				4	29	0,7%	4	34	0,4%
Enfermedad de Alzheimer				3	32	0,6%	3	35	0,3%
Tumor maligno del esófago				3	33	0,6%	3	36	0,3%
Leucemia	1	35	0,3%	2	35	0,4%	3	37	0,3%
Tumor maligno de la laringe	1	39	0,3%	2	36	0,4%	3	38	0,3%
Diarrea y gastroenteritis de presunto origen infeccioso	2	26	0,5%	1	41	0,2%	3	39	0,3%
Enfermedades renales, glomerulares y tubulointersticiales	2	28	0,5%	1	42	0,2%	3	40	0,3%
Melanoma maligno de la piel	2	29	0,5%	1	43	0,2%	3	41	0,3%
Resto de tumores	2	31	0,5%	1	44	0,2%	3	42	0,3%
Fiebre reumática aguda y enfermedades cardíacas reumáticas crónicas				2	37	0,4%	2	43	0,2%
Septicemia				2	38	0,4%	2	44	0,2%
Tumor maligno de otras partes y de las no especificadas del útero				2	39	0,4%	2	45	0,2%
Exposición al humo, fuego y llamas	1	34	0,3%	1	45	0,2%	2	46	0,2%

Tasa por 100.000

Anexo 35 . Defunciones Bogotá - 2001. Residual. Mayores de 60 años (cont.)

Agrupación en 103 causas. Distribución por causa y sexo

Causa de muerte	Hombres			Mujeres			Total		
	Defunc.	N. O.	Porcen.	Defunc.	N. O.	Porcen.	Defunc.	N. O.	Porcen.
Mieloma múltiple y tumores malignos de células plasmáticas	1	36	0,3%	1	46	0,2%	2	47	0,2%
Meningitis	2	30	0,5%				2	48	0,2%
Anemias				1	47	0,2%	1	49	0,1%
Resto de ciertas enfermedades infecciosas y parasitarias				1	48	0,2%	1	50	0,1%
Resto de enfermedades endocrinas, nutricionales y metabólicas				1	49	0,2%	1	51	0,1%
Enfermedad por virus de la inmunodeficiencia humana (VIH)	1	33	0,3%				1	52	0,1%
Tuberculosis respiratoria	1	38	0,3%				1	53	0,1%
Tumor maligno de la vejiga urinaria	1	40	0,3%				1	54	0,1%
Total general	366			537			903		100,0%

Tasa por 100.000

Anexo 36. Defunciones Bogotá - 2001. Régimen subsidiado "corregido"

Agrupación en 103 causas. Distribución por causa y sexo

Causa de muerte	Hombres				Mujeres				Total			
	Defunc.	N. O.	Tasa	Porcen.	Defunc.	N. O.	Tasa	Porcen	Defunc.	N. O.	Tasa	Porcen.
Enfermedades isquémicas del corazón	369	1	62,7	12,7%	393	1	61,3	14,0%	762	1	62,0	13,4%
Enfermedades cerebrovasculares	167	3	28,4	5,8%	315	2	49,2	11,2%	482	2	39,2	8,5%
Agresiones	301	2	51,2	10,4%	28	24	4,4	1,0%	329	3	26,8	5,8%
Otras enfermedades del corazón	115	8	19,5	4,0%	180	3	28,1	6,4%	295	4	24,0	5,2%
Enfermedades crónicas de las vías respiratorias inferiores	133	5	22,6	4,6%	130	5	20,3	4,6%	263	5	21,4	4,6%
Ciertas afecciones originadas en el periodo perinatal	153	4	26,0	5,3%	100	9	15,6	3,6%	253	6	20,6	4,4%
Neumonía	133	6	22,6	4,6%	106	6	16,5	3,8%	239	7	19,4	4,2%
Diabetes *mellitus*	92	11	15,6	3,2%	140	4	21,8	5,0%	232	8	18,9	4,1%
Resto de enfermedades del sistema digestivo	89	12	15,1	3,1%	106	7	16,5	3,8%	195	9	15,9	3,4%
Resto de tumores malignos	94	10	16,0	3,2%	94	11	14,7	3,4%	188	10	15,3	3,3%
Tumor maligno del estómago	108	9	18,4	3,7%	73	13	11,4	2,6%	181	11	14,7	3,2%
Enfermedades hipertensivas	78	13	13,3	2,7%	102	8	15,9	3,6%	180	12	14,6	3,2%
Enfermedad por virus de la inmunodeficiencia humana (VIH)	115	7	19,5	4,0%	16	37	2,5	0,6%	131	13	10,7	2,3%
Malformaciones congénitas, deformidades y anomalías cromosómicas	67	14	11,4	2,3%	57	16	8,9	2,0%	124	14	10,1	2,2%
Resto de enfermedades del sistema genitourinario	48	18	8,2	1,7%	65	14	10,1	2,3%	113	15	9,2	2,0%
Resto de enfermedades del sistema respiratorio	47	19	8,0	1,6%	65	15	10,1	2,3%	112	16	9,1	2,0%
Resto de enfermedades del sistema nervioso	52	17	8,8	1,8%	50	17	7,8	1,8%	102	17	8,3	1,8%
Tumor maligno del cuello del útero			0,0		99	10	15,4	3,5%	99	18	8,1	1,7%
Todas las demás causas externas	65	16	11,1	2,2%	31	21	4,8	1,1%	96	19	7,8	1,7%
Accidentes de transporte	65	15	11,1	2,2%	26	26	4,1	0,9%	91	20	7,4	1,6%
Tumor maligno de mama	2	60	0,3	0,1%	75	12	11,7	2,7%	77	21	6,3	1,4%
Enfermedades del hígado	40	22	6,8	1,4%	33	20	5,2	1,2%	73	22	5,9	1,3%

Tasa por 100.000

Anexo 36. Defunciones Bogotá - 2001. Régimen subsidiado "corregido" (cont.)

Agrupación en 103 causas. Distribución por causa y sexo

Causa de muerte	Hombres				Mujeres				Total			
	Defunc.	N. O.	Tasa	Porcen.	Defunc.	N. O.	Tasa	Porcen	Defunc.	N. O.	Tasa	Porcen.
Tumor maligno de la tráquea, de los bronquios y del pulmón	42	21	7,1	1,5%	31	22	4,8	1,1%	73	23	5,9	1,3%
Resto de enfermedades del sistema circulatorio	38	24	6,5	1,3%	34	19	5,3	1,2%	72	24	5,9	1,3%
Síntomas, signos y hallazgos anormales clínicos y de laboratorio, no clasificados en otra parte	47	20	8,0	1,6%	22	28	3,4	0,8%	69	25	5,6	1,2%
Leucemia	38	23	6,5	1,3%	27	25	4,2	1,0%	65	26	5,3	1,1%
Tumor maligno del colon, del recto y del ano	22	28	3,7	0,8%	41	18	6,4	1,5%	63	27	5,1	1,1%
Tumor maligno del esófago	26	27	4,4	0,9%	15	39	2,3	0,5%	41	28	3,3	0,7%
Enfermedades del sistema osteomuscular y del tejido conjuntivo	10	40	1,7	0,3%	30	23	4,7	1,1%	40	29	3,3	0,7%
Lesiones autoinfligidas intencionalmente	30	26	5,1	1,0%	9	44	1,4	0,3%	39	30	3,2	0,7%
Tumor maligno de las meninges, del encéfalo y de otras partes del sistema nervioso central	20	29	3,4	0,7%	18	31	2,8	0,6%	38	31	3,1	0,7%
Tumor maligno de la próstata	37	25	6,3	1,3%			0,0		37	32	3,0	0,7%
Desnutrición	19	30	3,2	0,7%	17	33	2,7	0,6%	36	33	2,9	0,6%
Enfermedades de la piel y del tejido subcutáneo	9	41	1,5	0,3%	26	27	4,1	0,9%	35	34	2,8	0,6%
Linfoma no Hodgkin	17	31	2,9	0,6%	17	34	2,7	0,6%	34	35	2,8	0,6%
Septicemia	15	34	2,6	0,5%	18	32	2,8	0,6%	33	36	2,7	0,6%
Úlcera gástrica y duodenal	17	32	2,9	0,6%	15	40	2,3	0,5%	32	37	2,6	0,6%
Resto de tumores	12	36	2,0	0,4%	19	30	3,0	0,7%	31	38	2,5	0,5%
Tumor maligno del hígado y de las vías biliares intrahepáticas	12	37	2,0	0,4%	17	35	2,7	0,6%	29	39	2,4	0,5%
Diarrea y gastroenteritis de presunto origen infeccioso	11	38	1,9	0,4%	15	41	2,3	0,5%	26	40	2,1	0,5%
Resto de ciertas enfermedades infecciosas y parasitarias	15	33	2,6	0,5%	6	47	0,9	0,2%	21	41	1,7	0,4%
Tumor maligno del ovario			0,0		20	29	3,1	0,7%	20	42	1,6	0,4%

Tasa por 100.000

Anexo 36. Defunciones Bogotá - 2001. Régimen subsidiado "corregido" (cont.)

Agrupación en 103 causas. Distribución por causa y sexo

Causa de muerte	Hombres				Mujeres				Total			
	Defunc.	N. O.	Tasa	Porcen.	Defunc.	N. O.	Tasa	Porcen	Defunc.	N. O.	Tasa	Porcen.
Tumor maligno del páncreas	8	47	1,4	0,3%	11	42	1,7	0,4%	19	43	1,5	0,3%
Caídas	14	35	2,4	0,5%	5	48	0,8	0,2%	19	44	1,5	0,3%
Otras muertes obstétricas directas			0,0		17	36	2,7	0,6%	17	45	1,4	0,3%
Tumor maligno de otras partes y de las no especificadas del útero			0,0		16	38	2,5	0,6%	16	46	1,3	0,3%
Meningitis	8	45	1,4	0,3%	8	45	1,2	0,3%	16	47	1,3	0,3%
Tuberculosis respiratoria	11	39	1,9	0,4%	4	53	0,6	0,1%	15	48	1,2	0,3%
Aterosclerosis	8	44	1,4	0,3%	5	49	0,8	0,2%	13	49	1,1	0,2%
Tumores malignos del labio, de la cavidad bucal y de la faringe	9	43	1,5	0,3%	4	54	0,6	0,1%	13	50	1,1	0,2%
Resto de enfermedades de la sangre y de los órganos hematopoyéticos, y ciertos trastornos que afectan el mecanismo de la inmunidad	5	49	0,9	0,2%	7	46	1,1	0,3%	12	51	1,0	0,2%
Fiebre reumática aguda y enfermedades cardíacas reumáticas crónicas	1	64	0,2	0,0%	10	43	1,6	0,4%	11	52	0,9	0,2%
Tumor maligno de la vejiga urinaria	8	46	1,4	0,3%	2	56	0,3	0,1%	10	53	0,8	0,2%
Otras infecciones agudas de las vías respiratorias inferiores	9	42	1,5	0,3%	1	59	0,2	0,0%	10	54	0,8	0,2%
Mieloma múltiple y tumores malignos de células plasmáticas	4	52	0,7	0,1%	5	50	0,8	0,2%	9	55	0,7	0,2%
Resto de enfermedades endocrinas, nutricionales y metabólicas	4	54	0,7	0,1%	5	51	0,8	0,2%	9	56	0,7	0,2%
Enfermedades renales, glomerulares y tubulointersticiales	4	51	0,7	0,1%	4	55	0,6	0,1%	8	57	0,7	0,1%
Anemias	5	48	0,9	0,2%	2	57	0,3	0,1%	7	58	0,6	0,1%
Enfermedad de Alzheimer	1	62	0,2	0,0%	5	52	0,8	0,2%	6	59	0,5	0,1%

Tasa por 100.000

Anexo 36. Defunciones Bogotá - 2001. Régimen subsidiado "corregido" (cont.)

Agrupación en 103 causas. Distribución por causa y sexo

Causa de muerte	Hombres				Mujeres				Total			
	Defunc.	N. O.	Tasa	Porcen.	Defunc.	N. O.	Tasa	Porcen	Defunc.	N. O.	Tasa	Porcen.
Otras tuberculosis	4	53	0,7	0,1%	1	60	0,2	0,0%	5	60	0,4	0,1%
Tumor maligno de la laringe	5	50	0,9	0,2%			0,0		5	61	0,4	0,1%
Tos ferina	3	55	0,5	0,1%	1	61	0,2	0,0%	4	62	0,3	0,1%
Tripanosomiasis	3	56	0,5	0,1%	1	62	0,2	0,0%	4	63	0,3	0,1%
Hepatitis viral	2	57	0,3	0,1%	1	63	0,2	0,0%	3	64	0,2	0,1%
Melanoma maligno de la piel	2	58	0,3	0,1%	1	64	0,2	0,0%	3	65	0,2	0,1%
Otras enfermedades infecciosas intestinales	2	59	0,3	0,1%	1	65	0,2	0,0%	3	66	0,2	0,1%
Resto de embarazo, parto y puerperio			0,0		2	58	0,3	0,1%	2	67	0,2	0,0%
Infección meningocócica	1	65	0,2	0,0%	1	66	0,2	0,0%	2	68	0,2	0,0%
Embarazo terminado en aborto			0,0		1	67	0,2	0,0%	1	69	0,1	0,0%
Exposición al humo, fuego y llamas			0,0		1	68	0,2	0,0%	1	70	0,1	0,0%
Muertes obstétricas indirectas			0,0		1	69	0,2	0,0%	1	71	0,1	0,0%
Ahogamiento y sumersión accidentales	1	61	0,2	0,0%			0,0		1	72	0,1	0,0%
Envenenamiento accidental por, y exposición a sustancias nocivas	1	63	0,2	0,0%			0,0		1	73	0,1	0,0%
Infecciones con un modo de transmisión predominantemente sexual	1	66	0,2	0,0%			0,0		1	74	0,1	0,0%
Influenza (gripe)	1	67	0,2	0,0%			0,0		1	75	0,1	0,0%
(vacías)	1	68	0,2	0,0%			0,0		1	76	0,1	0,0%
Total general	2.896		492,2		2.804		437,5		5.700		463,7	

Tasa por 100.000

Anexo 37. Defunciones Bogotá - 2001. Régimen subsidiado "corregido". Menores de 1 año

Agrupación en 103 causas. Distribución por causa y sexo

Causa de muerte	Hombres				Mujeres				Total			
	Defunc.	N. O.	Tasa	Porcen.	Defunc.	N. O.	Tasa	Porcen	Defunc.	N. O.	Tasa	Porcen.
Ciertas afecciones originadas en el periodo perinatal	152	1	1327,2	46,34%	100	1	951,2	43,67%	252	1	1.147,2	45,24%
Malformaciones congénitas, deformidades y anomalías cromosómicas	57	2	497,7	17,38%	47	2	447,1	20,52%	104	2	473,5	18,67%
Neumonía	47	3	410,4	14,33%	23	3	218,8	10,04%	70	3	318,7	12,57%
Todas las demás causas externas	8	5	69,9	2,44%	11	4	104,6	4,80%	19	4	86,5	3,41%
Resto de enfermedades del sistema respiratorio	8	4	69,9	2,44%	10	5	95,1	4,37%	18	5	81,9	3,23%
Resto de enfermedades del sistema nervioso	6	6	52,4	1,83%	5	6	47,6	2,18%	11	6	50,1	1,97%
Síntomas, signos y hallazgos anormales clínicos y de laboratorio, no clasificados en otra parte	5	10	43,7	1,52%	5	7	47,6	2,18%	10	7	45,5	1,80%
Diarrea y gastroenteritis de presunto origen infeccioso	5	7	43,7	1,52%	4	8	38,1	1,75%	9	8	41,0	1,62%
Resto de ciertas enfermedades infecciosas y parasitarias	5	8	43,7	1,52%	4	9	38,1	1,75%	9	9	41,0	1,62%
Resto de enfermedades del sistema digestivo	5	9	43,7	1,52%	4	10	38,1	1,75%	9	10	41,0	1,62%
Desnutrición	4	11	34,9	1,22%	2	11	19,0	0,87%	6	11	27,3	1,08%
Septicemia	4	14	34,9	1,22%	2	12	19,0	0,87%	6	12	27,3	1,08%
Otras enfermedades del corazón	4	12	34,9	1,22%	1	14	9,5	0,44%	5	13	22,8	0,90%
Otras infecciones agudas de las vías respiratorias inferiores	4	13	34,9	1,22%	1	15	9,5	0,44%	5	14	22,8	0,90%
Meningitis	3	15	26,2	0,91%	1	16	9,5	0,44%	4	15	18,2	0,72%
Tos ferina	3	16	26,2	0,91%	1	17	9,5	0,44%	4	16	18,2	0,72%
Enfermedades cerebrovasculares					2	13	19,0	0,87%	2	17	9,1	0,36%
Resto de tumores	1	21	8,7	0,30%	1	18	9,5	0,44%	2	18	9,1	0,36%
Resto de enfermedades del sistema genitourinario	2	17	17,5	0,61%					2	19	9,1	0,36%
Agresiones					1	19	9,5	0,44%	1	20	4,6	0,18%

Tasa por 100.000

Anexo 37. Defunciones Bogotá - 2001. Régimen subsidiado "corregido". Menores de 1 año (cont.)

Agrupación en 103 causas. Distribución por causa y sexo

Causa de muerte	Hombres				Mujeres				Total			
	Defunc.	N. O.	Tasa	Porcen.	Defunc.	N. O.	Tasa	Porcen	Defunc.	N. O.	Tasa	Porcen.
Infección meningocócica					1	21	9,5	0,44%	1	22	4,6	0,18%
Otras enfermedades infecciosas intestinales					1	22	9,5	0,44%	1	23	4,6	0,18%
Úlcera gástrica y duodenal					1	23	9,5	0,44%	1	24	4,6	0,18%
Enfermedades del hígado	1	18	8,7	0,30%					1	25	4,6	0,18%
Enfermedades isquémicas del corazón	1	19	8,7	0,30%					1	26	4,6	0,18%
Resto de enfermedades de la sangre y de los órganos hematopoyéticos, y ciertos trastornos que afectan el mecanismo de la inmunidad	1	20	8,7	0,30%					1	27	4,6	0,18%
Resto de tumores malignos	1	22	8,7	0,30%					1	28	4,6	0,18%
Tumor maligno de las meninges, del encéfalo y de otras partes del sistema nervioso central	1	23	8,7	0,30%					1	29	4,6	0,18%
Total general	328		2.863,9		229		2.178,3		557		2.535,7	

Tasa por 100.000

Anexo 38. Defunciones Bogotá - 2001. Vinculado "corregido"

Agrupación en 103 causas. Distribución por causa y sexo

Causa de muerte	Hombres			Mujeres			Total			
	Defunc.	N. O.	Porcen.	Defunc.	N. O.	Porcen.	Defunc.	N. O.	Tasa	Porcen.
Enfermedades isquémicas del corazón	180	2	9,7%	192	2	11,9%	372	1	33,7	10,7%
Enfermedades cerebrovasculares	116	3	6,2%	205	1	12,7%	321	2	29,1	9,3%
Agresiones	253	1	13,6%	17	23	1,1%	270	3	24,5	7,8%
Ciertas afecciones originadas en el periodo perinatal	105	4	5,7%	69	7	4,3%	174	4	15,8	5,0%
Enfermedades crónicas de las vías respiratorias inferiores	82	6	4,4%	74	6	4,6%	156	5	14,1	4,5%
Otras enfermedades del corazón	70	7	3,8%	85	4	5,3%	155	6	14,1	4,5%
Diabetes *mellitus*	53	12	2,9%	88	3	5,5%	141	7	12,8	4,1%
Resto de enfermedades del sistema digestivo	69	8	3,7%	64	8	4,0%	133	8	12,1	3,8%
Neumonía	62	9	3,3%	57	9	3,5%	119	9	10,8	3,4%
Enfermedades hipertensivas	35	19	1,9%	81	5	5,0%	116	10	10,5	3,3%
Accidentes de transporte	86	5	4,6%	30	15	1,9%	116	11	10,5	3,3%
Resto de tumores malignos	49	14	2,6%	54	10	3,3%	103	12	9,3	3,0%
Tumor maligno del estómago	54	11	2,9%	48	11	3,0%	102	13	9,3	2,9%
Todas las demás causas externas	59	10	3,2%	23	19	1,4%	82	14	7,4	2,4%
Malformaciones congénitas, deformidades y anomalías cromosómicas	39	18	2,1%	39	12	2,4%	78	15	7,1	2,2%
Síntomas, signos y hallazgos anormales clínicos y de laboratorio, no clasificados en otra parte	48	15	2,6%	21	22	1,3%	69	16	6,3	2,0%
Resto de enfermedades del sistema genitourinario	34	20	1,8%	31	13	1,9%	65	17	5,9	1,9%
Enfermedad por virus de la inmunodeficiencia humana (VIH)	52	13	2,8%	8	39	0,5%	60	18	5,4	1,7%
Resto de enfermedades del sistema respiratorio	27	23	1,5%	27	16	1,7%	54	19	4,9	1,6%
Lesiones autoinfligidas intencionalmente	41	16	2,2%	10	36	0,6%	51	20	4,6	1,5%
Resto de enfermedades del sistema circulatorio	27	22	1,5%	22	20	1,4%	49	21	4,4	1,4%
Tumor maligno del colon, del recto y del ano	16	26	0,9%	27	17	1,7%	43	22	3,9	1,2%

Tasa por 100.000

Anexo 38. Defunciones Bogotá - 2001. Vinculado "corregido" (cont.)

Agrupación en 103 causas. Distribución por causa y sexo

Causa de muerte	Hombres			Mujeres			Total			
	Defunc.	N. O.	Porcen.	Defunc.	N. O.	Porcen.	Defunc.	N. O.	Tasa	Porcen.
Tumor maligno de la próstata	40	17	2,2%				40	23	3,6	1,2%
Enfermedades del hígado	31	21	1,7%	8	40	0,5%	39	24	3,5	1,1%
Resto de enfermedades del sistema nervioso	22	24	1,2%	15	27	0,9%	37	25	3,4	1,1%
Tumor maligno de la tráquea, de los bronquios y del pulmón	21	25	1,1%	13	28	0,8%	34	26	3,1	1,0%
Tumor maligno de mama				31	14	1,9%	31	27	2,8	0,9%
Tumor maligno del hígado y de las vías biliares intrahepáticas	13	29	0,7%	16	26	1,0%	29	28	2,6	0,8%
Enfermedades del sistema osteomuscular y del tejido conjuntivo	6	37	0,3%	22	21	1,4%	28	29	2,5	0,8%
Tumor maligno del cuello del útero				27	18	1,7%	27	30	2,4	0,8%
Leucemia	12	31	0,6%	13	29	0,8%	25	31	2,3	0,7%
Resto de tumores	13	28	0,7%	12	32	0,7%	25	32	2,3	0,7%
Diarrea y gastroenteritis de presunto origen infeccioso	9	34	0,5%	13	30	0,8%	22	33	2,0	0,6%
Septicemia	12	32	0,6%	9	37	0,6%	21	34	1,9	0,6%
Desnutrición	3	45	0,2%	17	24	1,1%	20	35	1,8	0,6%
Tumor maligno de las meninges, del encéfalo y de otras partes del sistema nervioso central	10	33	0,5%	9	38	0,6%	19	36	1,7	0,5%
Úlcera gástrica y duodenal	13	30	0,7%	6	42	0,4%	19	37	1,7	0,5%
Tumor maligno del ovario				17	25	1,1%	17	38	1,5	0,5%
Caídas	15	27	0,8%	2	51	0,1%	17	39	1,5	0,5%
Tumor maligno del páncreas	5	42	0,3%	11	35	0,7%	16	40	1,5	0,5%
Enfermedades de la piel y del tejido subcutáneo	3	46	0,2%	12	33	0,7%	15	41	1,4	0,4%
Otras muertes obstétricas directas				13	31	0,8%	13	42	1,2	0,4%
Tumor maligno de otras partes y de las no especificadas del útero				12	34	0,7%	12	43	1,1	0,3%

Tasa por 100.000

Anexo 38. Defunciones Bogotá - 2001. Vinculado "corregido" (cont.)

Agrupación en 103 causas. Distribución por causa y sexo

Causa de muerte	Hombres			Mujeres			Total			
	Defunc.	N. O.	Porcen.	Defunc.	N. O.	Porcen.	Defunc.	N. O.	Tasa	Porcen.
Tumor maligno del esófago	6	38	0,3%	6	43	0,4%	12	44	1,1	0,3%
Linfoma no Hodgkin	5	39	0,3%	6	44	0,4%	11	45	1,0	0,3%
Tuberculosis respiratoria	9	35	0,5%	2	52	0,1%	11	46	1,0	0,3%
Resto de enfermedades endocrinas, nutricionales y metabólicas	2	53	0,1%	8	41	0,5%	10	47	0,9	0,3%
Anemias	4	43	0,2%	5	46	0,3%	9	48	0,8	0,3%
Melanoma maligno de la piel	5	40	0,3%	4	47	0,2%	9	49	0,8	0,3%
Tumores malignos del labio, de la cavidad bucal y de la faringe	8	36	0,4%	1	59	0,1%	9	50	0,8	0,3%
Tumor maligno de la vejiga urinaria	2	54	0,1%	6	45	0,4%	8	51	0,7	0,2%
Resto de ciertas enfermedades infecciosas y parasitarias	4	44	0,2%	3	48	0,2%	7	52	0,6	0,2%
Meningitis	5	41	0,3%	1	60	0,1%	6	53	0,5	0,2%
Aterosclerosis	1	55	0,1%	3	49	0,2%	4	54	0,4	0,1%
Resto de enfermedades de la sangre y de los órganos hemato-poyéticos, y ciertos trastornos que afectan el mecanismo de la inmunidad	1	61	0,1%	3	50	0,2%	4	55	0,4	0,1%
Exposición al humo, fuego y llamas	2	51	0,1%	2	53	0,1%	4	56	0,4	0,1%
Fiebre reumática aguda y enfermedades cardíacas reumáticas crónicas	2	52	0,1%	2	54	0,1%	4	57	0,4	0,1%
Enfermedades renales, glomerulares y tubulointersticiales	1	56	0,1%	2	55	0,1%	3	58	0,3	0,1%
Enfermedad de Alzheimer	2	50	0,1%	1	61	0,1%	3	59	0,3	0,1%
Mieloma múltiple y tumores malignos de células plasmáticas	3	47	0,2%				3	60	0,3	0,1%
Otras tuberculosis	3	48	0,2%				3	61	0,3	0,1%
Tumor maligno de la laringe	3	49	0,2%				3	62	0,3	0,1%
Embarazo terminado en aborto				2	56	0,1%	2	63	0,2	0,1%
Muertes obstétricas indirectas				2	57	0,1%	2	64	0,2	0,1%

Tasa por 100.000

Anexo 38. Defunciones Bogotá - 2001. Vinculado "corregido" (cont.)

Agrupación en 103 causas. Distribución por causa y sexo

Causa de muerte	Hombres			Mujeres			Total			
	Defunc.	N. O.	Porcen.	Defunc.	N. O.	Porcen.	Defunc.	N. O.	Tasa	Porcen.
Resto de embarazo, parto y puerperio				2	58	0,1%	2	65	0,2	0,1%
Hepatitis viral	1	58	0,1%	1	62	0,1%	2	66	0,2	0,1%
Infecciones con un modo de transmisión predominantemente sexual				1	63	0,1%	1	67	0,1	0,0%
Envenenamiento accidental por, y exposición a sustancias nocivas	1	57	0,1%				1	68	0,1	0,0%
Otras enfermedades infecciosas intestinales	1	59	0,1%				1	69	0,1	0,0%
Otras infecciones agudas de las vías respiratorias inferiores	1	60	0,1%				1	70	0,1	0,0%
Total general	1.857		100,0%	1.613		100,0%	3470		314,7	100,0%

Tasa por 100.000

Anexo 39. Defunciones Bogotá - 2001. Vinculado "corregido". Menores de 1 año

Agrupación en 103 causas. Distribución por causa y sexo

Causa de muerte	Hombres			Mujeres			Total			
	Defunc.	N. O.	Porcen.	Defunc.	N. O.	Porcen.	Defunc.	N. O.	Tasa	Porcen.
Ciertas afecciones originadas en el periodo perinatal	103	1	55,4%	69	1	46,3%	172	1	1.467,7	51,3%
Malformaciones congénitas, deformidades y anomalías cromosómicas	34	2	18,3%	38	2	25,5%	72	2	614,4	21,5%
Neumonía	20	3	10,8%	21	3	14,1%	41	3	349,9	12,2%
Diarrea y gastroenteritis de presunto origen infeccioso	5	4	2,7%	5	4	3,4%	10	4	85,3	3,0%
Todas las demás causas externas	4	5	2,2%	4	5	2,7%	8	5	68,3	2,4%
Septicemia	2	12	1,1%	3	6	2,0%	5	6	42,7	1,5%
Resto de enfermedades del sistema genitourinario	3	6	1,6%	1	7	0,7%	4	7	34,1	1,2%
Meningitis	2	9	1,1%	1	8	0,7%	3	8	25,6	0,9%
Otras enfermedades del corazón	2	10	1,1%	1	9	0,7%	3	9	25,6	0,9%
Síntomas, signos y hallazgos anormales clínicos y de laboratorio, no clasificados en otra parte	3	7	1,6%				3	10	25,6	0,9%
Resto de enfermedades del sistema digestivo	1	15	0,5%	1	10	0,7%	2	11	17,1	0,6%
Enfermedad por virus de la inmunodeficiencia humana (VIH)	2	8	1,1%				2	12	17,1	0,6%
Resto de enfermedades del sistema nervioso	2	11	1,1%				2	13	17,1	0,6%
Desnutrición				1	11	0,7%	1	14	8,5	0,3%
Enfermedades cerebrovasculares				1	12	0,7%	1	15	8,5	0,3%
Enfermedades renales, glomerulares y tubulointersticiales				1	13	0,7%	1	16	8,5	0,3%
Infecciones con un modo de transmisión predominantemente sexual				1	14	0,7%	1	17	8,5	0,3%
Resto de enfermedades del sistema respiratorio				1	15	0,7%	1	18	8,5	0,3%
Enfermedades crónicas de las vías respiratorias inferiores	1	13	0,5%				1	19	8,5	0,3%
Otras infecciones agudas de las vías respiratorias inferiores	1	14	0,5%				1	20	8,5	0,3%
Resto de tumores	1	16	0,5%				1	21	8,5	0,3%
Total general	186			149			335		2858,6	100,0%

Tasa por 100.000

Anexo 40. Defunciones por sitio de defunción y asistencia médica. Bogotá 2001

Clasificación por régimen de aseguramiento

Total Bogotá

Recibió A. médica al momento de la defunción/ Sitio de la defunción	Hospital Clínica	Centro de Salud	Casa	Lugar de Trabajo	Vía Pública	Otro	Sin Información	Total
Sí	14.178	95	5.807	19	102	152	68	20.421
	94,9%	86,4%	76,3%	19,0%	8,5%	35,6%	45,3%	83,2%
No	376	7	1.485	71	992	249	62	3242
	2,5%	6,4%	19,5%	71,0%	82,6%	58,3%	41,3%	13,2%
Ignorado	20		32		10	4	6	72
	0,1%	0,0%	0,4%	0,0%	0,8%	0,9%	4,0%	0,3%
Sin Información	361	8	289	10	97	22	14	801
	2,4%	7,3%	3,8%	10,0%	8,1%	5,2%	9,3%	3,3%
Total	1.4935	110	7613	100	1201	427	150	24536
Defunciones	60,9%	0,4%	31,0%	0,4%	4,9%	1,7%	0,6%	100%

Régimen contributivo

Recibió A. médica al momento de la defunción/ Sitio de la defunción	Hospital Clínica	Centro de Salud	Casa	Lugar de Trabajo	Vía Pública	Otro	Sin Información	Total
Sí	7.736	33	3.031	11	36	58	32	10.937
Porcentaje	96,7%	91,7%	83,2%	27,5%	10,4%	43,0%	51,6%	89,2%
No	123	2	545	24	274	68	22	1058
Porcentaje	1,5%	5,6%	15,0%	60,0%	79,4%	50,4%	35,5%	8,6%
Ignorado	6		8		4	1	2	21
Porcentaje	0,1%	0,0%	0,2%	0,0%	1,2%	0,7%	3,2%	0,2%
Sin Información	135	1	57	5	31	8	6	243
Porcentaje	1,7%	2,8%	1,6%	12,5%	9,0%	5,9%	9,7%	2,0%
Total	8000	36	3641	40	345	135	62	12259
Defunciones	65,3%	0,3%	29,7%	0,3%	2,8%	1,1%	0,5%	100%

Anexo 40. Defunciones por sitio de defunción y asistencia médica. Bogotá 2001

Clasificación por régimen de aseguramiento

Régimen subsidiado								
Recibió A. médica al momento de la defunción/ Sitio de la defunción	Hospital Clínica	Centro de Salud	Casa	Lugar de Trabajo	Vía Pública	Otro	Sin Información	Total
Sí	3.166	24	1.469	1	16	46	14	4.736
Porcentaje	94,1%	88,9%	72,7%	11,1%	9,6%	50,6%	63,6%	83,1%
No	71	2	382	6	133	38	5	637
Porcentaje	2,1%	7,4%	18,9%	66,7%	80,1%	41,8%	22,7%	11,2%
Ignorado	3		5		1	1		10
Porcentaje	0,1%	0,0%	0,2%	0,0%	0,6%	1,1%	0,0%	0,2%
Sin Información	124	1	165	2	16	6	3	316
Porcentaje	3,7%	3,7%	8,2%	22,2%	9,6%	6,6%	13,6%	5,5%
Total	3364	27	2021	9	166	91	22	5.700
Defunciones	59,0%	0,5%	35,5%	0,2%	2,9%	1,6%	0,4%	100%

Vinculados identificados								
Recibió A. médica al momento de la defunción/ Sitio de la defunción	Hospital Clínica	Centro de Salud	Casa	Lugar de Trabajo	Vía Pública	Otro	Sin Información	Total
Sí	1.990	20	857	2	17	26	11	2.923
Porcentaje	95,9%	80,0%	77,8%	14,3%	9,6%	44,1%	61,1%	84,2%
No	56	1	216	11	148	29	6	467
Porcentaje	2,7%	4,0%	19,6%	78,6%	83,1%	49,2%	33,3%	13,5%
Ignorado			10		1			11
Porcentaje	0,0%	0,0%	0,9%	0,0%	0,6%	0,0%	0,0%	0,3%
Sin Información	29	4	18	1	12	4	1	69
Porcentaje	1,4%	16,0%	1,6%	7,1%	6,7%	6,8%	5,6%	2,0%
Total	2075	25	1101	14	178	59	18	3470
Defunciones	59,8%	0,7%	31,7%	0,4%	5,1%	1,7%	0,5%	100%

Anexo 40. Defunciones por sitio de defunción y asistencia médica. Bogotá 2001

Clasificación por régimen de aseguramiento

Grupo residual								
Recibió A. médica al momento de la defunción/ Sitio de la defunción	Hospital Clínica	Centro de Salud	Casa	Lugar de Trabajo	Vía Pública	Otro	Sin Información	Total
Si	1.286	18	449	5	33	22	11	1824
Porcentaje	86,0%	81,8%	52,9%	13,5%	6,4%	15,5%	22,4%	58,7%
No	126	2	342	30	437	114	29	1080
Porcentaje	8,4%	9,1%	40,3%	81,1%	85,4%	80,3%	59,2%	34,8%
Ignorado	11		9		4	2	4	30
Porcentaje	0,7%	0,0%	1,1%	0,0%	0,8%	1,4%	8,2%	1,0%
Sin Inform.	73	2	49	2	38	4	5	173
Porcentaje	4,9%	9,1%	5,8%	5,4%	7,4%	2,8%	10,2%	5,6%
Total	1496	22	849	37	512	142	49	3107
Defunciones	48,2%	0,7%	27,3%	1,2%	16,5%	4,6%	1,6%	100%

Anexo 41a. Formulario actual de certificado de defunción

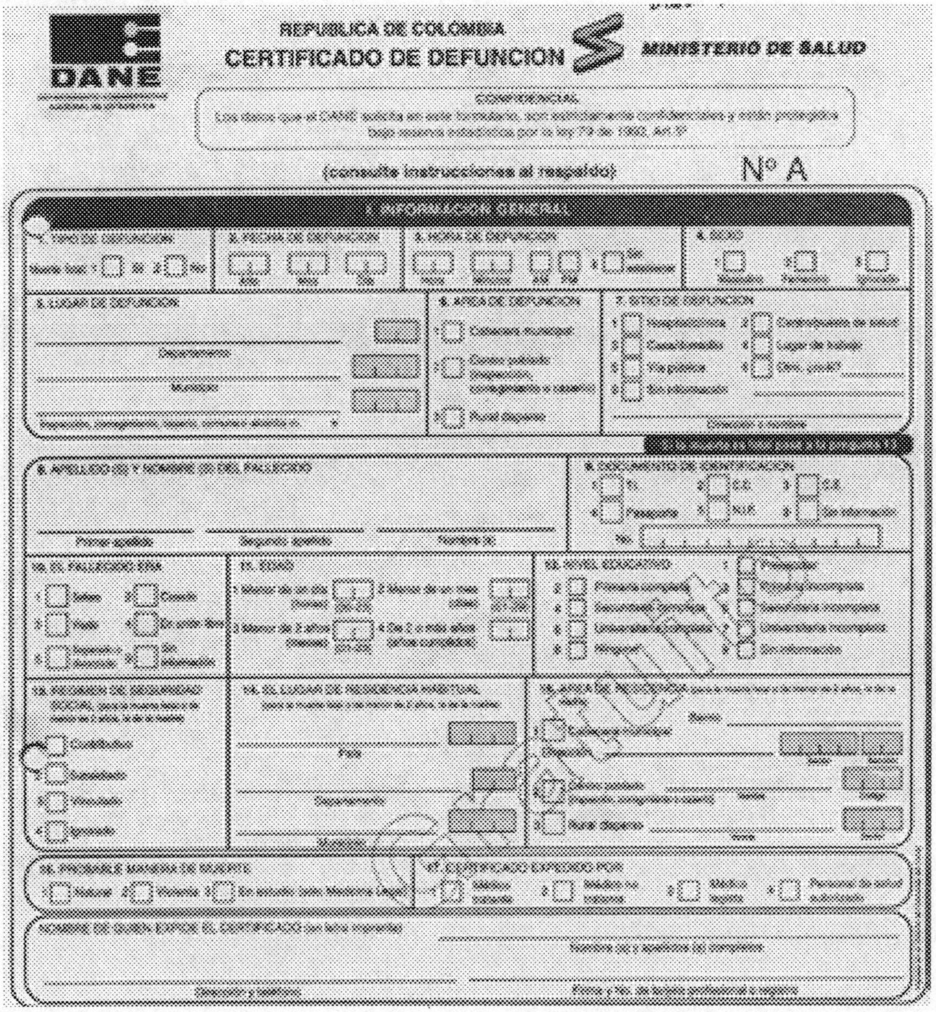
DANE

REPUBLICA DE COLOMBIA

CERTIFICADO DE DEFUNCION

MINISTERIO DE SALUD

CONFIDENCIAL

Los datos que el DANE solicita en este formulario, son estrictamente confidenciales y están protegidos bajo reserva estadística por la ley 79 de 1993, Art 5º

(consulte instrucciones al respaldo)

Nº A

I. INFORMACION GENERAL

1. TIPO DE DEFUNCION

2. FECHA DE DEFUNCION

3. HORA DE DEFUNCION

4. SEXO

5. LUGAR DE DEFUNCION

6. AREA DE DEFUNCION

7. SITIO DE DEFUNCION

8. APELLIDO (S) Y NOMBRE (S) DEL FALLECIDO

9. DOCUMENTO DE IDENTIFICACION

10. EL FALLECIDO ERA

11. EDAD

12. NIVEL EDUCATIVO

13. REGIMEN DE SEGURIDAD SOCIAL

14. EL LUGAR DE RESIDENCIA HABITUAL

15. AREA DE RESIDENCIA

16. PROBABLE MANERA DE MUERTE

17. CERTIFICADO EXPEDIDO POR

NOMBRE DE QUIEN EXPIDE EL CERTIFICADO

Anexo 41b. Formulario actual de certificado de defunción

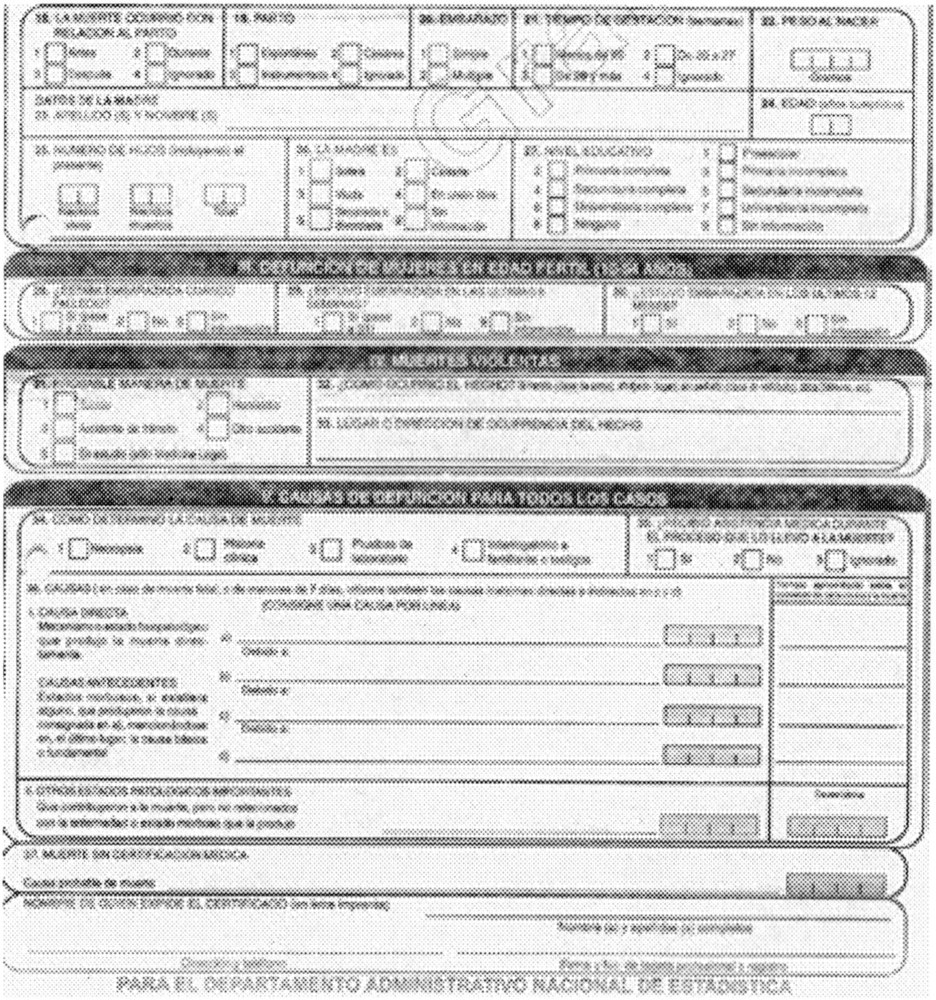

V. CAUSAS DE DEFUNCIÓN PARA TODOS LOS CASOS

PARA EL DEPARTAMENTO ADMINISTRATIVO NACIONAL DE ESTADÍSTICA

Anexo 42. Diagrama de Lexis.

Estimación de la población de 0 - 4 años a 31 de diciembre de 2001 con base en nacimientos y defunciones de residentes en Bogotá

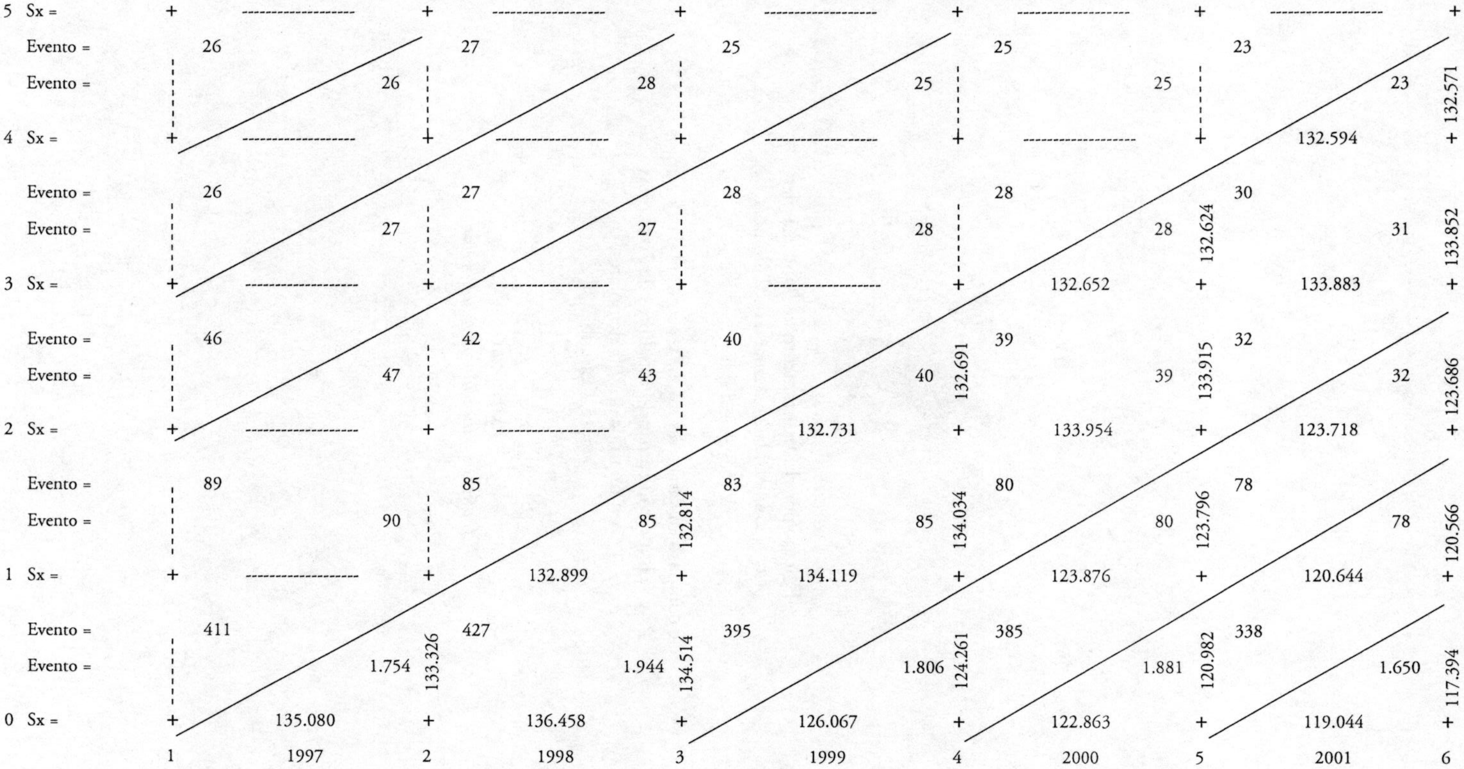

Fuente: Diagrama elaborado con datos entregados por el DANE sobre nacimientos y defunciones por sitio de residencia.

Editado por el Departamento de Publicaciones
de la Universidad Externado de Colombia
en el mes de junio de 2006.

Se compuso en caracteres Adobe Garamond de 11 puntos
y se imprimió en papel Propalibros de 70 gramos
con un tiraje de 200 ejemplares,
Bogotá, Colombia

Externado
120 años de educación para la libertad